아동 그룹 음악치료

장애 유아동 그룹을 위한 활동들

Amelia Oldfield 저 | 배미현 역

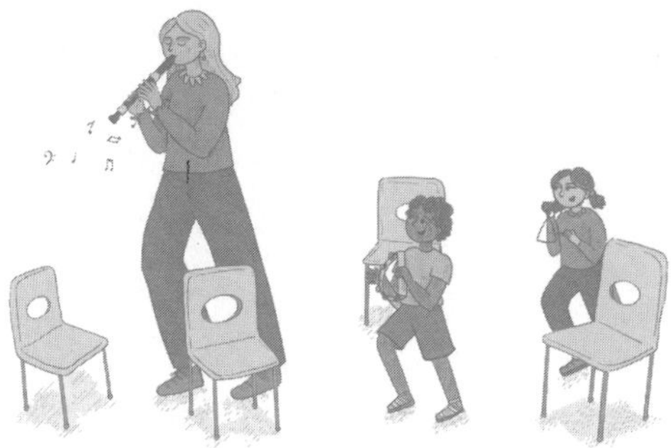

Music Therapy Groups with Children

Activities for Groups with Particular Needs

학지사

Music Therapy Groups with Children:
Activities for Groups with Particular Needs
by Amelia Oldfield

First published in Great Britain in 2023 by Jessica Kingsley Publishers Ltd.,
An Hachette Company
Carmelite House, 50 Victoria Embankment, London, EC4Y 0DZ, UK
www.jkp.com

역자 서문

음악치료 대그룹을 마치고 상기된 얼굴로 아이들과 부모님들을 배웅하던 어느 토요일이 생각난다. 웃고 울고 삐치고 혹은 무덤덤한 어린 참여자들과 작업하면서 나와 동료 치료사들은 그들이 무엇을 좋아하는지, 무엇이 필요한지를 알기 위해 애썼고 그들이 노는 방식과 에너지 수준으로 그 순간을 즐겼던 것으로 기억한다.

이 책의 원저자인 아멜리아 올드필드(Amelia Oldfield) 박사는 영국의 대학교수이자 음악치료사로, 다큐멘터리 영상과 저서를 통해 널리 알려져 있다. 음악치료 임상 영상에 나타난 올드필드 박사는 다정다감한 부모 같으면서도 아이처럼 장난스러운 모습이었다. 어쩌면 세월과 함께 지식과 경력은 쌓였을지 몰라도 초심자와 같은 호기심이나 열정, 그리고 아이의 창조성과 채널을 맞출 수 있는 순수함이 빛바랬을 수 있는 내게 좋은 영감이자 자극이 되었다.

최근에 '그룹 음악치료'라는 제목의 강의를 하면서 음악치료를 처음 배우는 학생들에게 아동 그룹 음악치료에 대해 하나에서 열까지 쉽게 알려 줄 수 있는 교재가 있으면 좋겠다는 생각을 했다. 그리고 직접 집필을 하기에 앞서 기존의 도서들을 조사하던 중에 올드필드 박사의 신간을 접하게 되었고, 과연 이보다 더 쉽게 쓸 수 있을까 하는 생각에 이 책을 번역하게 되었다.

저자의 음악치료가 주는 인상처럼 이 책은 친절하고 실용적이다. 대상 독자, 연관 도서, 윤리적 이슈, 책의 구성과 활용 방법에 대한 소개로 시작해서 아동 음악치료 그룹을 진행할 때 이해하고 준비해야 할 사항들을 일일이 설명해 준다. 실제 임상에서는 아동의 발달 수준뿐만 아니라 아동의 가족 문화, 음악적 배경, 치료팀 및 다른 아동과의 관계, 다른 치료에서의 경험, 그리고 음악치료의 물리적 환경 등 고려해야 할 사항이 무수히 많다. 하지만 이제 막 대학 강의실에서 배운 치료 이론과 음악기술로 세션을 진행해야 하는 실습생이나 초임 치료사라면 이 모든 사항을 염두에 두기 어려울 수 있다. 또한 임상 슈퍼바이저 역시 이러한 내용들을 지도하기에는 시간적 한계가 있을 수 있다. 이 책이 아동 그룹 음악치료에 대한 실용적인 정보를 제공하는 동시에 효율적인 임상지도를 도울 수 있으리라 생각한다.

이 책은 음악치료 교육과정과 임상기관에서 사용하는 세션계획서 양식과 유사한 형태로 음악활동을 일목요연하게 소개한다. 따라서 음악치료 영역뿐만 아니라 예술치료, 특수교육 등 다른 영역의 전문가와 학생이 한눈에 많은 정보를 얻을 수 있을 것이다. 어떤 음악활동은 즉흥연주와 같은 전문성을 요구하기도 하지만 대부분의 음악활동이 행동훈련이나 놀이지도, 음악교육 등과 유사한 면이 있고, 전문적인 음악 용어가 아닌 보편적 어휘를 사용하기 때문에 다양한 영역의 종사자들이 이해하고 활용하는 데 큰 어려움이 없을 것이다. 그러나 음악치료 원리와 아동 그룹의 역동에 대한 이해 없이 단순히 활동 아이디어만을 차용하는 것은 효과적이지 않을 수 있다. 음악 사용의 원리와 치료적 의도에 관하여 저자가 기술한 내용을 꼭 참조하기를 바란다.

한국의 아동 그룹에 효과적으로 적용하기 위해서 문화적 변용이 필요할 수 있다. 국내 교육기관 또는 의료기관에서 음악치료가 제공되는 방식이나 보험 등의 국가적 지원체계는 저자가 있는 영국과 다소 차이가 있을 수 있다. 일부 내용은 국내 상황에 맞게 의역했고, 일부는 그대로 번역했다. 또한 이 책에서 소개하는 몇몇 음악은 한국 독자에게 낯설 수 있다. 해당 음악을 왜 그러한 방식으로 사용하는지에 관한 저자의 설명과 함께 역자의 주석을 참고하여 국내 임상에 맞게 적용하기를 권한다.

몸과 마음의 성장 속도가 저마다 다른 아동들과 함께 일하면서 오늘도 임상현장에서 구슬땀을 흘리는 음악치료사들에게 감사의 마음을 전하며, 이 책이 아동 그룹 음악치료가 갖는 특별함과 아동 음악치료 업무의 전문성을 강조하는 역할을 하기를 바란다. 또한 다른 임상분야의 전문가와 학생, 그 외의 독자들에게 흥미로운 아동 음악치료 입문서가 되기를 희망한다.

2025년 8월

역자 배미현(PhD, FAMI)

저자 서문

이 책의 배경

대부분의 음악치료사는 아동을 위한 개별세션과 그룹세션을 모두 진행한다. 특별히 그룹세션을 운영할 때 해결해야 할 여러 가지 구체적인 고려사항이 있을 것이다. 이 책에서는 지난 40년 동안 다양한 아동과 그 가족을 대상으로 음악치료를 운영했던 나의 경험을 바탕으로 아동 그룹을 진행하는 음악치료사들에게 실용적인 정보와 아이디어를 제공하고자 한다.

나는 1980년대 후반에 동료 존 빈(John Bean)과 함께 장애아동 그룹을 위한 80여 가지 음악활동을 담은 『피리 부는 사나이: 기초 기술 발달을 위한 음악활동(Pied Piper: Musical Activities to Develop Basic Skills)』을 공동 집필했다(Bean & Oldfield, 1991). 『피리 부는 사나이』는 음악적인 전문성이 없는 그룹 리더와 보조 인력을 위한 핸드북이었다. 그 책에서 소개한 많은 활동이 음악치료 그룹에도 적합하고 유용하지만 이 책은 기본적으로 음악치료사를 대상으로 한다. 그룹세션에서 아동과 함께 라이브 음악을 연주하고 상황에 따라 즉흥연주를 하는 능력을 활용하는 데 중점을 두었다.

25년간 근무했던 앵글리아러스킨대학교(Anglia Ruskin University)에서 음악치료 석사과정 1년차 학생들을 대상으로 아동 음악치료 그룹에 관한 두 시간짜리 워크숍을 세 차례 진행한 적이 있다. 나는 학생들에게 다양한 유형의 그룹을 운영하는 목적에 대해 설명하면서 관련 배경정보를 제공했고, 다양한 임상 환경에서 발생하는 실질적인 문제들에 대해 논의했다. 또한 여러 가지 악기와 음악적 스타일, 그리고 학생들이 제안한 새로운 아이디어를 실험하는 등 다양한 음악활동을 폭넓게 시도했다. 최근에 앵글리아러스킨대학교에서 퇴임하면서 미래의 음악치료사들에게 도움이 되기를 바라는 마음으로 당시 워크숍에서의 이론과 아이디어, 실용적 제안에 대한 기록을 남기고자 이 책을 집필했다.

이 책에 대한 소개

이 책은 미취학 아동과 초등학생 연령의 아동을 대상으로 음악치료 그룹을 운영하는 방법에 관한 실용적이고 이론적인 정보를 제공한다. 음악치료 그룹에 대한 이론적 근거와 그룹 구성을 위한 현실적인 고려사항들을 소개하고, 그룹세션에서의 타이밍과 규칙, 동료 및 부모와의 협업에 대해 소개한다. 또한 그룹 활동의 전체적인 구성과 활동 간의 균형에 대해서도 논의한다. 이 책은 아동 음악치료 그룹에서 사용하고 응용할 수 있는 54가지의 활동안을 포함한다. 『피리 부는 사나이』(Bean & Oldfield, 1991)에서와 유사한 방식으로 활동을 소개하는데, 치료목표, 도구, 활동 설명, 그룹 관찰 및 활동 응용 방법 순으로 기술했다. 각 활동은 한눈에 볼 수 있게 배열하여 삽화를 추가했다. 그 외에 세션 설계와 사후 검토, 임상 기록 작성에 대해서도 다루었다.

아동 음악치료 그룹을 운영할 때의 어려움 중 하나는 각 그룹이 매우 다르다는 것이다. 예를 들어, 아동의 연령과 필요, 장소 및 환경, 그리고 부모나 보조 인력 등 어른들이 함께 있는지 여부에 따라 다르다. 이 책에서는 다양한 임상 상황을 아우를 수 있도록 서로 다른 환경의 세 그룹에 초점을 맞추기로 했다. 저마다의 필요와 요구가 있는 세 유형의 아동 그룹을 집중적으로 다룸으로써 음악치료사들이 이 책의 내용을 초등학교 연령의 그룹에 맞게 변형하여 사용할 수 있도록 했다. 필요에 따라 각 장에서 소개하는 활동들을 따로 혹은 혼합해서 사용할 수 있을 것이다.

이 책에 제시된 활동 아이디어는 특정 목표를 성취하기 위한 레시피가 아니라 새로운 발상을 촉진하거나 창의적인 접근 방식을 이끌어 내기 위한 제안이다. 그룹 전체와 개별 아동의 필요에 맞게 소개된 활동들을 자유롭게 적용하고 변형하며 추가할 수 있다.

또한 각각의 그룹에 관하여 나의 그룹세션 및 개별세션 경험을 바탕으로 상세하게 사례 보고를 했다. 특정한 아동과 가족을 염두에 두고 사례를 작성했지만, 개인정보보호를 위해 이름과 나이, 성별 등의 세부사항을 변경했다. 이러한 방식으로 아동 그룹 음악치료에 대한 나의 견해를 밝히고, 그룹 진행 과정을 기술하며, 다양한 활동 예시를 제공하고자 한다. 또한 그룹을 진행하면서 느꼈던 나의 감정과 어려움을 되돌아보고 세션에 관한 나의 생각과 고민에 대해서도 나눌 것이다.

누구를 위한 책인가

이 책은 그룹치료를 하는 음악치료사들과 음악치료 학생들을 위한 것이다. 경험이 많은 음악치료사는 이 책의 초반에 소개하는 활동들이 익숙할 수 있다. 후반에 소개하는 활동들은 사용한 적은 있지만 잊었던 아이디어를 상기시킬 수 있으며, 임상현장에서 유용하게 활용될 수 있을 것이다. 실제로 경험이 많은 음악치료사들과 그룹치료에 관한 임상 슈퍼비전을 할 때 종종 자주 받는 질문 중 하나는 "그룹에서 쓸 수 있는 활동 아이디어를 더 많이 줄 수 있나요?"이다. 이 책이 그러한 질문에 대한 답변이 될 수 있기를 바란다.

어느 정도의 음악적 배경과 연주 기술이 있는 특수교사나 상담가 또는 정신과 간호사 등의 다른 전문가들도 이 책의 활동 아이디어를 응용하여 사용할 수 있다. 또한 지역사회에서 활동하는 연주자 또는 음악전문가를 포함한 다학제 치료교육팀에게도 이 책이 도움이 될 것이다.

그룹 음악치료에 대한 다른 도서들

앞서 언급한 『피리 부는 사나이』(Bean & Oldfield, 1991)는 사회기술 증진을 위해 다양한 임상집단에 적용할 수 있는 약 80가지의 활동을 담고 있다. 음악기술이 없더라도 음악 그룹을 운영하고자 하는 사람들을 위해 쓰였기 때문에 이 책과 달리 음악치료사의 특정 음악기술과 즉흥연주 능력을 요구하지 않는다. 또한 그룹의 구성과 활동의 구조화와 같은 그룹 작업의 측면들도 이 책에서처럼 깊이 다루지 않았다. 라메이(Ramey, 2011)도 『피리 부는 사나이』와 유사하게 지적장애 및 발달장애 성인을 위한 책을 쓴 바 있다.

루크와 동료들(Rook et al., 2014)은 아동 음악치료 그룹의 운영에 대한 세부 내용을 다룬 책을 출간했지만 미국에서 훈련된 음악치료사들이 미국 내 학교 상황에서 사용할 수 있는 진단평가와 효과측정 도구에 한정하여 소개했다. 장애아동 그룹과 작업하는 음악치료사들이 관심을 가질 만한 내용이 많은 반면, 다양한 임상 상황이나 맥락에 적용하기에는 어려울 수 있다.

데이비스와 리차드(Davies & Richards, 2002)는 음악치료 그룹에 관한 포괄적 내용의 도서를 출판했는데, 다양한 그룹 유형에 대한 여러 저자의 글을 싣고 있다. 엠마 카터(Emma Carter)와 내가 공동 집필한 장을 포함하여 초등학교 연령 아동의 그룹치료에 관한 다섯 개의 장은 다양한 음악치료 사례와 함께 그룹 과정에 영향을 미치는 이론적 측면 및 사고 과정에 대해 소개한다. 유사하게 파블리체비치(Pavlicevic, 2003)는 '음악 안에서의 그룹'이라고 부르는 광범위한 내용에 대해 고찰했다. 이 두 가지 도서는 그룹세션을 운영하는 음악치료사에게 매우 흥미로우면서도 많은 생각을 하게 하는 좋은 자극이 될 것이다.

아호넨-에리카이넨(Ahonen-Eerikainen, 2007)과 데이비스, 리차드와 바윅(Davis, Richards, & Barwick, 2015)은 분석적인 음악치료 그룹에 관한 글을 쓴 바 있다. 그러나 유아나 초등학생보다는 언어구사에 어려움이 없는 성인에게 주로 사용되는 특정한 음악치료 접근법이다. 그러한 분석적인 접근법을 사용하는 대부분의 음악치료사는 추가적인 심리치료 훈련이 필요하다고 생각할 것이다.

이 책은 전적으로 유아와 초등학교 연령의 아동 음악치료 그룹에 관한 것이고, 음악치료사들에게 아동 음악치료 그룹을 위한 실용적인 가이드를 제공한다는 점에서 앞에 소개한 책들과 차이가 있다. 구체적인 지침과 접근 방식을 제공하지만 음악치료 교육 외에 추가적인 교육을 요구하지 않는다. 음악치료사는 이 책에서의 아이디어와 제안사항을 자신의 근무 환경과 음악치료 서비스의 대상 아동 그룹에 맞도록 변형하여 사용할 수 있다.

이 책의 구성

이 책은 서론, 그룹의 구성 및 조직 방법, 그룹 활동의 구조화에 관한 장 이후에 각각 다른 환경의 세 가지 아동 그룹에 관한 내용으로 구성되어 있다.

- 지역 어린이집에 다니는 아홉 명의 유아 음악 그룹: 이 그룹의 세 아동은 특별한 도움이 필요한 것으로 파악되었다.
- 중증 신체장애 및 정신장애가 있고, 특수학교에 다니는 세 명의 7~8세 아동을 위한 음악치료 그룹: 특수학교의 방과후 프로그램으로 운영되었으며, 부모들이 자녀의 하교 시간 전에 학교에 와서 함께 참여했다.
- 문제행동과 정서적 어려움이 있는 다섯 명의 7~11세 아동을 위한 음악치료 그룹: 국가보건서비스가 지원한 이 그룹은 정신과 병동에서 아동과 가족을 대상으로 운영되었다.

각 그룹을 위한 활동은 인사활동, 웜업활동, 전체 연주, 솔로 연주, 동작이 포함된 활동, 마무리활동 등 다양한 시점과 상황에서 유용한 활동으로 구성되어 있다.

이 책은 치료 그룹 운영에 대해 전체적으로 고찰하고, 임상 환경 및 아동과 가족 간의 조합에 따라 활동을 적용하는 방법에 대해 설명하면서 끝을 맺는다.

문체상의 이슈[1]

제1, 2, 6장의 내용과 제3, 4, 5장의 음악치료 그룹 사례는 나의 개인적인 세션 운영 경험에 관한 것이므로 1인칭을 사용했다. 그러나 제3, 4, 5장의 후반부에서 음악활동을 설명할 때는 다른 음악치료사들이 참조하여 사용할 수 있도록 3인칭으로 서술했다. 간결하고 가독성 높은 글쓰기를 위해 때때로 음악치료사를 여성 인칭대명사로 대신했다. 그러나 이 분야에 여성 치료사만 있는 것이 아님을 잘 인식하고 있으며, 이러한 문체로 인해 음악치료사들이 어떤 식으로든 불편함을 느끼지 않기를 바란다.

일러두기

이 책에 제시된 일부 활동은 학지사 홈페이지 『아동 그룹 음악치료』 자료실에서 무료로 악보를 다운로드받을 수 있다. 관련 페이지에는 ✻ 표시가 있다.

1) 역자 주: '문체상의 이슈'에 관한 이 절은 영문 원서에 주로 해당하는 내용으로, 한글 번역서에서는 약간의 차이가 있다. 한글판에서도 저자의 개인적 경험과 생각에 관한 내용은 1인칭을 사용하여 개인적인 문체를 유지했고, 활동 방법 및 지침 등에 관한 내용은 공식적·이론적 문체로 작성했다. 그러나 음악치료사를 지칭할 때는 여성 인칭대명사를 사용하지 않았고 그대로 음악치료사로 기재했다.

차례

제3장 특별한 도움이 필요한 아동을 포함하는 미취학 아동 음악 그룹 • 55

제4장 중증 신체·정신 장애가 있는 초등학교 연령 아동과 부모를 위한 음악치료 그룹 • 133

제5장
소아 가족 정신과 병동에서의 국가보건서비스 음악치료 그룹 • 221

제6장
아동 음악치료 그룹 운영에 관한 마치는 글 • 313

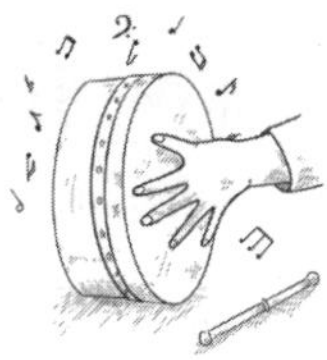

제 1 장

아동 음악치료 그룹의 모집과 구성

나의 음악치료 접근법

음악치료사로서 나의 일을 소개하고 정의할 때, 가장 먼저 말하고 싶은 것은 음악 외적인 목적을 달성하기 위한 도구로 다양한 음악 만들기를 활용한다는 것이다. 이는 개별세션에서뿐만 아니라 '경청 기술 향상'과 같이 모든 참여자에게 적용되는 그룹 목표와 각 참여자를 위한 개별 목표가 공존하는 그룹세션에서도 마찬가지이다.

음악치료 그룹에 참여하는 아동을 위한 치료목적 중 상당 부분이 사회기술 향상과 관련이 있고, 이것이 종종 개별세션이 아닌 그룹세션을 받게 되는 원인 중 하나이다. 아동들의 사회기술 개발을 도와야 하는 여러 가지 이유가 있을 수 있다. 예를 들어, 언어발달의 문제나 의사소통상의 어려움이 있거나 정서적 또는 신체적 트라우마로 고통받는 경우가 있다. 이러한 아동들은 대체로 자신감이 부족하고, 자존감이 낮으며, 실패에 익숙하고, 성공이나 칭찬에 대한 기대가 없을 수 있다.

그래서 아동들이 나와 그룹에 익숙해질 수 있는 시간을 주려고 한다. 처음에는 아동이 쉽게 접근할 수 있는 악기나 간단한 교류를 시도한다. 따뜻하고 긍정적으로 반응하되 아동이 부담을 느끼지 않도록 주의한다. 기본적으로 나의 태도는 수용과 격려이지만 각 아동과 가족에게 필요한 긍정적 반응의 정도와 수준은 모두 다를 것이고 나는 그들의 필요에 맞추는 법을 배워야 할 것이다.

이러한 태도는 칼 로저스(Carl Rogers, 1951, 1980)의 무조건적인 긍정적 존중의 개념과 유사하다. 인본주의 심리학자로서 그는 내담자를 조건없이 긍정적으로 바라보고 수용함으로써 치료사가 내담자의 개인적 성장을 위한 최적의 환경을 제공할 수 있다고 보았다. 나는 음악치료 그룹에서도 이러한 수용적 태도를 보여 줌으로써 아동들이 서로에게 마음을 여는 허용적인 분위기를 조성할 수 있다고 믿는다.

나는 아동발달센터에서의 임상(Oldfield, 2006a)과 소아 가족 정신과 병동에서의 임상(Oldfield, 2006b)에 관한 두 권의 책에서 나의 음악치료 접근법의 여러 측면에 대해 설명한 바 있다. 여기서 내담자를 담아 주고 돌보는 것에 관한 위니콧의 개념(Winnicott, 1960, 1972)을 언급해야 했는데, 이것은 내가 아동 음악치료 그룹을 운영할 때 매우 중요하게 여기는 점이기 때문이다. 예를 들어, 타악기를 연주하는 아동 그룹 안에서 피아노로 반주할 때 음악이 어떻게 아동의 주의와 관심을 끄는지, 그 분위기를 수용하거나 자극하거나 바꾸기 위해서 어떻게 음악적 스타일이나 템포 또는 음량을 바꿔야 할지를 고려한다. 그리고 어떤 아동이 위축되었는지, 어떤 아동이 그룹을 주도하고 있는지를 알아차린다. 세션 도중에 활동을 구조화하거나 즉흥적인 음악 만들기를 변경하는 방식은 그 아동 그룹을 최대한 잘 담아 주고 돌보려는 나의 노력의 결과인 것이다.

나는 1970년대 후반에 줄리엣 앨빈(Juliette Alvin)에게 음악치료

훈련을 받았다. 그러므로 앨빈 음악치료 모델의 측면들을 활용하는 것이 그리 놀라운 일은 아니다. 위그램, 니가드 페더슨과 올레 본드(Wigram, & Nygaard Pederson, Ole Bonde, 2002, p. 113)는 앨빈의 방법이 대단히 음악적이며 음악 청취와 음악 창작을 중심으로 모든 치료작업이 이루어진다고 설명했다. 앨빈은 임상에서 즉흥연주를 주로 사용했고, 즉흥연주는 나의 접근법의 핵심이기도 하다. 앨빈이 첼로를 연주했듯이, 나의 주사용 악기인 클라리넷을 사용한다. 앨빈은 일반적으로 쓰이는 피아노나 기타가 아닌 다른 악기를 연주한다는 사실을 자랑스럽게 여기고, 클라리넷의 고유의 음색과 톤을 충분히 활용하라고 내게 가르쳤다.

앨빈은 음악치료사가 되기 전에 첼로 연주자로 활동했다. 그녀의 연주에는 자신감이 있었고, 음악에 자신을 투영했으며, 자신이 연주하는 음악이 중요하고 가치 있음을 보여 주었다. 나는 앨빈처럼 내담자 그룹에서 클래식 소품을 연주하지는 않는다. 그러나 내가 연주하는 음악은 진지하고 치료적인 의도가 있으며, 음악이 치료작업의 핵심이라는 것을 알리는 것이 중요하다고 생각한다. 이것은 클라리넷 연주뿐만 아니라 나의 피아노 연주와 기타 반주, 가창에도 모두 해당된다. 참고로 나는 모든 음악 그룹에서 이 세 가지 악기를 모두 사용한다.

재즈 피아니스트이자 작가인 베르너(Werner, 2012)는 깊은 존재감과 전달하려는 메시지를 갖고 연주하는 것이 중요하다고 강조했다. 진정으로 음악을 느끼면서 연주한다면 듣는 사람들도 그것을 느낄 것이라고 그는 말했다. 마찬가지로 음악치료에서도 이는 대단히 중요하다.

앨빈과 달리 나는 그룹세션에서 부모 또는 가족 구성원과 협력하는 경우가 많은데, 그룹세션이 때로는 아동보다도 어머니나 아버지에게 더 중요할 수 있다고 생각하기 때문이다. 교사나 간호사 등 다른 직원들과 함께 그룹을 진행할 때는 그들과 돈독한 관계를 형성하고 우리의 작업이 서로에게 배우는 동반자적 관계가 되게 하고자 노력한다.

왜 음악치료 그룹을 운영하는가

아동에게 음악치료 세션이 효과적인 첫 번째 이유는 대부분의 아동이 음악 만들기를 좋아하고 참여하고 싶어 하기 때문이다. 지금 수행하는 활동에 대한 관심이나 참여를 지속하는 것이 어려운 아동, 그리고 보드게임이나 퍼즐 맞추기, 야외에서 하는 공놀이와 같은 사회적 활동을 기피하는 아동에게 특히 효과적이다.

그룹 음악 만들기에서는 아동와 성인이 비언어적으로 교류할 수 있기 때문에 말언어를 이해하거나 구사하기 어려운 아동에게 매우 도움이 된다. 스턴(Stern, 1985, 1995)은 어머니가 아기의 목소리를 따라 하고 주고받으면서 소리의 타이밍이나 톤을 바꾸는 방식으로 언어발달 이전의 영유아와 자연스럽게 소통한다고 보고했다. 이와 같이 근본적으로 음악적인 대화에서는 어머니의 반응이 우선적으로 유아의 관심을 집중시키고 뒤이어 나오는 예상치 못한 소리 변화가 유아의 관심을 유지시킨다. 나와 작업했던 많은 아동이 유아기에 이러한 형태의 교류를 경험하지 못했을 수 있다. 예를 들어, 자폐 성향 또는 학습장애가 있거나 상호작용에 별 도움이 되지 않는 가정 환경이었다면 이와 같은 즉흥적인 소통 경험이 없었을 수 있다. 이들 중 어떤 아동은 음성언어 이해와 구어발달에 어려움을 겪을 수도 있다. 개별 또는 그룹 음악치료 세션에서의 즉흥적이고 상호적인 음악교류는 결핍된 초기 옹알이 교류를 다시 경험할 수 있는 기회를 제공한다.

음악 만들기는 모든 아동이 참여할 수 있기 때문에 그룹의 구성원들이 동등한 역할을 할 수 있고 성인과 아동 또는 능력이 뛰어나거나 그렇지 않은 아동 간의 차이가 잘 드러나지 않는다. 이러한 활동은 각 아동의 자존감을 높이고 자신의 목소리를 낼 수 없었던 아동들에게 자아감각을 심어 줄 수 있다. 모든 아동이 목소리를 낼 수 있고 능력의 차이도 쉽고 편안하게 수용될 수 있으므로 음악치료 그룹이 일부 아동에게는 다른 그룹 상황보다 덜 위협적으로 느껴질 수 있다.

그룹 음악 만들기는 아동과 성인 모두가 장난스럽게 놀고, 즐기고, 창의력을 발휘할 수 있는 기회를 제공할 수 있다. 장애가 있는 자녀를 둔 부모는 아이와 함께 편안하게 놀 수 있는 시간을 즐길 것이고, 음악치료가 아이에게 가져다줄 창조적인 기회에 기뻐할 것이다.

음악치료 그룹에서 아동은 리더 역할을 하거나 다른 사람들에게 지시할 수 있는 기회를 쉽게 가질 수 있다. 이러한 긍정적인 리더십 경험은 자존감이 낮은 아동에게 힘을 실어 줄 수 있다. 매우 산만하고 관심을 끌기 위해 행동하는 아동은 부모와의 관계에서 문제행동을 반복하는 패턴에 빠지는 경우가 많다. 아이는 잘못된 행동으로 부모의 부정적인 관심은 자주 받지만 건설적인 상호작용을 하기 위한 시간이나 여력이 부족해질 것이다. 음악치료 그룹에서는 이러한 아동들에게 긍정적이고 창의적인 방식으로 행동을 조절할 기회를 제공함으로써 부정적인 관심의 순환을 끊는 첫걸음을 도와줄 수 있다.

익숙한 헬로송과 인사활동, 명확한 음악적 끝맺음과 같이 의례적 절차가 있는 예측 가능한 세션구조는 많은 아동에게 상당한 안정감과 편안함을 줄 수 있다. 아동들은 특정한 노래에 음악치료 그룹을 연상할 수 있고, 그 노래가 들릴 때 자신이 어디에서 무엇을 하고 있는지 곧바로 알아차릴 수 있다. 이전의 음악치료 시간에 있었던 일을 기억하는 데 도움이 될 수도 있다. 마찬가지로 친숙한 음악이나 노래의 구조는 음악활동에 참여하고 싶은 동기를 유발할 수 있다. 예를 들어, 활기찬 리듬의 행진곡에 맞춰 연주하고 싶을 수 있고 익숙한 노래가 나올 때 선율을 따라 부르기 원할 수 있다.

음악치료 그룹을 진행할 때 나는 그룹 음악 만들기에 대한 충만한 기쁨과 열정으로 음악치료실에 들어선다. 물론 모든 아동과 부모가 처음부터 나와 같지는 않겠지만 음악적 교류와 그룹 연주가 긍정적인 변화를 가져온다는 나의 확신은 그들에게도 고무적인 영향을 미치는 것 같다. 가끔은 음악 만들기에 대한 신뢰나 자신감이 없고 그룹에 참여하기를 주저하던 아동들과 가족들이 나의 열정에 이끌려서 음악치료 그룹을 시작하기도 한다. 보통 몇 회기의 음악치료 그룹에 참여하는 것만으로도 아동들은 이곳이 재미있고 올 만한 가치가 있다는 느낌을 가질 수 있다. 하지만 지속적인 참여를 원하지 않는다면 나는 당연히 그 결정을 존중하고 다른 대안을 그들과 함께 모색할 것이다.

누구를 위한 그룹이고, 목적은 무엇인가

일반적으로 음악치료 그룹은 참여하는 아동의 필요에 맞게 구성된다. 하지만 부모들이 참석한다면 그룹은 그들을 위한 것이기도 하다. 마찬가지로 학교에서 그룹을 운영한다면 도움교사, 자원봉사자 등 다른 성인 참여자도 있을 수 있다. 교사진에게 학급에서 진행할 수 있는 음악활동 아이디어를 제공하는 것이 그룹 목적의 일부가 될 수도 있다. 또 다른 이유도 있을 수 있는데, 예를 들어 교사가 네 명의 아동에게 수영을 가르치는 동안 나머지 네 명의 특수학급 아동과 시간을 보내는 것이다. 그룹의 목적과 목표가 무엇이든 그것들을 명확하게 규명해야 하고 음악치료사와 운영진, 부모와 아동의 동의를 최대한 얻도록 하여 그룹에 대한 공통된 기대를 갖는 것이 중요하다.

음악치료 그룹에서 개별 아동을 위한 목적은 그룹을 시작하기 전에 음악치료사, 교사진, 부모, 그리고 가능한 경우 아동과 함께 결정할 수 있다. 음악치료사가 아동에 대해 파악하고 몇 주 후에 치료목적을 결정하거나 일부 변경할 수도 있다. 만약 개별 아동의 치료목적에 대해 의견 차이가 있다면 열린 마음을 갖고 그룹에서 성취하기에 적절하고 현실적인 목적에 대해 함께 논의하는 것이 중요하다.

그룹에서 아동을 위한 대부분의 목표는 집단 사회기술과 연관이 있을 것이다. 예를 들어, '다른 아동을 인식하기' '그룹을 방해하지 않고 차례 기다리기' '그룹에서 자신의 결정을 위한 자신감 키우기' 등 이다. 한편 그룹 전체를 위한 목적도 있을 수 있는데, 예를 들어 의사소통 기술 향상과 언어 발달은 모든 아동에게 해당될 수 있다.

그룹 전체의 목적과 개인별 목적은 참여하는 아동의 수와 관련이 있을 수 있다. 두세 명의 아동이 있는 그룹과 아홉 명의 아동이 참여하는 그룹의 목적은 다를 수 있다. 집단의 규모가 클수록 '다른 사람에 대해 참고 기다리기' 또는 '다른 아동의 그룹 적응 돕기'와 같은 그룹 목적에 더 집중하는 것이 가능하다.

이 책의 제3장에서 첫 번째로 소개하는 사례처럼 일반 아동 그룹에 특별한 도움이 필요한 몇 명의 아동이 있을 수 있다. 이러한 경우 특별한 도움이 필요한 아동만을 위한 개별화된 치료목적이 있을 수 있고 나머지 아동들을 위해서는 공통적인 목적을 가질 수 있다.

치료 의뢰 체계와 그룹 형성

음악치료 의뢰 방식은 기관마다 매우 다를 것이다. 일부 학교나 치료센터에서는 교사진이나 다학제 치료팀이 아동에게 음악치료를 추천한다. 그리고 한 명씩 음악치료 진단평가를 실시한 후 교직원과 부모, 아동과 상의하여 개별치료를 할 것인지와 그룹치료에 배정할 것인지를 결정할 것이다. 어떤 기관에서는 이전 음악치료사가 진행하던 그룹을 그대로 인계받아서 운영할 수 있다. 또는 그룹치료를 유지하는 것이 유익할지 여부를 다학제 치료팀이나 교사들이 결정할 수도 있다. 일반 학교에 여덟 명의 자폐아동으로 구성된 특수반이 있는 경우 이 학급 전체를 위해 매주 음악치료 세션을 시행할 수도 있다.

때로는 언어 및 의사소통 장애처럼 유사한 어려움이 있는 아동들이 음악치료 그룹에 모일 수 있다. 어떤 경우에는 아동들의 필요와 요구에 큰 차이가 있지만 그룹에서 서로 잘 어울릴 수 있을 것이라고 판단할 수도 있다. 같은 연령의 아동들이 모두 같은 반일 수도 있고 다른 반 일수도 있으며, 서로 다른 연령의 아동들이 한 반에 속해 있을 수 있다. 어떤 그룹에는 부모나 형제자매가 포함될 수도 있고, 음악치료사가 물리치료사, 언어치료사, 연극치료사, 미술치료사 등 다른 전문가와 함께 그룹을 운영할 수도 있다. 여기서 중요한 것은 아동이 음악치료 그룹에 의뢰된 이유와 방법, 그리고 어떤 이유와 어떤 방식으로 그룹을 만들었는지를 염두에 두는 것이다. 이것은 그룹 내 각 아동의 진보를 검토할 때 중요하며, 그룹에서 문제가 발생하거나 구성원이 바뀌는 경우 그룹의 변화에 관한 결정을 하는 데 도움이 된다.

고정 그룹과 개방 그룹

학교에서의 많은 음악치료 그룹이 학기 초에 3~4명의 아동을 대상으로 시작하여 주 1회, 6주 동안 진행되며, 학기 중간에 그룹에 대한 검토가 있을 것이다. 이 그룹은 매주 같은 아동과 교직원이 동일한 시간에 참석하도록 하며, 한 명이 결석하더라도 다른 아동을 충원하지 않는 것이 원칙이다. 이것은 고정 그룹에 해당하고, 보통 한 학기, 한 학년도 또는 그 이상으로 운영된다.

개방 그룹도 마찬가지로 매주 같은 시간에 진행되지만 매주 다른 아동들이 참석할 수 있다. 예를 들어, 소아 병동의 어떤 입원 아동이든 음악치료 그룹에 참석할 수 있고 병원을 방문한 형제자매를 데려올 수도 있다. 장기입원 중인 세 명의 아동이 몇 달 간 연속적으로 참석하여 핵심 구성원이 될 수도 있지만 어떤 아동은 한두 차례만 참석할 수도 있다.

실제로 고정 그룹으로 시작한 많은 그룹이 아동이나 운영진의 참여가 어렵거나 학교 또는 치료기관을 떠나야 할 때 그룹을 조정하게 된다. 학교에서 근무하는 경우에 종종 수업 시간표 변경이나 특별 현장학습 또는 교내 행사로 음악치료 그룹의 일정을 조율해야 할 수 있다. 하지만 음악치료사는 언제나 이러한 변화에 대비하여 그룹 구성원들이 준비할 수 있도록 도우며, 그룹을 떠나는 아동에게는 분명한 종결을 제공하고 새롭게 참여하는 아동을 환영하여 맞이한다. 어떤 음악치료 그룹은 늘 고정적이지만 한 학기에 한 번씩 친구나 형제자매를 초대하여 개방 그룹으로 전환하기도 한다.

운영진과 역할

내가 운영했던 대부분의 음악치료 그룹은 교사진과 다학제 치료팀 또는 아동의 부모 등 다른 성인과 협력하여 작업해 왔다. 예외적으로 두 명의 아동과만 세션을 한 적이 있었는데, 치료팀에 한 명 이상의 성인이 있는 것은 아동들에게 부담스러울 수 있다고 판단했기 때문이다.

다른 직원과 함께 일할 때는 긴밀하게 협력하고 서로를 신뢰하면서 각자의 역할을 명확히 하는 것이 중요하다. 가능하면 매주 같은 직원과 진행하는 것이 아동과 성인 참여자 모두에게 그룹의 연속성과 예측 가능성을 제공하기에 가장 좋을 것이다. 이상적으로는 보조치료사와 내가 각 그룹을 함께 계획하고 검토하며 이를 통해 협력 방식과 각자의 역할에 대해 논의할 기회를 갖는 것이 바람직하다.

음악치료사는 음악적 교류와 활동들을 진행하고 기타, 피아노 또는 다른 악기로 그룹 즉흥연주에 동행한다. 이 역할은 악기 연주가 가능하고, 이러한 즉흥연주를 하고 싶어 하는 드문 경우가 아니라면 동료 직원에게 맡길 수 없다. 결론적으로 음악치료사는 자신의 연주를 통해 그룹 전체를 돌봐야 하므로 음악치료실을 비우기가 어렵다. 어떤 이유로든 한 아동이 밖에 나가야 한다면 동료 직원이 아동과 함께 나갔다가 들어오도록 해야 한다. 이와 유사하게 한 아동이 특별한 주의를 필요로 하거나 불편한 기색을 보인다면 동료 직원이 먼저 알아차리고 음악치료사에게 알려야 할 수 있다. 나는 항상 동료들이 그룹 내에서 자유롭게 제안할 수 있고 함께 작업했던 경험에 대해 말할 수 있도록 독려한다.

부모가 그룹에 함께 참여할 때는 보통 자녀와 가까운 곳에 앉아서 음악치료사가 세션을 진행하고 상호작용과 활동에 필요한 음악을 제공하는 동안에 아이의 참여를 독려한다. 아이가 필요한 것이 있을 때 부모는 자동으로 반응하기 때문에 이러한 역할이 자연스럽게 정해진다. 물론 항상 그런 것은 아니다. 어떤 부모는 그룹에서 함께하고 싶은 노래나 음악활동을 가져오기도 한다. 도움 없이 스스로 앉아 있기 어려운 아동을 음악치료사가 물리적으로 잡아 줌으로써 부모가 아동과 마주보고 음악으로 상호작용할 기회를 제공하기도 한다. 때때로 부모들은 음악치료 그룹에서 자신의 역할이 무엇인지, 그리고 아동과의 경계를 어떻게 설정해야 할 것인지에 대해 알고 싶어 한다. 나는 각 부모와 아동에게 가장 좋은 접근 방식이 무엇인지를 생각하면서 이러한 문제를 공개적으로 논의하려고 한다.

음악치료사가 혼자서 소그룹을 진행한다면 도움이 필요할 때를 대비하여 대처 방안을 고려해야 한다. 예를 들어, 한 아동이 갑자기 세션에서 이탈했을 때 다른 아동들만 남겨 두고 따라 나갈 수 없을 것이다. 근처에 있는 직원에게 연락해야 할 수도 있고 또는 기관에

경보 시스템이 있는지 확인해야 할 것이다. 그룹을 시작하기 전에 이와 같은 안전상의 문제를 신중하게 고려하는 것이 중요하다.

타이밍

그룹 음악치료 세션은 참여하는 아동의 인원수와 아동들이 갖고 있는 어려움, 그룹의 목적과 목표에 따라 20분에서 1시간 이상의 길이로 다양하게 진행된다.

대부분의 음악치료 그룹은 주 단위로 진행되지만 나는 4개월 동안 음악치료와 물리치료를 혼합한 세션을 매일 운영한 적이 있다. 나의 동료들 중에는 격주 또는 월 1회의 그룹세션을 운영하는 사례가 있는 것으로 안다. 일반적으로 매주 같은 시간에 같은 장소에서 세션을 진행하지만 급박한 상황에서는 환자의 병상에서 세션을 해야 하거나 특정한 날짜에 공간을 사용할 수 있는지의 여부에 따라 융통성 있게 변경해야 할 수 있다.

많은 임상기관에서 철저한 시간 준수를 요구하고, 따라서 음악치료 그룹은 정확한 시각에 시작하고 마쳐야 한다. 그러나 예를 들어, 한두 명의 아동이 늦게 도착하거나 문제행동 때문에 일부 아동을 세션에서 잠시 제외시켜야 하는 경우라면 어려울 수 있다. 이때 어떤 음악치료사는 조금 늦게 마치기를 원할 수 있으나 전체 일정에 방해가 되지 않도록 다른 직원들과 협의하여 조율해야 할 것이다.

그룹 간 이동

그룹세션을 시작하고 마치는 타이밍은 아동이 세션 장소로 이동하는 방법과 직접적인 연관이 있다. 다시 말하자면, 아동이 음악치료 그룹에 들고 나는 방식은 다양할 것이며, 이것은 그룹의 크기와 아동의 이동 능력, 임상기관 환경에 따라 달라질 수 있다. 그룹 운영을 시작하기에 앞서 그룹 간 이동에 관한 문제를 해결하고 조율하는 것이 매우 중요하며, 원활한 세션 진행을 위해 필수적이다.

만약 두세 명으로 구성된 소그룹이고 모든 아동이 한 학급에서 오거나 가까운 몇 개 반에서 오는 경우라면, 음악치료사가 아동들을 한꺼번에 음악치료실로 데려갔다가 세션 후에 데려다 주는 것이 가능하다. 또는 아동의 담임 교사나 학습 도우미와 같은 동료의 도움을 받을 수 있다. 이동하기 위해서 휠체어나 물리적인 도움이 필요하다면 다소 상황이 복잡할 수 있으므로 다른 추가적 준비가 필요할 수 있다. 서로 다른 담당자들이 아동들을 이동시키는 경우 입실 시간과 퇴실 시간에 차이가 있을 수 있다. 음악치료사는 이 시간을 어떻게 사용할 것인지에 대해 생각해 두어야 한다. 예를 들어, 모든 인원이 도착할 때까지 기다렸다가 시작할 수도 있고 일찍 와서 기다리고 있는 아동들과 일상적인 대화로 먼저 시작할 수도 있다.

아동들이 활동 보조 교사들과 함께 버스로 이동하여 음악치료실에 올 수도 있다. 또는 부모가 자녀와 함께 개별적으로 외래 음악치료 서비스에 도착하여 다른 가족들이 올 때까지 기다리면서 대화를 나눌 수도 있다. 부모들에게는 그룹 시작 전에 서로 편안하게 대화를 나누고 네트워크를 만들 수 있는 좋은 기회가 될 것이다.

장소, 도구, 음악치료실 환경

아동과 함께 일하는 대부분의 음악치료사는 근무하는 기관 내에서 음악치료 전용 공간을 갖기를 원한다. 음악치료실에는 보통 피아노나 좋은 음질의 키보드, 기타와 우쿨렐레가 있고, 드럼, 심벌즈, 오션드럼, 윈드차임, 스틸팬, 여러 개의 자일러폰 같은 타악기가 있을 수 있다. 리드혼, 카주, 리코더, 하모니카, 멜로디카, 새소리 휘슬 등 간단한 취주악기와 오토하프와 리라, 그리고 가능하다면 소형 바이올린과 같은 현악기가 있을 수 있다. 또는 직원이나 가족들이 신청했거나 기증한 다른 악기들이 비치되어 있을 수 있다. 피아노를 제외한 악기들은 쉽게 여닫을 수 있는 큰 벽장에 보관하는 것이 가장 바람직하다. 악기들이 활동에 방해가 되지 않도록 눈에 띄지 않게 보관하되 필요할 때는 언제나 쉽게 사용할 수 있어야 한다. 다른 아동의 솔로 연주에 귀를 기울이며 집중해야 하는 순간에 악기들이 시선을 사로잡을 수 있으므로 아동 그룹을 진행할 때는 특별히 더 신경을 쓰도록 한다.

음악치료실은 음악치료사가 개별세션, 가족세션, 그리고 공간이 적합한 경우라면 그룹세션을 위해서 사용할 것이다. 그러나 음악치료사가 풀타임으로 쓰지 않는다면 다른 직원과 공유할 수도 있는데, 이러한 경우에 그들의 비품도 음악치료실에 안전하게 보관해야 할 것이다. 주거형 임상 환경에서는 저녁 시간이나 자유 시간에 아동들과 가족들이 휴식이나 연주를 위해 음악실을 사용할 수도 있다. 나는 언제나 이것이 매우 바람직한 공간 활용이라고 생각하며, 아이들이 음악실에 모여 노는 것을 좋아하고 음악치료 그룹세션에서 했던 활동을 다시 해 보려고 할 때 기쁨을 느낀다. 그러나 음악실에서 아동들은 늘 안전해야 하고, 따라서 한두 명의 어른이 반드시 함께 있어야 한다. 그 외에 직원 및 아동, 가족이 사용하는 악기들이 잘 관리되도록 협의가 이루어져야 한다.

아동들이 음악치료실로 이동하기가 어렵거나 인원수에 비해 공간이 충분히 크지 않다면 음악치료사가 아동들의 학급으로 악기를 옮겨 가거나 근처의 다른 교실에서 세션을 진행하는 것이 더 편할 것이다. 바퀴 달린 업라이트 피아노를 복도를 지나 교실로 옮기고, 세션이 끝난 후에 다시 보관 장소에 가져다 놓기 위해서는 추가적인 시간을 소요해야 할 것이다. 악기 외에도 그룹 진행을 위해 교실을 정비하고 가구의 위치를 바꿔야 할 수도 있다. 예를 들어, 큰 레크리에이션 홀에서 소그룹 음악치료를 진행한다면 대형 칸막이와 매트를 활용하여 공간의 경계를 만들 수 있다. 음악치료 그룹에게 더 나은 환경을 제공하기 위해 도서관에서 가져다 놓은 팔걸이 의자를 모두 치우고 책장들을 천으로 덮은 적도 있었다. 나의 경험상 아동들과 운영진이 잘 집중하고 편안하게 느낄 수 있는 최적의 공간을 만들기 위해 시간을 투자하는 것은 대단히 가치 있는 일이다.

개별 음악치료 세션과 마찬가지로 음악치료 그룹세션에서도 아동과 성인 참여자들이 방해받지 않고 치료 작업에 집중할 수 있어야 한다. 가능하면 의료적 중재나 다른 예약을 이유로 세션이 시작된 이후에 아동을 데리고 나가지 말아야 한다. 음악치료사는 이것에 대해 잘 설명하고 음악치료 시간을 존중하고 중요하게 여길 수 있도록 다학제 치료팀과 협의해야 할 것이다.

그룹의 기대와 규칙

그룹의 규칙은 아동의 연령과 갖고 있는 문제, 그룹이 진행되는 환경에 따라 달라진다. 음악치료 세션에서 아동과 성인 모두 안전하다고 느껴야 하고, 타인에게 위협적인 행동을 하거나 음악치료실에 있는 장비를 손상시키거나 고의로 악기를 파손하는 행위는 용납되지 않는다는 원칙이 있다. 음악치료 그룹세션에서 위험한 행동이 발생할 때, 어떤 조치를 취할 것인지에 대해서는 그룹의 성인 참여자들과 학교 및 의료기관의 직원들 사이에 합의가 있어야 한다. 그룹의 동료가 아동을 음악치료실 밖으로 데리고 나갈 수도 있고, 경보가 울리는 시스템일 수도 있으며, 다른 직원이 와서 해당 아동을 데리고 나갈 수도 있다. 불안정한 한 아동 때문에 어려움을 겪었던 그룹이 있었다. 자제력을 잃은 그 아이와 음악치료사인 나만 남겨두고 보조치료사가 나머지 아동들을 모두 데리고 밖으로 나가는 것에 우리는 의견을 같이했다. 그 아이는 굉장히 놀라 마구 휘두르던 북채를 멈추더니 왜 모두 밖으로 나가는지 내게 물었다. 우리는 발생한 상황에 대해 대화를 나누었고 사람들이 다칠 위험이 있는 경우 음악치료 그룹을 진행할 수 없다는 것을 설명하는 기회를 가졌다. 우리는 이후 세션에서 그 아동을 문 근처에 앉게 하여 흥분하거나 통제불능 상태가 되는 경우에 음악치료실 밖으로 나가서 교사진과 대화를 나누도록 하는 구체적인 계획을 세웠다.

음악치료 그룹에서 아동이 언제 위험하거나 용납되지 않는 행동을 할 것인지를 명확히 판단하는 것은 쉬운 일이 아니다. 손끼리 부딪히거나 악기를 채 가는 등의 작은 사고를 타인을 상해하려는 고의적인 행동과 구별하기는 어렵다. 때로는 아동이 고의적으로 공격적인 행동을 한 것인지에 대해 그룹 전체와 열린 대화를 나누는 것이 도움이 된다. 이러한 대화를 하는 것만으로도 위험한 순간의 분위기를 완화시킬 수 있다. 나의 경험에 의하면 아동들의 말을 주의 깊게 관찰하고 경청하면서 긴장이나 불안감이 증폭되는 시점을 파악하고, 마찰이 일어나기 전에 주동하는 아동들의 주의를 분산시킴으로써 문제를 예방하는 것이 최선이다. 또한 서로 괴롭힐 가능성이 있는 두 아동이 나란히 앉거나 마주보며 앉지 않도록 자리를 배치하는 것도 도움이 될 때가 있다. 대부분의 경우 음악치료사가 다투고 있는 두 아동 사이에 서 있으면 그들은 서로 쳐다볼 수 없게 되고 좀 더 건설적인 음악 만들기로 주의를 돌릴 수 있다.

바윅은 '그룹 분석에서의 핵심 개념'이라는 장에서 경계 설정에 대해 기술한 바 있는데, 그룹을 처음 시작할 때부터 구성원들에게 행동 원칙에 대해 소개할 것을 제안했다(Barwick, 2015, p. 50). 초등학교 연령의 아동 그룹에게 그룹의 규칙을 설명해 주는 것으로 음악치료 세션을 시작할 수 있는데, 예를 들어 "다른 사람을 다치게 해서는 안 되고 일부러 악기를 부수거나 고장나게 해서는 안 됩니다."라고 말하는 것이었다. 이렇게 몇 차례 시도해 봤지만 어떤 아이들은 내 말을 무시하고 일부러 규칙을 어기려고 하는 것 같아서 나는 이런 접근 방식을 잘 사용하지 않는다. 오히려 준비한 활동과 그룹 내 어른들의 행동을 통해서 타인을 존중하는 태도와 악기를 아끼고 조심스럽게 다루는 방법을 배울 수 있도록 본보기가 되고자 한다. 또한 곧바로 음악 만들기를 진행해서 흥미롭고 위협적이지 않은 비언어적 교류에 빨리 몰입하게 하는 것이 유용하다고 느꼈다. 그룹의 경계에 대해 말로 설명하는 것보다 이러한 방식이 대부분의 아동에게 훨씬 더 효과적이었다.

아동 음악치료 그룹에서 발생하는 다른 문제는 학교 및 소속기관의 규칙이 음악치료 시행 기관에서의 규칙과 일치하는지에 관한 것이다. 음악치료사를 포함한 다학제 치료팀에서 무엇이 허용되고, 무엇이 허용되지 않는지에 대해 동일하고 보편적인 원칙을 갖는 것이 중요하지만 협상과 약간의 융통성은 도움이 될 수 있다. 예를 들어, 아동이 나의 강렬한 건반 연주와 함께 큰 소리로 드럼을 칠 수 있게 독려함으로써 분노 해소를 돕고자 한다면 연주 초반에 우리에게만 들릴 정도로 했던 욕설을 그냥 무시하고 넘어갈 수도 있다. 마찬가지로 아동이 하루 종일 의사소통 카드로 자신의 의사를 표현해야 하는 경우라면 음악치료 그룹에서는 자유롭게 연주하다가 음악이 멈추면 곧바로 악기를 바꿀 수 있으므로 악기와 관련하여 의사소통 카드를 사용하도록 고수할 필요는 없을 것이다. 아동들을 위해서 기관 간에 불일치하는 규칙에 대한 고려사항을 공개적으로 논의해야 한다. 그렇다면 각기 다른 임상 환경에 부합할 수 있도록 원만하고 실용적인 합의가 이루어질 수 있을 것이다.

때로는 문제행동을 했다는 이유로 직원이 아동을 음악치료 그룹 세션에 참석하지 못하게 할 때 음악치료사로서 좌절감을 느낄 수 있다. 음악치료 그룹이 좋은 행동에 대한 보상으로 여겨져서는 안 되며, 오히려 그룹에 참석함으로써 아동의 문제행동과 같은 어려움이 해결되거나 개선될 수 있다는 점을 분명히 알려야 한다. 반면에 아동에 대해 잘 알고 있고 경험이 많은 직원은 그 아동이 음악치료 그룹에서 위협이 될 수 있는지를 판단을 하는 데 적임자일 수도 있다. 다시 한번 강조하지만 문제해결을 위한 유일한 방법은 음악치료사와 팀 전체가 문제를 공개적으로 상의해서 각기 다른 상황에 놓인 아동을 위한 최적의 결정을 하는 것이다.

성인 참여자들이 그룹에 있는 경우에 그룹 안에서 일어난 일들은 이 그룹만을 위한 사적인 것이며 세션 밖에서 다른 사람들과 공유하지 말아야 한다는 치료 원칙을 적용한다. 이것은 앞서 언급한 치료 그룹의 경계에 관한 내용 중 '그룹 밖에서 접촉하지 않기'에 해당한다(Barwick, 2015, p. 50). 하지만 나는 음악치료 그룹의 아동들이 이 원칙을 지킬 것이라고 예상하지는 않는다. 실제로 학교나 의료기관의 치료교육 담장자 간에 아동에 관한 정보가 공유될 것이라는 것도 알고 있다. 만약 비밀보장과 관련한 상황이 세션에서 발생한다면 나는 아동들에게 도움이 되는 경우에 한해 음악치료에서 일어난 일을 치료교육팀에서 이야기할 수 있다고 자연스럽게 말해 줄 것이다. 그러나 아동의 경험을 기록하거나 논의하는 방식에 있어서는 주의를 기울이고 신중하려고 한다. 이러한 환경에서 아이들이 음악적 상호작용에 대해 표현하고 즐기는 것이 안전하다고 생각하며, 그들이 가족이나 다른 직원에게 음악치료 경험에 대해 이야기한 것을 전해 듣는 것은 내게 즐거운 일이다.

세션 계획과 세션 검토

그룹을 시작하기 전에 세션 계획을 위해 동료들과 10~15분가량 일찍 만나는 것이 바람직하다. 아동들이 한 주간 어땠는지, 그리고 오늘은 어떤 상태인지, 어떤 교우관계나 갈등 또는 어려움이 발생했는지에 대해 검토한다. 또한 지난주 세션에 대해 복기하고 그룹 이후에 작성한 메모와 논의사항을 검토한다.

그러나 어떤 때는 그러한 사전회의를 위해 직원들이 시간을 내는 것이 어려울 수도 있다. 그렇다면 이전 세션이 끝나고 가진 미팅에서 이번 주 세션을 미리 계획할 수 있고, 아동의 최근 진보사항을 파악하기 위해서 치료팀원과 짧은 대화를 하는 것으로 대신할 수도 있다.

그룹세션이 끝나면 나는 각 아동에 관해 그룹에서의 개별 목표에 초점을 맞추어 상세한 기록을 작성한다. 다양한 기록 작성 방식이 있을 수 있는데, 이 책의 제3, 4, 5장에서 그 내용을 자세히 살펴볼 것이다. 가능하다면 동료 직원과 세션의 모든 성인 참여자와 함께 기록을 작성하도록 한다. 각 아동의 사례를 검토하는 것 외에도 우리는 어떤 활동이나 음악적 교류가 효과적이었고 다음 주에 어떤 활동을 넣어야 할지에 대해 함께 고민한다. 또한 우리가 어떻게 그룹을 진행했으며, 각자의 역할은 무엇이었고, 우리의 상호작용 방식이 유익했는지 또는 수정이 필요한지를 재고한다.

어떤 음악치료 그룹에서는 아동들에게 무엇이 가장 재미있었는지 또는 다음 주에 바라는 점이 있는지를 질문하여 세션 검토에 활용하는 것이 적절할 수 있다. 부모와 아동이 함께 참여하는 경우라면 음악 만들기가 끝난 후 아동이 가지고 놀 수 있도록 시끄럽지 않은 비음악적 장난감을 제공하고 부모들과 그룹에 대해 비공식적인 대화를 나눌 수 있다.

제2장

아동 음악치료 그룹에서 활동의 구조화

왜 구조가 필요한가

만성적인 정신건강 문제가 있는 사람들을 위한 그룹 음악치료의 목표를 설명하면서 스튜어트는 '일관성, 신뢰성, 구조, 경계에 대한 경험 제공'을 우선적으로 강조했다(Stewart, 2002, p. 32). 나는 이것이 아동 음악치료 그룹에서도 특별히 중요하다고 생각한다.

아이들은 일상에서 구조가 필요하며, 구조가 있을 때 안심한다. 홈즈, 올드필드와 폴리크로니아디스는 소아정신과 가족 병동에 아동과 가족이 입원하는 이유를 고찰하며 다음과 같이 기술했다(Holmes, Oldfield, & Polichroniadis, 2011).

> 종종 가족은 일상생활의 구조가 무너지는 위기 상황에 봉착한다. 자녀가 학교에 가지 않거나, 식사를 거부하거나, 가족에게 폭력을 휘두르기 때문일 수 있다. …… 이유가 무엇이든 결과적으로 직장생활과 학교생활, 식사 시간과 취침 시간 등의 일상적인 패턴이 무너지고 가족의 삶은 혼돈에 빠지며 방향을 잃게 된다. …… 입원치료는 일상의 구조를 다시 만들고 무너진 일상의 근본적인 원인을 파악하

고 중재할 수 있게 하는 환경을 제공한다(pp. 40–41).

음악치료 그룹에서는 세션의 구성뿐만 아니라 반복적인 주제의 노래와 음악적 구조를 통해서 예측 가능한 일상이 필요한 아동들에게 안정감과 정착을 위한 구심점을 제공할 수 있다.

아동 음악치료 그룹은 어떤 방식이든 구조화되어야 하지만 어느 정도로 사전에 그룹을 계획하고 활동을 준비할 것인지는 음악치료사 개인에 따라 다양하며, 운영하는 그룹마다 다를 수 있다. 새로운 그룹을 시작하는 경우에는 미리 계획을 세우고 도움이 될 만한 다양한 활동을 준비해 두는 것이 안정적일 수 있다. 그러나 세션을 진행하는 순간에 다른 아이디어가 더 적합하다고 생각된다면 계획한 것에 얽매이지 말고 유연하게 대처하는 것이 최선일 것이다. 음악치료사는 필요에 따라 다양한 상황에 반응하고 적응하는 것이 늘 중요하기 때문에 원래의 아이디어를 고수하지 않는다고 해서 실패했다고 여길 필요가 없다. 그 자체로 적절히 사용할 수 있는 활동 아이디어와 다양한 활동을 미리 준비하는 것이 도움이 되며, 아동과 집단의 다양한 필요를 충족시켜야 하는 순간에는 그것들을 창의적으로 응용하도록 한다.

전체 구조

아동 음악치료 그룹의 구조는 아동의 연령과 그룹 참여의 목적, 참여 인원의 수 등 여러 요인에 따라 크게 달라진다.

아동 음악치료 그룹에서 사용해 온 다양한 유형의 활동 목록을 다음에서 소개한다. 보통 한 세션에 7~8가지 이상의 활동을 넘지 않도록 하고, 어떤 때는 3개 또는 4개의 활동으로만 세션 전체를 채운다. 활동의 수는 참여한 아동들과 세션의 길이에 달려 있으며, 각각의 세션마다 다를 수 있다. 대부분의 그룹에서 인사하기, 헬로송이나 도입부 활동으로 시작하고 그룹 전체가 연주하는 시간을 갖도록 하며 굿바이송 또는 마무리활동으로 세션을 마친다.

이 책의 제3장과 제4장, 그리고 제5장에는 각 주제어에 따른 활동 예시가 포함되어 있다. 그러나 이 장에서는 다양한 활동 유형과 각 활동이 그룹 안에서 갖는 역할에 대해 좀 더 보편적으로 소개하고 설명한다.

대부분의 그룹에서 아동들은 좋아하는 활동이나 노래 또는 음악을 빠르게 찾아내고 세션 중에 요청하기도 한다. 예를 들어, 새롭고 창의적인 방식의 악기 사용을 통해 간접적으로 활동 아이디어나 제안사항을 표현하기도 하고, 직접 말로 세션에서 해 보고 싶은 음악교류나 게임을 제안하는 경우도 종종 있다. 가능하다면 나는 언제든 이러한 제안에 귀를 기울이고 아동들로부터 영감을 얻고자 한다.

인사하기

도입부의 첫 번째 활동은 그룹을 시작할 때 부르는 헬로송인 경우가 많다. 아동들은 노래를 부르거나 몸을 흔들면서 금방 친숙하게 참여한다. 마치 TV 시리즈의 각 회차를 시작할 때 나오는 주제음악과 같은 역할을 하는 것이다. 시청자는 그 음악을 통해 이야기의 줄거리와 지난 화에서 어떤 일이 일어났는지를 연상하게 된다.

같은 원리로 헬로송은 음악치료 그룹을 떠올리게 하고, 아동들에게 이전 회기의 경험을 상기시켜 줄 것이다.

나는 기타 반주에 인사 노래를 하면서 아이들과 눈을 맞추는데, 이것은 쉽고 소통적인 방식으로 노래하고 음악 만들기를 한다는 것을 표현한다. 세션의 시작부터 나는 이 그룹과 음악 만들기를 하기 위해 여기에 있다는 메시지를 전달하고자 한다. 직접 연주하고 노래함으로써 라이브 음악 만들기가 이 세션의 핵심이고, 이 상황에서 음악가로서 나의 역할에 편안함을 느낀다는 것을 보여 주기 위함이다.

웜업활동

인사가 끝나고 그룹 전체가 음악 만들기를 하기 전에 두세 명씩 간단한 음악적 교류를 짧게 주고받도록 제안하는 것이 도움이 될 수 있다. 쉽고 장난스러운 게임들은 높은 수준의 주의집중과 타인을 경청하고 기다리는 능력이 요구되는 난도 높은 그룹 연주를 준비하는 데 있어서 좋은 방법이다.

악기 배부

대체로 아동들은 연주하고 싶은 악기와 그렇지 않은 악기에 대해 아주 명확한 의견을 가지고 있다. 아이들이 불안하거나 불안정할 때 자신이 선택한 악기를 연주할 수 없다고 생각하면 굉장히 화가 나고 때로는 참기 어려울 수 있다. 음악치료 그룹에 이러한 아동이 여러 명 있다면 세션 전체로 확산되는 큰 갈등으로 이어질 수 있고,

그로 인해 그룹을 계속 진행하기 어려울 수 있다. 진행자가 이런 문제를 미리 예측하고 해결하기 위한 준비를 한다면 그룹에 내재하는 문제를 직면하면서도 바람직하지 못한 대립을 피할 수 있다. 제3, 4, 5장에서는 아동들이 화내지 않으면서 그룹의 진행 과정을 점차 신뢰할 수 있게 돕는 몇 가지 악기 배부 방식을 소개한다.

합주하기와 즉흥연주

모든 사람이 악기를 하나씩 갖게 되면 그룹 전체가 연주할 수 있는데, 이때의 연주 방법은 다양하다. 처음에는 여러 사람이 함께 연주하는 상황이 혼란스럽고 두려울 수 있으므로 연주의 시작점과 끝나는 지점을 명확하게 설정할 필요가 있다. 아동들이 그룹 안에서 안전하고 잘 수용된다고 느껴야 하며, 즉흥연주에 끝이 있다는 것을 알아야 한다. 그렇다면 불규칙하고 제멋대로인 소리들도 견딜 만할 것이다. 제3, 4, 5장에서의 예시들이 이러한 방법들을 보여 준다.

나는 보통 피아노에서 그룹 연주를 리드하기 시작한다. 피아노의 화성적 특질과 폭넓은 음악적 역동으로 그룹 전체를 아우를 수 있을 뿐 아니라 함께 연주하는 아동들의 다양한 필요에 부합하는 구조적 또는 비구조적 즉흥연주를 가능하게 하기 때문이다.

그룹 전체 연주는 대부분의 아동 음악치료 그룹에서 핵심적인 부분이다. 아동들은 역동적인 리듬을 따라 하거나 익숙한 노래 선율에 맞춰 연주하면서 그룹 음악 만들기에 참여할 수 있다. 처음에는 무슨 상황인지 잘 인식하지 못하다가 다른 사람들과 함께 합주하고 있다는 사실을 갑자기 알아차릴 수도 있다.

어떤 아동에게는 여러 사람과 동시에 교류하는 것이 처음이거나 유일한 기회일 수 있다. 어른들과 거리감이 있고 자신이 그들만큼 유능하지 못하다고 여기는 것이 익숙한 아동에게는 그룹에서 성인과 아동이 대등한 역할을 하는 것도 새로운 경험일 수 있다.

피아노로 그룹 연주를 이끌면서 각각의 아동을 매우 주의 깊게 관찰하는데, 그들에게 반응하고 그들의 연주에 나의 연주를 맞추고 조정하기 위해서이다. 나는 음악으로 그룹을 담아 주고 안아 줄 수 있다고 느낀다. 아동들의 개별적인 필요를 고려하고 그룹을 결속하는 방법으로서 즉흥적 음악 만들기를 사용하고 있는 것이다 (Winnicott, 1972).

그룹에서 5~6명이 서로 다른 악기를 함께 연주할 때 많은 일이 일어날 수 있다. 제각기 자신의 연주 스타일이 있지만 다른 사람에게 영향을 받기도 하고, 음악뿐만 아니라 언어적 소통과 비언어적 소통이 일어난다. 나는 아동들의 개인별 강점과 취약점에 대해 고려하면서 그들의 이전 경험은 물론 이 음악치료 그룹에서 지금까지의 여정에 대해서도 생각할 것이다.

한 명, 두 명, 세 명의 솔로 연주

그룹 연주에서는 한 아동만 연주하거나 두 명의 아동이 연주하는 때가 있을 수 있다. 이러한 기회는 주목받고 축하받을 일이며, 그룹의 진행자는 다른 구성원들이 경청할 수 있도록 유도하고 솔로 연주가 끝나면 박수를 치도록 독려한다.

의도적으로 솔로 연주를 편성할 수 있고, 그룹 전체의 연주와 솔로를 번갈아 가며 진행할 수 있다. 아동들은 스포트라이트를 받으면서 성취감과 즐거움을 느껴야 한다. 진행자는 솔로 연주가 불안을 유발하는 경험이 되거나 건전하지 않은 경쟁의 장이 되지 않도록 유의해야 한다. 세션에서 아동들이 특별한 역할을 맡도록 설계할 때에도 여러 가지 방식이 있을 수 있고, 형식면에서도 다양할 것이다. 예를 들어, 상대방이 연주할 수 있도록 한 아동이 기타를 잡아 주는 것부터 한 명이 피아노의 검은 건반 다섯 개를 눌러 연주하면 그룹 전체가 청취하는 것까지 다양할 수 있다.

악기 바꾸기와 차례로 연주하기

솔로 연주가 한 개인의 공연처럼 보이지 않게 하는 방법은 자기 차례에 탬버린과 같은 악기를 짧게 연주하고 옆자리의 아동에게 넘겨주는 것이다.

다양한 방식으로 차례를 주고받도록 하는 음악적 교류와 그룹 활동들이 있다. 타악기를 한 번만 두드리고 다음 사람에게 넘겨줄 수 있고, 자일러폰으로 긴 프레이즈를 연주할 수도 있다. 누가 다음에 연주할 것인지와 각 구성원이 어떻게 연주할 것인지에 관한 다양한 규칙이 있을 수 있다.

순서대로 연주하기는 모두가 참여할 수 있지만 누구도 길게 주목받지 않기 때문에 어떤 면에서는 전체 연주와 솔로 연주의 중간 형태라고 할 수 있다. 빠른 교대와 전환이 일어나는 활동들은 모든 사람이 간단한 방식으로 교류를 시작하기에 좋은 방법이므로 웜업활동으로 적합하다.

지휘하기와 그룹 리드하기

음악치료 그룹에서 또 다른 방식의 솔로활동은 음악치료사 또는 아동 한 명이 그룹을 지휘하면서 누가 연주해야 할 것인지와 어떻게 연주해야 할지에 대해 안내하는 것이다.

언어를 사용하지 않고도 음악으로 그룹을 이끌 수 있다는 것은 아동에게 긍정적이면서도 의미가 크고 자신감을 주는 경험일 수 있다. 이것은 그룹의 경청과 반응을 얻는 경험을 아동에게 제공하며, 스튜어트(Stewart, 2002, p. 32)가 밝힌 음악치료 그룹의 핵심목표 중 하나이다. 또한 창의적이고 개인적인 방식의 비언어적 소통이자 자기표현의 장이 될 수 있고, 장난스러움을 즐기는 기회가 될 것이다.

음악치료 그룹에서 아동이 긍정적이고 주도적인 역할을 할 수 있는 방법은 다양하다. 예를 들어, 특정한 방식으로 악기를 연주함으로써 그룹의 아동이나 어른의 신체 반응을 유도하는 것부터 의자 위에 서서 손과 팔 동작으로 다양한 방식의 연주를 지시하는 것까지 가능하다.

나는 비언어적이고 즉흥적인 그룹 음악 만들기가 아동들에게 그룹을 이끌고 통솔하는 긍정적 경험을 제공하는 가장 쉽고 좋은 방법이라고 생각한다. 나의 음악치료 그룹세션에서 아동들이 긍정적인 리더십을 경험할 수 있는 기회를 반드시 마련하고자 한다.

움직임

어머니가 아기를 안고 좌우로 흔들며 자장가를 불러 줄 때 아기는 진정이 된다. 에드워드(Edwards, 2011, p. 10)는 "칭얼거리는 유아를 달래고 위로할 방법이 필요할 때 음악과 움직임은 어머니와 동맹관계가 된다."라고 설명했다. 유아는 즉각적으로 팔을 흔들거나 머리를 움직이며 음악에 반응할 수 있다. 또한 아무리 표현이 적은 성인일지라도 강한 비트의 배경음악에 발을 까딱거릴 수 있는데, 어쩌면 이런 반응을 자각하지 못할 수도 있다.

마찬가지로 음악에 맞춰 춤을 추거나 자유롭게 움직이는 것은 대부분의 어린 아동에게 자연스러운 일이다. 스트리터는 어린 아동과의 음악적 교류에서 리듬이 움직임을 유도한다고 설명했다(Streeter, 1993, p. 18).

아동들은 나이가 들어가면서 수줍음과 자의식을 느끼기 시작하고, 음악에 맞춰 춤을 추거나 움직이는 것을 어릴때 보다 덜 하려고 할 수 있다. 따라서 자연스럽게 직관적으로 음악에 반응하는 방법을 되찾기 위해서는 격려와 도움이 필요하다.

음악치료 그룹에 동작을 포함하는 것은 새로운 방식으로 감정을 표현하도록 하고, 어쩌면 화를 배출하고 긴장을 완화시키는 기회가 될 수 있다. 음악치료사의 피아노 연주에 맞춰 자유롭게 춤을 추는 것부터 큰 드럼 위에서 리듬적인 손가락 동작을 만드는 것까지 아동 음악치료 그룹에 움직임을 통합할 수 있는 방법은 매우 다양하다. 그리고 음악치료 그룹에서 음악을 사용한 동작활동을 선택하는 것은 참여하는 아동의 특성, 그룹의 크기, 그리고 음악치료실 및 사용 가능한 공간에 따라 달라질 것이다.

그룹 가창과 액션송

노래와 율동이 포함된 액션송은 영아와 어머니 또는 유아와 어머니 그룹뿐 아니라 아니라 보육시설에서 널리 사용되고 있다. 따라서 많은 액션송이 아동들에게 친숙함과 안정감을 줄 것이다. 일부 고학년 아동은 액션송을 유치하다고 생각하고 팝송이나 영화 주제곡을 선호할 수 있지만 그룹에 어린 아동들이 있는 경우 그들이 액션송을 부를 수 있게 흔쾌히 허락해 주는 경우를 종종 본다.

많은 액션송이 쉬운 가사와 동작을 포함하는 예측 가능한 구조이지만, 예를 들어 〈맥도날드 아저씨 농장〉 노래에 동물 이름을 넣거나 〈버스 송〉이나 〈우리 모두 다같이〉 노래에 동작이나 움직임을 선택적으로 넣는 부분이 있을 수 있다.[1]

친숙한 액션송은 아이들이 다같이 쉽게 수행할 수 있기 때문에 그룹 전체를 결속시키는 데 있어서 좋은 방법이다. 자신이 그룹의 일원이라고 느끼면서도 낯설거나 어려운 방식으로 다른 사람들과 상호작용할 필요가 없는 것이다.

또한 아동들은 새로운 액션송을 배우는 것을 좋아할 수 있으며, 기존의 노래를 자기 방식대로 변형하거나 이미 구조화된 익숙한 가사에 즉흥적인 부분을 추가하기 원할 수도 있다.

음악과 그룹 스토리

액션송 외에 부모 또는 교사가 읽어 주는 이야기를 듣는 것도 아동들에게 익숙할 것이다. 실제로 어린이집에서 어른이 읽어 주거나

---

1) 역자 주: 그룹 적용을 위해 〈Old MacDonald had a Farm〉은 〈맥도날드 아저씨 농장〉이라는 제목의 한국어 가사를 사용한다. 〈The Wheels on the Bus〉의 경우 〈버스 송〉 또는 〈버스 바퀴가 빙글빙글〉 등으로 번역된 가사와 음원 및 관련 영상을 쉽게 찾을 수 있다. 〈If You're Happy and You Know it〉은 〈우리 모두 다같이〉로 잘 알려져 있다.

구연해 주는 이야기를 다같이 듣는 것은 대규모 그룹으로 할 수 있는 몇 안 되는 활동 중 하나이다. 나머지 대부분의 시간에 어린이집에 다니는 연령의 아동들은 몇 개의 책상에서 동시에 진행되는 활동에 따로따로 참여하거나 한 가지 놀이에서 다른 놀이로 아무 때나 옮겨 가거나 또는 혼자 놀거나 한두 명의 아동들과 놀 것이다.

이야기 시간을 더 풍성하게 하기 위해서 음악치료사가 피아노로 즉흥연주를 하거나 친숙한 음악을 연주할 수 있고, 몇몇 아동이 연주를 할 수도 있다. 예를 들어, 이야기 속에서 5시가 되었을 때 심벌즈를 다섯 번 치거나 생일에 대한 언급이 있을 때 생일 축하 노래를 부르는 등 체계적이고 조직적인 형식을 취할 수 있다. 누군가를 재우는 상황이라면 하프나 기타를 부드럽게 연주할 수도 있고, 폭풍우의 느낌을 내기 위해서는 드럼세트를 거칠게 연주하는 등 상황에 부합하는 즉흥 음악을 사용할 수 있다.

때로는 이야기에 음악과 연극적 요소를 결합하여 〈빨간 모자〉 또는 〈골디락스와 곰 세 마리〉와 같은 익숙한 이야기를 노래하고 공연할 수 있다(이 책의 제3장 참조). 음악치료사 노르도프와 로빈스는 역할을 맡은 아동들의 개별적인 필요를 충족하면서도 성공적으로 이야기를 각색하고 다채롭게 작곡 및 즉흥연주를 했던 아동 그룹의 경험에 대해 기술한 바 있다(Nordoff & Robbins, 1992, pp. 84–96).

이 책 제5장의 '굿바이 랩'에서와 같이 리듬반주에 맞춰 찬트 또는 말을 하거나 랩을 할 수도 있다. 같은 장에서 소개하는 것처럼 음악치료사가 이야기 속의 특정 단어들과 아동들이 연주하는 악기들을 짝지어서 즉흥적으로 이야기를 만들 수도 있다.

마무리활동

내가 운영하는 모든 아동 음악치료 그룹에는 명확한 종료와 마무리활동이 있다. 이러한 세션 종료 의식들은 아동들의 연령 및 강점과 어려움, 그룹의 규모에 따라 달라진다. 어떤 그룹에서는 헬로송과 비슷한 방식으로 매주 동일한 굿바이송을 사용하기도 한다.

가끔은 아동들이 좋아하는 액션송으로 마무리를 하는데, 그다음에 해당 선율을 계속 노래하되 "모두 다 안녕, 오늘은 여기에서 음악 안녕"으로 가사를 바꾸어 부르기도 한다. 또는 세션에서 연주했던 음악 중 한 곡을 선택하여 헤어지는 인사 노래의 선율로 사용할 수 있다. 때때로 우리는 무릎 두드리기나 손뼉치기로 규칙적인 박을 연주하고 그 리듬 위에 내가 "오늘은 무엇이 가장 좋았나요?"라고 리듬적인 찬트를 한다. 그리고 아동들이 제안한 내용을 넣어서 찬트를 이어 간다.

마무리활동이 끝나면 보통 다음 주에 모두 만나자는 인사말로 세션을 종료한다. 그다음 주에 방학이 있거나, 다음 세션에 새로운 아동이 합류하거나, 누군가 결석할 것이라는 것을 알고 있다면 이러한 변화에 대해서도 언급할 수 있다.

활동의 균형을 위한 다양한 방법

다양한 활동 구성에 관해 앞에서 설명한 것 외에도 그룹에서 어떻게 활동 순서를 안배할 것인지와 활동 간의 균형을 맞추기 위한 최적의 방법이 무엇인지를 고려하는 것이 중요하다. 그룹에서 이러한 균형을 맞추는 방법이 여러 가지 있을 수 있는데, 사용할 음악 또는 아동들이 갖는 어려움의 유형에 초점을 맞출 수 있다. 아동들과 음악치료 그룹을 운영할 때 중요하게 고려해야 할 몇 가지의 균형 또는 조화에 대해 살펴보고자 한다.

음악, 선호 활동, 참여자의 요구에 관한 균형

아동 음악치료 세션에서 무엇을 할지에 관한 음악치료사들의 근본적인 고민은 음악적 내용들이 다양하면서도 활동 간에 분명한 대비를 이루어야 한다는 것이다.

그렇게 하기 위한 한 가지 방법은, 예를 들어 잘 알려진 클래식 음악, 재즈곡, 팝송 등 서로 다른 스타일과 형식의 음악들을 사용하고 있는지 확인하는 것이다. 아동들의 음악적 취향이나 좋아하는 곡을 파악해서 활용해도 같은 효과를 얻을 수 있다. 마찬가지로 아동들의 다양한 연령이나 문화적 배경에 적합한 음악을 포함할 수 있다.

이와 같은 음악적 고려가 중요하지만 음악치료사는 최선을 다할 뿐이며 아동이 선호하는 악기나 음악 스타일을 연주하지 못할 수도 있다. 음악치료사는 아동의 흥미와 선호에 맞는 것을 찾기 위해서 음악적으로 타협해야 할 수도 있다. 이때 음악치료사가 편안한 느낌으로 자신있게 연주하면서 음악 만들기를 통해 그룹과 소통할 수 있어야 한다. 낯선 스타일의 다양한 음악을 만들기 위한 시도를 하느라 이러한 점들을 놓쳐서는 안 될 것이다.

또 다른 방안으로는 모두에게 친숙한 곡을 먼저 연주한 다음에 다양한 아동의 음악적 취향에 맞게 변주하는 것이다. 그다음에 원

곡을 몇 차례 반복함으로써 다른 변주를 하기 전에 그룹 전체가 원래의 선율로 다시 통합되도록 도울 수 있다.

따라가기와 시작하기 사이의 균형

나는 아동을 포함한 가족과의 개별세션에서 음악치료사가 아동의 음악적 행동을 따라가는 것과 음악치료사가 먼저 아동과의 음악적 교류를 시작하는 것 사이의 균형에 대해 연구해 오고 있다(Oldfield, 1995). 자폐아동의 경우 내가 아동을 따라가는 것과 아동이 따라오도록 유도하는 것을 의도적으로 번갈아가며 시행한 다음에 음악 만들기를 통해 상호 교류하도록 독려하는 것이 의사소통 개선에 특히 유용한 것으로 보인다(Oldfield, 2006a, p. 68). 소아정신과 가족 병동에서 근무할 당시 개발한 개별 음악치료 진단평가(Music Therapy Diagnostic Assessments: MTDA)에서는 아동과 음악치료사가 연주할 악기를 교대로 선택하도록 한다. 이것은 종종 따라가기와 시작하기 간의 균형을 맞추는 결과로 이어진다(Oldfield, 2006b, pp. 39–40).

아동 음악치료 그룹에서도 이러한 균형을 고려하는 것이 유용하다. 그룹을 진행하면서 내가 먼저 아동들의 음악에 맞추어 연주하고 그다음에 아동들이 나의 지시에 따르도록 하는 음악활동을 소개하는 편이다. 이와 같은 교류 방식에서의 균형은 앞서 음악적 균형에 관해 언급한 대로 주제와 변주라는 구조를 통해서도 성취될 수 있다.

차분한 음악과 신나는 음악, 조용한 활동과 활기찬 활동 사이의 균형

음악치료 그룹을 진행할 때 또 다른 중요한 점은 신나고 활기찬 시간과 고요한 연주 또는 차분한 교류의 시간이 어떻게 조화를 이루도록 할 것인지를 고려하는 것이다.

그룹 음악 만들기는 대단히 좋은 자극과 활력이 될 수 있지만 어떤 아동들은 가끔 지나치게 흥분할 수 있고 따라서 그룹에서 수용되고 돌봄을 받는다는 느낌을 받기 위해 도움이 필요할 수 있다. 한 아동이 과도하게 각성된 것으로 보인다면 음악치료사는, 예를 들어 말렛을 안전하게 잡는 방법을 알려 주거나 아동의 불안정한 연주에 안정적인 리듬 구조를 삽입하는 등 아동이 연주에 집중하게 할 방법을 찾아야 한다.

에너지 넘치고 활기찬 그룹 연주가 끝난 후에는 긴장을 풀고 서로의 소리를 듣는 데 집중할 수 있도록 조용한 방식의 음악 만들기를 제안하는 것이 도움이 된다. 그러나 대부분의 아동은 오랫동안 경청하는 것이 점점 힘들어지고, 가만히 있지 못하며, 주의집중에 어려움을 겪을 수 있다. 이런 상황이 발생하면 다시 크고 활기찬 그룹 연주로 돌아가는 것이 바람직하다. 음악치료사가 이 두 가지 방식의 그룹 연주 사이의 균형을 잘 맞출 수 있다면 아동들의 높은 에너지 수준에 채널을 맞출 수 있을 뿐 아니라 타인의 소리에 민감하게 반응하고 경청할 수 있는 그들의 능력을 최대한 개발할 수 있을 것이다.

전체가 연주하는 활동과 경청이 필요한 활동 사이의 균형

그룹 전체가 악기를 연주하는 것은 아동 개인에게 이목을 집중시키지 않으면서 마음대로 연주할 수 있는 신나고 좋은 기회가 된다. 그러나 어떤 때는 그룹 연주가 시끄럽고 혼란스러울 수 있으며, 너무 오래 지속되는 경우에 어떤 아이들은 불편해하고 흥미를 잃기 시작할 것이다.

만약 변화가 필요한 시점이라고 생각한다면 적은 인원의 연주에 초점을 맞추는 활동으로 전환할 수 있다. 예를 들어, 두 명의 아동이 그룹 중앙에서 큰 자일러폰이나 드럼으로 솔로 연주를 하고 그동안 다른 아동들은 조용히 앉아서 청취하는 것이다.

그러나 연주를 하지 않고 듣기만 하는 것이 어떤 아동들, 특히 주의력 결핍장애가 있는 아동에게는 매우 어려울 수 있다. 따라서 오랫동안 행동을 조절하기를 기대하는 것은 현실적이지 않다. 능동적인 역할 없이 청취만 하는 것이 너무 힘들어지기 전에 음악치료사는 다시 그룹 전체 연주를 하자고 제안해야 할 것이다.

쉽고, 예상되거나 익숙한 활동과 도전적이거나 새로운 활동 사이의 균형

아동들이 음악치료 그룹에 익숙해지면 금방 음악선호도가 분명해지고 이전 세션에서 재미있었던 활동을 하자고 구체적으로 요청할 것이다. 또한 모든 세션에 헬로송이나 마무리활동과 같은 전형적 활동이 있다는 것을 예상하게 될 것이다. 그룹의 몇몇 아동 사이에 서로 다른 요청사항들이 있을 때 음악치료사는 아동들의 아이디어대로 진행하거나 그들이 세션을 구성하도록 두고 싶은 마음이 들 수 있다. 이 방식이 가능할 수도 있지만 하나의 결정에 대해 모든 아동이 찬성하는 것이 아니라면 오히려 긴장감이 조성될 수 있다. 그렇다면 그룹의 누구도 특별히 좋아하거나 싫어하지 않는 중립적이면서도 완전히 새로운 아이디어를 소개하는 것이 유용하다.

도전적이고 참신한 음악적 교류를 소개하는 것이 현재 오가는 논쟁이 아닌 새로운 활동에 집중하게 할 수 있고, 아이들 사이의 갈등과 긴장으로부터 주의를 분산시킬 수 있다. 새롭거나 도전이 되는 음악적 교류를 몇 차례 하고 나면 아동들은 다시 편안하고 익숙한 활동을 할 준비가 될 것이고, 안정을 찾게 된다.

동작이 포함된 활동과 앉아서 하는 활동 사이의 균형

아동 음악치료 그룹에서 동작활동을 포함할 수 있을지는 음악치료실의 크기와 아동의 이동 능력 및 연령, 춤이나 자유로운 움직임에 대한 관심 여부에 따라 달라질 수 있다. 상황이 적절하다면 음악에 맞춰 춤이나 움직임으로 자기표현의 시간을 갖는 것이 도움이 될 수 있고, 아동들이 에너지와 긴장을 분출하도록 도울 수 있다.

신나게 춤을 추거나 음악치료실 안을 깡충깡충 점프하며 돌아다닌 후에는 다시 의자에 원형으로 모여 앉도록 독려한다. 이제 아동들은 좀 더 섬세하고 차분한 음악적 상호작용에 집중할 준비가 되어 있을 것이다. 아동이 휠체어를 사용하는 경우에도 동작활동을 할 수 있는 방법들이 있는데, 관련 내용은 이 책의 제4장에 제시되어 있다. 마찬가지로 동작이 포함된 활동과 청취에 초점을 둔 정적인 교류 활동 사이의 균형과 조화에 대해 고려해야 한다.

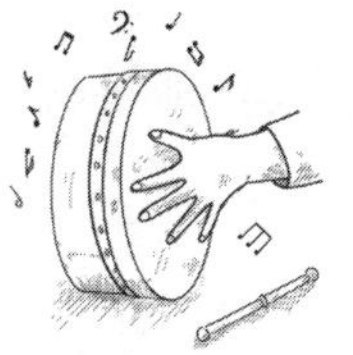

제3장

특별한 도움이 필요한 아동을 포함하는 미취학 아동 음악 그룹

배경 및 설명

24년 전 네 명의 나의 아이들은 학교에 들어가기 이전 해에 그 지역의 작은 어린이집에 다녔는데, 나는 6년간 그곳에서 매주 음악 그룹을 진행했다. 어린이집에 다니는 대부분의 아이는 그 동네에 살았고, 음악 그룹에는 특별한 도움이 필요한 아동이 매해 1~3명 정도 있었다. 그룹에 참여한 다음 해에는 대다수의 아이가 그 지역의 초등학교에 진학했다.

음악 그룹의 목적은 아동의 사회기술과 집단 적응 능력을 향상시켜 학교생활을 시작할 수 있도록 준비시키는 것이었다. 또한 아동들에게 다양한 음악활동을 소개하고 즐겁게 음악 만들기를 할 수 있도록 자신감을 심어 주는 좋은 기회였다. 특별한 도움이 필요한 아동이 있을 때는 그룹에서 그들이 겪는 어려움을 직접적으로 다루는데 집중하려고 했다.

나와 어린이집 선생님은 장애아동을 위한 음악치료 그룹을 함께 운영한 경험이 있었기에 우리가 잘 해낼 것임을 알고 있었다. 나도 내 아이들이 학교에 들어가기 전에 음악 그룹을 경험할 수 있게 해 주고 싶었다. 우리는 내 아이들이 음악 그룹에 참여할 때 있을 수 있는 잠재적 문제에 대하여 상의했고, 일단 시도하면서 문제가 나타나는지 알아보기로 했다. 결과적으로 내 아이들도 세션을 좋아했고, 나도 아이들과 세션 안에서 편안할 수 있었으며, 특별한 문제는 발생하지 않았다.

그룹의 목표가 상당히 광범위했기 때문에 우리는 음악치료 그룹보다는 음악 그룹이라고 불렀다. 그러나 특별한 도움이 필요한 아동의 부모에게는 그들의 자녀가 갖고 있는 어려움을 다루기 위해 음악 그룹을 활용하고 있다고 솔직하게 이야기했다.

어쩌면 이 그룹은 지역 공동체 안에서 이루어졌기 때문에 커뮤니티 음악치료 그룹이라고 부를 수 있을 것이다. 브루샤(Bruscia, 1989, p. 237)는 커뮤니티 음악치료에 대해 설명하면서 내담자가 공동체 기능에 참여할 수 있도록 준비시키는 것이 이 접근법의 목적 중 하나라고 기술했다. 이곳에서 아동들은 초등학교 집단에서 잘 기능할 수 있도록 준비를 하는 것이다. 스티그와 아로(Stige & Aaro, 2012, p. 16)는 그들의 저서에서 커뮤니티 음악치료가 비임상적이고 통합적인 환경에서 시행된다는 스티그의 박사학위 논문에서의 정의를 인용한 바 있다. 그 지역의 어린이집은 비임상 기관이고, 통합적인 환경이었으며, 참여를 원하는 아동이라면 누구든지 올 수 있었다.

다음은 어린이집에서의 나의 경험을 바탕으로 작성한 그룹사례 보고이다. 아동과 어른의 이름과 특징, 발생 상황의 세부사항을 바꾸었기 때문에 누구도 신원을 파악하거나 기술한 사건에 대해 기억하지 못할 것이다. 내 자녀가 참여하지 않았던 그룹에 대해 기술한다.

그룹세션에 대한 자세한 소개

2월의 어느 쌀쌀한 목요일 아침에 나는 아홉 명의 3~4세 아동과 함께하는 음악 그룹을 진행하기 위해 집을 나섰고 지역 어린이집을 향해 걷고 있다.

아이들은 9월부터 이듬해 7월까지 일주일에 세 번 오전 시간에 어린이집에 등원한다. 그리고 그다음 9월부터는 근처의 초등학교에 다니기 시작할 것이다. 어린이집 음악 그룹의 일반적인 목적은 아동이 학교생활을 경험할 수 있도록 준비시키는 것이다.

아홉 명 중에서 세 명의 아이는 특별한 도움이 필요하다. 펠릭스(Felix)는 다운증후군이 있고, 아직 언어를 구사하지 못한다. 우리는 펠릭스가 아이들과의 교류에서 자신감을 갖게 하고자 목소리를 내고 몸짓을 활용해서 의사소통하도록 독려하려고 한다. 엠마(Emma)는 과잉행동이 심한데, 차분히 앉아서 듣는 것에 어려움이 있다. 우리는 엠마가 자기 차례가 올 때까지 너무 오래 지시를 따르거나 기다리지 않게 하려고 한다. 그리고 엠마가 서두르지 않고 집중하면서 행동을 조절하면 지지와 칭찬을 해 주고 있다. 카비르(Kabir)는 자폐 진단을 받았으며, 수줍음이 많고 위축된 경향이 있다. 말을 알아듣고 몇 가지 단어를 사용할 수 있지만 어린이집의 다른 아이들에게는 거의 말을 하지 않는다. 우리는 아이들과 재미있게 노는 기회를 주려고 하며, 카비르가 장난스러운 교류를 시작할 수 있도록 동기부여하고자 한다. 우리는 언어를 사용하라고 강요하지는 않지만 카비르가 단어를 사용할 때는 열렬히 반응해 줄 것이다.

이 그룹은 일주일에 한 번 11시 30분에 시작하고 30분 동안 진행된다. 나는 보육교사 비브(Viv)와 학습도우미 티나(Tina)와 함께 이 그룹을 운영한다. 그룹이 끝나면 부모님들이 와서 아이들을 데려가고, 나는 비브, 티나와 함께 15분간 음악 그룹이 어땠는지를 검토한 뒤 다음 주 세션을 계획한다. 만약 어떤 아동에 대해 논의할 시간이 더 필요하거나 세션 시작 전에 내가 알아야 할 사항이 있다면 주 초반에 비브가 내게 전화로 연락한다.

세션으로 향하는 서리 내린 길 위에 발자국을 만들면서 행진곡의 박에 맞춰 발을 구르고, 미끄러지는 16분음표들에 하늘을 나는 흉내를 내며, 느린 겹음표 연주에 웅덩이로 점프하는 듯한 동작 게임을 세션에 넣을 수 있을지가 궁금해진다. 몇 센티미터의 눈이 내렸던 지난 주에는 우리가 눈 내리는 시늉을 했을 때 카비르가 눈을 밟겠다고 나서서 모두를 깜짝 놀라게 했다. 펠릭스도 아이들이 눈사람을 만드는 동작을 할 때 신나서 함께 참여했다. 지난주 세션을 검토하면서 엠마가 다른 사람들을 지켜보며 기다리는 것이 거의 불가능하므로 솔로 동작을 할 차례를 기다리는 동안 두드릴 수 있는 탬보드럼을 주기로 한 것이 기억난다.

어린이집이 운영되는 지역 커뮤니티 센터에 도착하니 아이들과 비브, 티나는 이미 큰 홀 한 편의 피아노 근처 작은 의자에 동그랗게 앉아 있었다. 피아노는 내가 연주하면서 고개를 돌려 모든 아이와 어른을 볼 수 있는 곳에 위치하고 있다. 나의 왼편에는 한 옥타브와 여섯 음에 이르는 음역의 나무 자일러폰(약 130cm 길이와 50cm 높이)과 스탠딩드럼, 다양한 타악기가 담긴 커다란 상자가 있다. 상자는 아이들 눈에 띄지 않지만 내가 필요할 때 사용할 수 있도록 비치되어 있다. 밖에서 놀다가 막 들어온 아이들이 기대에 찬 눈으로 나를 바라보고 있다. 나는 외투를 벗고 미소를 지으며 인사한 뒤 아이들을 향해 앉아서 피아노 위에 놓인 기타를 잡는다. 아이들의 들뜬 마음을 느끼면서 그들과 함께 음악을 만들 수 있는 기회가 있음에 기뻤고, 나 역시 에너지가 충만해지고 가슴이 뭉클해진다. 아이들은 매 세션이 시작될 때마다 부르는 헬로송을 모두 알고 있다. 내가 아이들에게 "이제 무슨 노래를 불러야죠?"라고 물으면 다들 "안녕 노래요!"라고 외친다. 세션 시작부의 모든 활동이 이 장의 뒷 부분에서 자세히 소개되며, 첫 번째 활동에 헬로송 악보가 포함되어 있다.

헬로송

나는 "네, 맞아요!"라고 말하고 기타 코드를 연주하며 노래를 부른다. 대부분의 아이가 가창에 참여하기 시작하고, 우리의 노래 소리는 상당히 커진다. 나는 아이들에게 처음에는 조용하게 노래하고, 그다음에는 다시 큰 소리로 노래하자고 제안한다. 그 후에는 목소리를 내지 말고 입모양으로만 가사를 말해 보자고 한다. 엠마가 안절부절못하는 것 같아서 내가 기타의 코드를 잡고 엠마가 기타줄을 튕기도록 했다. 다른 두 명의 아이는 일어서서 노래를 부른다. 우리 모두 박수를 쳤고, 나는 세 명의 솔로 연주자에게 고개 숙여 인사하도록 청한다. 한 번 더 우리는 노래를 부르고 나는 기타를 정리한다.

헬로송의 목적

헬로송의 유연한 6/8 박자의 리듬은 편안하고 안정적이다. 선율의 윤곽은 단순하면서 반복이 많고 갑작스러운 화성의 변화가 없다. 마치 친숙한 자장가와 같은 느낌이다. 세 번째 회기가 되면 모든 아이가 이 노래를 알게 되며, 내가 이 노래를 부를 것이라고 예상한다. 매주 음악 그룹의 시작을 알리는 의식인 것이다.

9월에 그룹이 시작되고 아이들에 대해 알아가는 동안 헬로송과 나의 기타 반주는 이 그룹에서 무엇을 할 것인지를 명확하게 안내하는 수단이 된다. 나는 음악가로서 라이브 연주를 할 것이고 이 그룹이 나와 함께 음악을 만들기를 기대한다는 것이다. 이 과정에 대한 나의 자신감과 몰입이 잘 드러나야 한다. 그렇게 하기 위해서는 자신 있는 연주와 가창은 물론이고, 교류적이고 소통적인 음악 만들기 방식이 중요하다. 매주 헬로송을 반복하면서 그룹에 대한 나의 음악적인 책임을 다시 확인하며 아동들이 안심할 수 있고 예측할 수 있는 구조를 제공하려고 한다.

웜업활동 또는 시작부의 구조적 상호작용

악기상자에서 작은 봉고드럼을 꺼내서 나의 무릎 위에 올려놓는다. 봉고에 손을 얹고 아이들을 바라보며 "티나를 불러요."라고 말하고 봉고를 두드린다. 티나가 봉고를 가지러 오고 자기 자리로 돌아가서 봉고를 두드리며 다른 아이의 이름을 부른다. 펠릭스가 다른 아이를 호명할 차례가 되면 보육교사 비브는 펠릭스에게 원하는 아이를 손으로 가리키라고 한다. 예를 들어, 비브가 "찰리(Charlie)를 불러요."라고 말하고 펠릭스가 봉고를 친다. 이 게임을 반복하고 난 몇 달 후 우리는 펠릭스가 비브의 호명과 함께 봉고를 연주할 때 약간의 목소리를 내는 것을 들을 수 있었다. 우리 모두는 펠릭스에게 박수를 보냈고, 그는 기뻐하며 활짝 웃었다. 다시 2월달 그룹 이야기로 돌아가서, 다섯 아동의 차례가 끝난 후 나는 이 활동을 조금 더 복잡하게 만드는데, 봉고를 연주하면서 "빨간 점퍼를 입은 사람을 불러요."라고 말한다. 그러면 아이들은 다른 사람들의 옷과 부츠, 안경, 목걸이에 관심을 보이기 시작한다.

초반의 구조적 상호작용의 목적

주로 음악치료사에게 집중하고 반응하는 인사활동을 한 후에는 집단에서의 상호작용으로 초점을 전환하고, 아이들 사이의 간단한 사회적 교류에 집중하는 것이 좋다.

대부분의 아동 음악치료 그룹과 마찬가지로 이 그룹에게는 말로 하는 긴 설명보다 직접적인 시범을 통해 명료하게 활동을 보여 주는 것이 가장 좋다. 만약 차례 주고받기가 포함된 새로운 음악적 교류를 소개한다면 처음에는 어른이나 활동을 바로 이해할 수 있는 아동을 선택하여 다른 아이들이 따라 하도록 시범을 보여 주는 것이다. 앞의 펠릭스의 사례에서 볼 수 있듯이 모두의 참여를 위해 게임과 활동을 각 아동에 맞추어 계속 변형해 가지만 때로는 지루해하거나 가만히 있지 못하는 아이들을 위해 추가적인 도전 과제를 제공하기도 한다.

악기 배부

웜업활동의 아이디어를 활용하여 나는 뒤에 있던 악기 바구니를 들고 일어서서 "누가 이 종을 연주할지 궁금해……. 빨간 점퍼를 입은 사람일까?"라며 즉흥적인 노래를 한다. 그리고 해당 아동의 의자 아래에 조심스레 종을 내려놓으며 종을 잡기 전에 기다리라고 한다. 모든 구성원과 이 과정을 빠르게 진행하는데, 각 아동에게 맞게 즉흥적으로 노래를 바꾸고 동시에 그룹의 집중도 유지하도록 한다.

특히 엠마에게는 기다리는 것도, 의자 밑의 악기를 곧바로 연주하지 못하는 것도 힘든 일이기 때문에 너무 오래 가만히 있지 않도록 전체 순서의 2/3 정도에서 악기를 배부해야 한다.

악기 배부의 목적

헬로송과 교류적 게임이 끝나면 대체로 아이들은 악기를 더 연주하고 싶어 하는데, 그룹 음악 만들기를 위한 준비가 된 것이다. 이때 악기를 어떻게 나눠 줄 것인지 생각해 보는 것이 유용하다. 모든 악기를 원 가운데 놓고 연주하고 싶은 악기를 아이들이 선택하게 할 수도 있지만, 예를 들어 큰 북을 여러 명이 원하는 경우 다툼이 있을 수 있다. 유난히 눈길을 끄는 동물쉐이커를 누가 연주할 것인지를 두고 말싸움이 생길 수도 있다. 각 아동이 받아들일 만한 악기를 내가 선택해서 나눠 주는 방식과 이름을 부르는 대신 옷이나 특정 아이템을 가진 아동을 위해 악기를 선택하는 것이 그들이 원하는 이상적인 악기를 받지 못할 수 있다는 사실로부터 주의를 돌릴 수 있을 것이다. 2월 정도가 되면 아동들은 내가 악기를 의자 밑에 두는 것에 익숙해지고, 악기를 연주하기 전까지 기다려야 한다는 것을 알 것이다. 9월이나 10월과 같은 그룹의 초반부에는 이러한 악기 배부 방식에 대해 익숙해지도록 지속적으로 독려하도록 한다.

전체 연주

모든 구성원의 의자 아래에 악기가 놓이면 아이들이 악기를 들고 피아노 쪽을 향해 연주를 시작하도록 요청한다. 나는 아이들 쪽을 바라보며 약간 큰 소리로 장조의 경쾌한 행진곡을 즉흥연주한다. 모든 아이가 음악에 참여하고 몰입하면서 편안해 보인다. 가끔 카비르가 그룹 전체 연주를 힘들어하는 것 같아서 주시한다. 하지만 마라카스를 리듬적으로 연주하며 카비르는 만족해하는 것 같다. 나는 단조로 바꾸어 왈츠를 연주하며 몸을 좌우로 천천히 흔들어서 달라진 템포를 강조한다. 아이들이 내 연주를 따라 하고 있고, 나는 이제 서서히 템포를 늦추며 점점 더 작은 소리로 연주한다. 나의 몇몇 어린 연주자가 조금씩 흥미를 잃기 시작할 때 나는 템포와 음량을 점점 높여서 크고 빠른 전체 연주가 되도록 한 후 분명하게 끝을 맺는다. 이때 내 손을 건반에서 드라마틱하게 들어올린 후 천천히 의자 아래쪽으로 내려서 아이들에게 악기를 의자 밑에 조심히 내려놓으라는 지시를 한다.

나는 비브에게 다른 사람과 악기를 바꾸고 싶은지를 물었고, 비브는 한 아동과 악기를 교환한다. 악기를 바꾸고 싶은 사람이 또 있는지를 물었는데, 여러 아이가 그렇게 하고 싶다는 의사를 표현한다. 어느 순간 두 명의 아이가 같은 악기를 원했고, 우리는 모두를 충족시킬 수 있도록 상자에서 악기를 한 개 더 찾아낸다. 다른 두 아이가 하나밖에 없는 드럼을 갖기 원했을 때 우리는 아이들이 서로 나란히 앉아서 드럼을 공유하도록 설득한다. 피아노와 함께 전체가 연주한 다음에는 두 명의 드럼 연주자에게 약간의 솔로 연주를 할 시간을 준다. 그들이 악기를 공유하며 연주하는 모습을 모두에게 보여 주기 위함이다.

전체 연주의 목적

어린이집에 다니는 연령의 아동은 서너 명 이상이 함께 무언가를 하는 것이 익숙하지 않기 때문에 이렇게 큰 그룹에서 음악을 만드는 것은 새로운 경험일 수 있다. 나는 아이들이 쉽고 편안하게 느끼도록 노력하며, 따라서 이처럼 재미있고 만족스러운 경험은 아동이 나중에 학교에 다닐 때 긍정적인 집단생활을 하기 위한 초석이 될 것이다. 연주의 시작과 끝을 분명하게 해서 혼란스럽지 않고 정돈된 느낌을 주는 것이 중요하다고 생각한다. 그런 이유에서 연주를 멈출 때는 악기를 의자 밑에 내려놓는 방식을 취하고 있다. 이 아이디어의 또 다른 장점은 아이들이 악기를 주의해서 내려놓고 조심스럽게 다루도록 함으로써 악기와 장비를 소중히 여기는 마음을 심어준다는 것이다.

움직임과 음악

악기를 다시 상자에 넣은 다음 어린이집에 오는 길에 혹은 놀이터에 내린 서리를 보았는지를 아이들에게 묻는다. 나는 피아노로 강한 4분음표 비트의 행진곡(♩=112)을 연주하면서 쿵쾅쿵쾅 걷는 것처럼 발을 구른다. 그리고 아이들도 앉은 자리에서 발을 구르도록 독려한다. 그다음에는 지난주에 내린 눈과 가을바람에 날리는 낙엽에 대해 이야기한다. 나는 떠다니는 듯한 8분음표 패턴을 연주했고, 우리는 팔로 날아다는 동작을 한다. 마지막으로 4/4 박자의 느린 리듬(𝅗𝅥=50)을 2분음표와 4분음표, 4분쉼표의 순으로 연주한다. 아이들이 두 발로 웅덩이에 점프하는 것을 표현할 수 있도록 각 마디의 세 번째 박에 강세를 넣어 연주한다.

이제 아이들에게 일어서서 이러한 다양한 동작을 해 보자고 제안한다. 비브와 티나는 큰 카펫이 깔려 있는 의자 뒤쪽의 공간으로 아이들을 데려간다. 우리는 아이들에게 동작을 하고 춤출 때는 반드시 카펫 위에 있어야 한다고 분명하게 알려 준다. 시작하기 전에 아이들에게 무엇을 해야 하는지를 설명하고, 나는 이전과 같은 리듬을 연주한다. 몇 차례의 연주 후 이번에는 아이들에게 내가 어떤 리듬을 연주하는지를 맞춰 보고 리듬에 맞게 움직여 보라고 한다. 엠마가 리듬에 맞는 동작들을 아주 빨리 습득하는 것을 알 수 있었다. 펠릭스가 티나에게 물을 튀기는 듯한 동작을 할 때 티나가 머리를 털면서 스웨터의 물을 짜내는 시늉을 했고 우리는 함께 웃었다.

움직임과 음악의 목적

유치원에 다니는 연령의 아이들은 종종 의자에 앉아 오래 집중하는 것이 어렵기 때문에 가능하다면 음악 그룹 활동에 몇 가지 동작활동을 넣는 것이 도움이 된다. 대부분의 아이가 음악에 맞춰 움직이는 것을 좋아하며, 이 시기에는 나이가 많은 아이들보다 자의식이 덜한 편이다. 음악을 사용한 움직임 활동은 재미가 있을 뿐만 아니라 유아 연령의 아이들이 말로 표현하기 어려운 것들을 표현하고 상상력을 발휘할 수 있게 도와준다.

음악에 맞춰 움직이는 것이 때로는 아이들을 과도하게 흥분되고 통제불능인 상태로 만들 수 있다. 따라서 동작활동을 시작할 때 나는 규칙을 매우 단순하게 만들고, 특정 카펫 구역에서만 움직이도록 하는 등 명확하게 경계 설정을 한다. 다른 제안으로는 아이들이 서로 손을 잡지 않고 혼자 움직이도록 하는 것이다. 또는 음악이 멈추면 얼음이 되거나 조각상처럼 정지하도록 한다. 안전하게 보호받는다고 느낄 때 아이들은 편안한 상태에서 자유롭게 창의적으로 움직일 수 있을 것이다.

의자 대형으로 돌아가기

아이들이 마지막으로 얼음 동작을 한 후 나는 세 명의 아이와 비브의 이름을 불렀고, 그들에게 큰 걸음으로 자기 자리에 돌아가도록 안내한다. 이때 이전과 동일한 4분음표의 행진곡을 피아노로 연주한다. 카비르는 비브의 절도 있는 걸음을 뒤따라가면서 편안해 보인다. 남은 아이들은 손뼉을 치며 행진곡 연주에 동참한다. 그다음 나는 아이들에게 이미 익숙한 8분음표 리듬을 연주한다. 다른 세 명의 아이를 불러서 자신의 의자로 날아가도록 요청한다. 엠마를 날아가는 세 명의 그룹에 포함시킨 것은 계속 동작을 해야 하거나 자리에 앉아서 너무 오래 기다리지 않도록 하기 위함이다. 카비르가 그룹에 앉아 있으면서 팔로 날아가는 동작을 하기 시작한다. 나는 카비르에게 미소를 지으며 앉아 있는 아이들을 위한 아이디어에 대해 고맙다고 표현한다. 카비르는 이 칭찬에 매우 기뻐하는 듯하다. 마지막으로 나머지 세 명의 아이와 티나가 2분음표와 4분음표, 4분쉼표 순의 리듬에 맞춰 점프하면서 제자리로 돌아간다. 티나와 펠릭스는 의자를 향해 점프하며 서로에게 물을 튀기는 듯한 장난을 계속한다. 앉아 있는 아이들은 티나와 펠릭스의 점프에 맞춰 함께 발을 구른다.

❙ 의자 대형으로 돌아가기의 목적

자유로운 움직임에서 다시 원형으로 착석하는 것을 하나의 연결 활동으로 만드는 것이 도움이 된다. 특히 일부 아이는 계속 움직이고 싶어 할 수 있기 때문에 이것은 동작활동의 종료를 흥미롭게 만드는 방법이 된다. 또한 서로의 말에 귀를 기울이고 음악적 상호작용에 집중할 준비를 해야 한다는 그룹의 규칙을 또 한 번 안내하는 것이다.

음악 소그룹

그룹 전체가 다시 자리에 앉으면 F음과 B음을 제거한 5음음계 자일러폰을 원의 중앙에 가져다 놓는다. 자일러폰은 이제 C, D, E, 빈칸, G, A, 빈칸, C, D, E, 빈칸, G, A의 음으로 구성되어 있다. 두 명의 아이를 자일러폰의 한쪽 편 바닥에 앉게 하고, 다른 두 명은 반대편에 앉도록 한다. 각 아이에게 말렛을 나눠 준 후 내가 피아노에 앉으면 각자 자기 앞에 있는 두세 개의 음을 연주할 것이라고 설명한다. 양쪽 편에서 한 아이는 C, D, E음을 연주하고, 다른 아이는 G와 A음을 연주할 것이다. 나는 아이들에게 실제 어떤 음들을 연주할 지를 보여 주는데, 자일러폰 건반 사이에 간격이 있고 아이들이 악기 주변의 적당한 위치에 앉아 있기 때문에 시각적으로 알아차리기가 쉽다. 나는 피아노로 가서 5음음계 연주를 하면서 네 명의 아이가 함께 연주할 수 있게 독려한다. 그리고 명확하게 음악을 마친 다음에 이번에는 한두 명의 아이만 연주하도록 유도한다. 카비르는 특히 연주를 잘하기는 하지만 다른 아이가 틀린 음을 치거나 잘못된 타이밍에 연주하면 불안해하고 걱정하는 것 같다. 나는 "카비르, 네가 맞아. 아주 잘 알고 있구나. 하지만 걱정하지 마. 사람은 가끔 실수를 하기도 하거든. 이 음악에서는 그렇게 중요하지 않으니까 괜찮아."라며 안심시키려 한다.

앉아서 듣고 있는 아이들은 우리의 연주에 맞춰 부드럽게 몸을 흔들고 허밍을 할 수 있다. 끝으로 내가 연주를 마무리하고 우리는 네 명의 솔로 연주자를 위해 박수를 친다. 그리고 다른 네 명의 소그룹을 초대하여 그룹 중앙의 자일러폰을 연주하도록 한다. 마지막 네 명이 자일러폰 연주를 마치면 그들은 자리로 돌아가고 나는 악기를 치운다.

음악 소그룹의 목적

네 명씩 소그룹으로 연주하는 것은 큰 그룹에서 전체가 연주하는 것보다 훨씬 더 친밀감 있는 경험이지만 솔로 연주나 다른 한 명과 연주하는 듀엣보다 덜 부담스러울 수 있다. 연주하지 않을 때는 음악을 들으며 기다려야 하지만 오래 걸리지 않아 자기 차례가 온다는 것을 알 것이다. 카비르와의 교류에서 나는 그의 음악기술을 칭찬함으로써 자신감을 주려고 한다. 또한 다른 아이들이 그만큼 지시를 잘 따르지 못할 수도 있고, 그가 원하는 방식으로 완벽하게 해내지 못해도 괜찮다는 사실을 잘 견딜 수 있게 돕고자 한다.

자라나는 클라리넷

나는 아이들과 마주 앉아 클라리넷 케이스를 무릎 위에 올려놓고 살짝 열어서 들여다본다. 그다음 재빨리 닫으며 놀란 표정을 짓는다. 아이들에게 "여기 안에 뭐가 있을까요? 토끼일까요?"라고 물어본다. 이전에 악기와 케이스를 본 적이 있는 아이들은 웃으면서 "아니요. 부는 거예요."라고 말하고 한 아이가 클라리넷을 연주하는 흉내를 낸다. 나는 진지한 표정으로 케이스 안을 다시 들여다보며 "정말? 하얀 털을 본 것 같은데!"라고 말한다. 몇몇 아이는 의심스러운 표정을 짓고 펠릭스는 킥킥 웃는다. 그때 카비르가 나서서 "클라리넷이에요."라고 말한다. 나는 미소를 지으며 "맞아요. 클라리넷이에요! 그런데 몇 조각으로 되어 있는지 아는 사람 있나요?"라고 한다. 아이들은 내가 악기를 꺼내는 것을 보긴 했지만 몇 조각인지 세어 본 적이 없었다. "세 개? 네 개? 다섯 개?" 하며 추측한다. 나는 벨 부분부터 꺼내기 시작하고 리드와 조이개를 포함해서 총 7조각의 숫자를 센다. 아이들은 내가 눈앞에서 악기를 조립하는 모습을 지켜보면서 함께 숫자를 세며 즐거워한다.

자라나는 클라리넷의 목적

이미 30분가량 진행하여 세션이 끝나갈 무렵이었음에도 불구하고, 조금 특이한 악기로 약간의 드라마를 연출함으로써 아이들의 주의과 관심을 사로잡을 수 있다. 아이들은 클라리넷이 몇 개의 조각으로 이루어졌는지를 추측하며 즐거워하고 악기가 조립되는 모습을 보며 숫자를 세어 볼 수 있다.

마무리

클라리넷으로 6/8 박자의 민속적 선율의 악구들을 보통 빠르기로 연주한다. 그리고 "음악과 헤어지는 인사를 할 시간이에요."라는 가사로 그다음 악구들을 같은 스타일로 노래한다. 아이들에게 자신의 양손을 깔고 앉도록 하고, 본인의 이름이 불리면 손을 무릎 위에 올리도록 안내한다. 클라리넷과 목소리를 번갈아 사용하면서 티나와 비브 그리고 모든 아이와 각각 빠르게 헤어지는 인사를 한다. 클라리넷으로 분명하게 음악을 마친 후 그룹에게 감사의 인사를 하고 다음 주에 다시 만나기를 바란다고 말한다.

마무리의 목적

세션 중 동요되는 순간이나 극복해야 할 어려움이 있더라도 이 연령의 그룹에게는 시작할 때처럼 끝맺음도 명확하고 안정적이어야 한다. 세션의 마지막은 그룹 전체가 서로 경청하고 교류하는 시간인데, 그때까지 아이들의 흥미와 집중을 유지하기가 때로는 어려울 수 있다. 클라리넷의 특별한 소리는 세션 앞 부분과의 분명한 차이와 신선함을 가져다주며, 아이들의 집중을 유지하는 데 도움이 된다.

에너지 넘치는 빠른 곡도 아니고 너무 처지는 곡도 아닌 중립적인 곡을 연주함으로써 아이들이 헤어지는 인사와 자신의 이름이 불리는 것에 대한 관심을 유지할 수 있도록 한다. 주의 깊게 아이들을 관찰하면서 누구의 이름을 먼저 불러야 할 것인지, 누가 조금 더 기다릴 수 있는지를 파악한다. 두 손을 깔고 앉도록 하는 자세는 누가 작별 인사를 위해 아직 기다리고 있는지를 나와 그룹이 기억하도록 할 것이며, 실수로 누락되는 사람이 없도록 할 것이다.

세션 검토

아이들을 부모들에게 인도하고 비브와 티나가 그날의 전반적인 내용에 대해 피드백을 하는 동안 나는 우리 셋을 위해 마실 차를 준비한다. 모두가 가고 나면 음악세션에 대해 검토하는데, 10~15분을 소요한다. 우리는 먼저 펠릭스, 엠마, 카비르에 대해 살펴보기 시작한다. 펠릭스는 활기차게 잘 참여했으며 다른 아이들과 자연스럽게 교류하는 데 필요한 자신감이 향상되고 있는 것으로 파악된다. 또한 펠릭스는 목소리 내기를 시도했고, 우리는 이후 세션에서 더 많은 기회를 주기로 결정했다. 엠마는 이전 세션보다 덜 산만했으며, 경청하고 기다리는 것이 나아진 듯 보였다. 그러나 이것은 엠마가 너무 오래 기다리지 않도록 활동 구성에 유의한 것 때문일 수 있다. 카비르는 몇 달 전보다 덜 불안해 보였고, 계획대로 되지 않을 때에도 더 잘 참는 듯 보인다. 우리는 그룹에 속한 다른 아이들에 대해서도 잠시 이야기를 나누었는데, 전반적으로 아이들이 성숙해지고 있으며 사회기술과 자신감이 점차 향상되고 있는 것으로 보인다.

그다음으로 세션 활동의 내용과 다음 주에 무엇을 할지에 대해 생각한다. 우리는 '서리 위의 발자국' 동작활동을 모두가 좋아했으며, 다음 주에 이 아이디어를 또 사용하자는 것에 동의한다. 행진(4분음표)를 위한 리듬스틱과 낙엽 동작(8분음표)을 위한 종, 그리고 웅덩이 점프하기(2분음표)에는 탬버린과 같은 작은 악기들을 추가하기로 한다. 우리는 한 아이가 지휘를 할 수 있는지 물어봤던 것을 기억하고 한 명의 지휘자가 세 개의 소그룹(리듬스틱, 종, 탬버린)에게 지시하는 방식으로 진행하기로 한다. 나는 피아노 연주로 도울 것이다.

음악활동

다음에 소개하는 20개의 활동은 내가 이 음악 그룹을 6년간 운영하면서 자주 사용했던 것들이다. 그룹에서 사용한 순서대로 대략 나열하였다. 그러나 약 30분 세션에서 할 수 있는 것보다 여기에는 훨씬 더 많은 활동이 소개된다.

앞선 제2장의 마지막에서 설명한 대로 음악치료사는 활동을 선택할 때 활동 간의 전반적 균형과 한 활동이 다른 활동으로 잘 연결될 수 있을지를 고려해야 한다. 서론에서 언급했듯이 이 활동들은 수립된 목표를 달성하기 위한 레시피가 아니라 음악치료사와 아동이 새로운 아이디어를 개발하고 기존의 활동을 다양하게 응용하도록 영감을 주기 위한 제안사항이다.

활동 목록

- 안녕 여러분!
- 빨간 점퍼를 불러요
- 그다음은?
- 악기를 선택해요
- 멈춰 그리고 시작
- 어느 팀?
- 높이 올라서서
- 점프와 지휘
- 자라나는 클라리넷
- 피리 부는 사람
- 서리 위의 발자국
- 이렇게 춤을 춰요
- 편안한 상상
- 펜타토닉 자일러폰
- 클라리넷과 리드혼
- 골디락스
- 바쁜 몸이야
- 쭉쭉 뻗어 높이 높이
- 작별의 손 위에서

안녕 여러분!

그룹 미취학 아동 그룹

세션 내 순서 세션을 시작할 때

목적

- 아동이 쉽고 편안하고 느끼도록 예측 가능하고 안심할 수 있게 음악세션 시작하기
- 그룹에 속해 있다는 인식을 높이고 음악 만들기를 준비하기
- 경청기술 개발하기
- 자신감 키우기

도구

- 아동과 성인이 앉을 작은 의자
- 음악치료사가 반주할 때 사용할 기타

설명

- 그룹이 원형으로 모여 앉으면 음악치료사는 기타를 들고 헬로송을 부르기 시작한다. 여기서는 저자가 사용했던 노래를 소개하지만 음악치료사가 직접 노래를 작곡할 수 있다. 매주 같은 노래를 사용하는 것이 중요하다. 음악치료사는 아동들을 바라보며 소통하는 방식으로 노래를 분명하고 자신 있게 그리고 즐겁게 불러야 한다.
- 아동들은 노래가 익숙해지면 자연스럽게 따라 부를 것이며, 때

로는 아주 큰 소리로 노래할 수도 있다. 이후에는 아주 작은 목소리로 노래를 부르도록 하거나 심지어 소리를 내지 않고 입 모양으로만 노래하기를 제안할 수 있다.

- 한 명 또는 한 쌍의 아동이 솔로로 노래하고, 다른 아동들은 청취하도록 유도한다. 다른 방법으로는 음악치료사가 기타 코드를 잡아 주면 한 아동이 기타줄을 튕기고, 이때 두 명의 아동은 노래를 부를 수 있다. 솔로 연주가 끝나면 모두 같이 한 번 더 노래를 부르고 음악치료사는 활동을 마무리한 후에 기타를 정리한다.

관찰

- 모든 사람이 매주 솔로로 노래할 수 없다는 것을 분명히 알려야 한다. 그렇지 않으면 시간이 너무 오래 걸리고 아동들이 지루해하거나 안절부절못할 수 있다. 독창할 기회가 없어서 실망한 아동이 있다면 음악치료사는 나중에 해당 아동에게 세션에서 특별한 역할을 할 수 있는 기회를 제공한다.
- 혼자 노래하는 것을 부끄러워하는 아동의 경우 친구나 어른을 직접 선택하여 함께 노래할 수 있다.

변형

- 노래를 매우 느리게 또는 빠르게 부를 수 있고, 점점 빨라지거나 점점 느려질 수도 있다.
- 음악치료사의 명확한 진행과 도움을 받아 아동들은 노래의 구절을 나누어 부를 수 있다.

헬로송

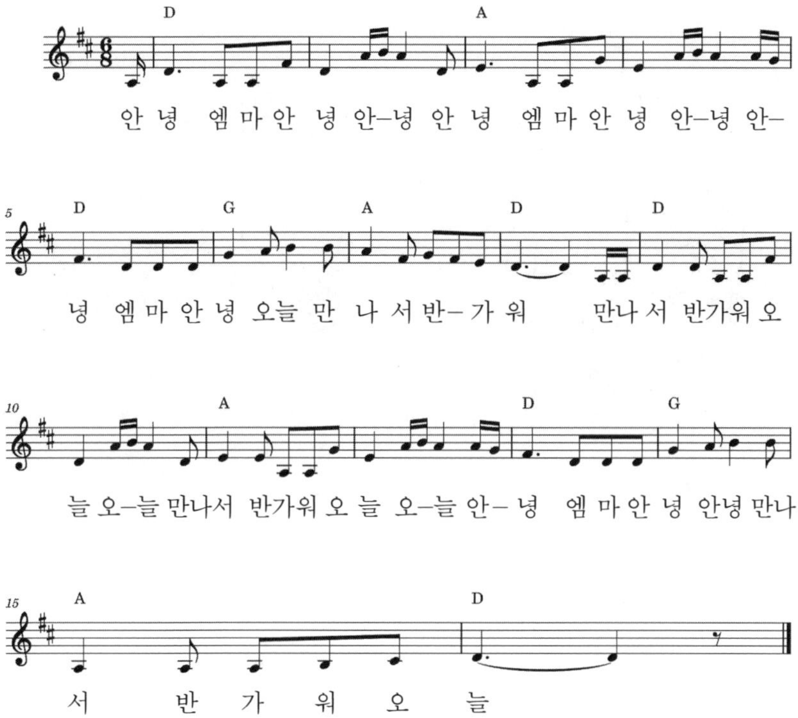
D A
안 녕 엠 마 안 녕 안–녕 안 녕 엠 마 안 녕 안–녕 안–
D G A D D
녕 엠 마 안 녕 오늘 만 나 서 반– 가 워 만나 서 반가워 오
A D G
늘 오–늘 만나서 반가워 오 늘 오–늘 안– 녕 엠 마 안 녕 안녕 만나
A D
서 반 가 워 오 늘

빨간 점퍼를 불러요[1]

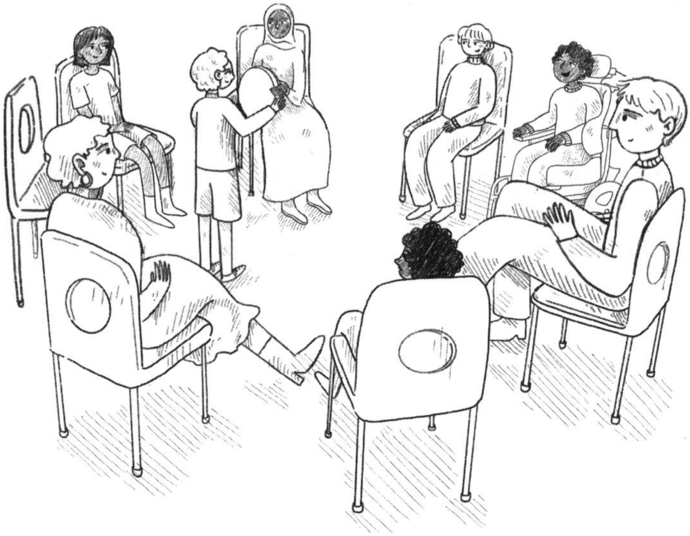

그룹 미취학 아동 그룹

세션 내 순서 웜업활동 또는 시작부의 구조적 상호작용

목표

- 사회적 교류 독려하기
- 경청기술 개발하기
- 자신감 키우기

1) 이 활동의 영상을 YouTube에서 시청할 수 있다(Oldfield & Cramp, 1992).

도구

- 아동과 성인이 앉을 작은 의자
- 작은 봉고드럼

설명

- 그룹 전체가 의자에 원형으로 앉는다. 음악치료사는 무릎 위에 봉고드럼을 올려놓는다. 시범을 보이기 위해 음악치료사는 잘 수행할 수 있을 것 같은 아동(또는 성인)을 응시하며 봉고드럼을 연주하면서 "티나의 빨간 점퍼가 마음에 들어요."라고 명확하게 말한다.
- 티나가 일어나서 음악치료사로부터 봉고드럼을 가져온 후에 다른 아동을 향해 봉고를 연주하며 "나는 스테판(Stephan)의 안경이 마음에 들어요."라고 말한다. 스테판이 봉고를 가져오고 다른 그룹 구성원에 대해 자신이 좋아하는 점을 말할 차례가 된다. 모든 아동의 차례가 올 때까지 활동은 계속된다.

관찰

- 말하기를 부끄러워하거나 언어 사용에 어려움이 있는 아동은 봉고를 가지러 올 아동을 말없이 응시하면서 연주할 수 있다.
- 또 다른 방법으로는 선택한 아동이 누구인지를 어른 참여자가 파악한 후에 해당 아동이 봉고를 연주할 때, 예를 들어 "티나를 불러요."라고 짧게 대신 말해 줄 수 있다.

변형

- 처음 시작할 때는 "티나를 불러요."라고 짧게 말하는 것이 쉬울

것이다.

- 그룹이 자신감을 갖게 되면 아동의 이름을 언급하지 않고 "빨간 점퍼를 입은 사람을 불러요."라고 할 수 있다. 여러 사람이 빨간 점퍼를 입고 있는 경우에는 누구를 가리키는지 모호할 수 있으므로 "빨간색 점퍼를 입고 검은색 양말을 신은 사람을 불러요."와 같이 세부사항을 추가해야 할 수 있다.
- 아동의 무릎 위에서 사용하기에 적합한 다른 악기로 대체할 수 있다.

그다음은?[2)]

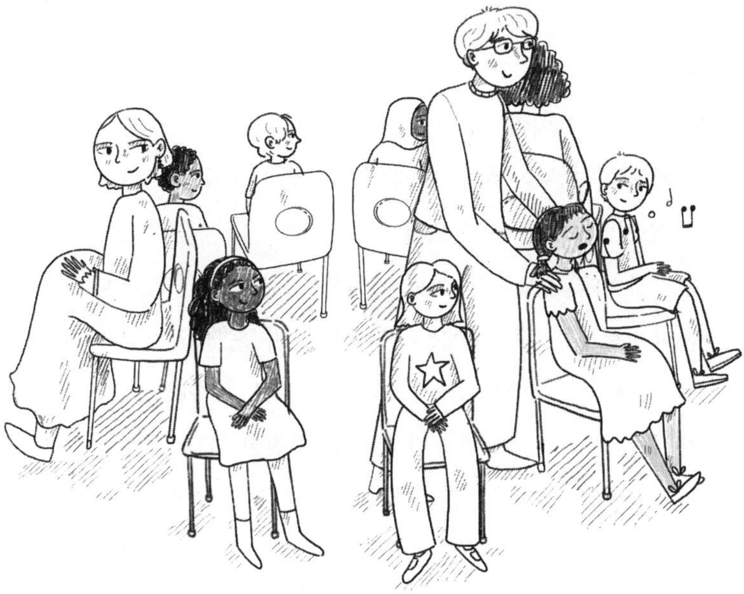

그룹 미취학 아동 그룹

세션 내 순서 웜업활동 또는 시작부의 구조적 상호작용

목표

- 경청기술 개발하기
- 자신감 키우기
- 노래 속의 단어 기억하기

2) 이 활동 영상을 YouTube에서 시청할 수 있다(Oldfield & Cramp, 1992).

도구

- 아동과 성인이 앉을 작은 의자
- 음악치료사를 위한 피아노 또는 좋은 음질의 키보드

설명

- 그룹 전체가 의자에 원형으로 모여 앉는다. 음악치료사가 피아노에 앉아 모두가 아는 노래를 부르자고 제안하면 아동들이 〈음매 음매 검은 양〉을 선택한다.[3)]
- 의자를 바깥쪽으로 돌려서 아동들이 원을 등지고 앉도록 한다. 음악치료사는 원 안쪽으로 걸어다니며 손뼉을 치고 노래를 한다. 아동들도 함께 노래하고 손뼉을 치도록 한다. 그러다가 음악치료사가 갑자기 멈추면 모두가 멈춰야 한다.
- 아동들에게 손뼉을 치는 동안 노래를 부르지 않고 머릿속으로만 생각하도록 요청한다. 그러다가 음악치료사가 아동의 어깨에 손을 올릴 때에만 노래를 할 수 있다고 알려 준다. 음악치료사가 노래의 첫부분 "음매 음매"를 노래하고 교사의 어깨에 손을 올리면 교사는 다음 가사인 "검은 양"을 노래한다. 그다음에 음악치료사가 "양털을 가지고" 부분을 부르며 아동의 어깨에 손을 얹으면 아동이 다음 가사인 "있니"를 노래한다. 이런 방식으로 노래가 끝날 때까지 계속한다.

---

3) 역자 주: 영어 제목이 〈Baa, Baa Black Sheep〉인 〈음매 음매 검은 양〉의 선율은 〈작은 별〉과 동일하다. 음악치료사가 "반짝 반짝"을 노래하면 아동이 다음 가사 "작은 별"을 노래하는 방식으로 진행할 수 있다. 그 외에 〈산토끼〉 또는 〈송아지〉 등 아동들이 잘 알고 있는 동요로 대체하여 진행할 수 있다.

관찰

- 아동이 어려워한다면 어른이 몸짓이나 귓속말 또는 작게 노래를 불러 주는 것으로 참여를 촉구할 수 있다.
- 자신 있게 수행할 수 있는 아동은 한 악구 전체를 노래하게 할 수 있다.

변형

- 자신 있는 아동의 경우에 음악치료사의 피아노 반주에 맞춰 원 안을 걸어다니며 노래를 시작하고 멈추도록 할 수 있다.
- 마찬가지로 아동이나 어른이 원 안에 있으면서 앉아 있는 아동들에게 노래를 부르도록 지시할 수도 있다.

악기를 선택해요

그룹 미취학 아동 그룹

세션 내 순서 시작부에서 전체 연주를 하기 전

목표

- 자신감 키우기
- 공감 능력 기르기 (다른 아동을 위한 선택하기)
- 악기의 우선 선택권이 없을 때 기다리고 타협하는 능력 기르기

도구

- 아동과 성인이 앉을 작은 의자
- 아동이 연주하기 쉽고 의자 밑에 놓을 수 있는 악기들이 담긴 상자 또는 바구니
- 음악치료사를 위한 피아노 또는 좋은 음질의 키보드

설명

- 음악치료사는 악기 상자나 바구니를 원 중앙에 놓는다. 그리고 악기 하나를 선택한다. 한 아동의 의자 아래에 악기를 내려놓으면서 "난 티나에게 종을 줄래, 너만을 위해서, 이젠 의자 아래로, 여기"라는 짧고 즉흥적인 노래를 부른다.
- 티나가 음악치료사의 피아노 반주에 맞춰 노래를 부르면서 다른 아동을 위해 악기를 선택한다. 그룹은 손뼉을 치며 노래를

따라 부를 수 있다. 악기와 아동이 선택되는 동안에는 잠시 노래를 멈춘다.

관찰

- 손뼉을 치며 노래하기에 좋은 노래라면 어떤 구절이든 즉흥적으로 노래할 수 있다. 앞에 소개한 노래는 예시일 뿐이다.
- 아동들에게 시범을 보이기 위해서 음악치료사는 성인 또는 자신 있게 수행할 수 있는 아동과 먼저 시작하도록 한다.
- 선택을 어려워하는 아동이라면 어른 한 명과 같이 수행할 수 있는데, 그 어른의 이름도 노래에 넣어 부르도록 한다.
- 아동이 선택된 악기에 대해 불만스러워 하는 경우에는 나중에 다른 악기를 연주할 기회가 있을 것이라고 안심시켜 줄 수 있다.

변형

- 빠른 악기 배부를 위해 한 번에 두 명의 아동을 위한 두 개의 악기를 선택할 수 있다. 따라서 상황에 맞게 노래를 수정해야 한다.

종을 줄 거야

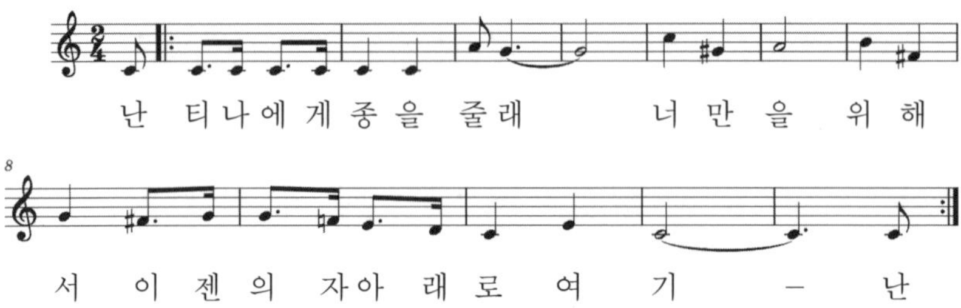
난 티 나 에 게 종 을 줄 래 너 만 을 위 해
8
서 이 젠 의 자 아 래 로 여 기 – 난

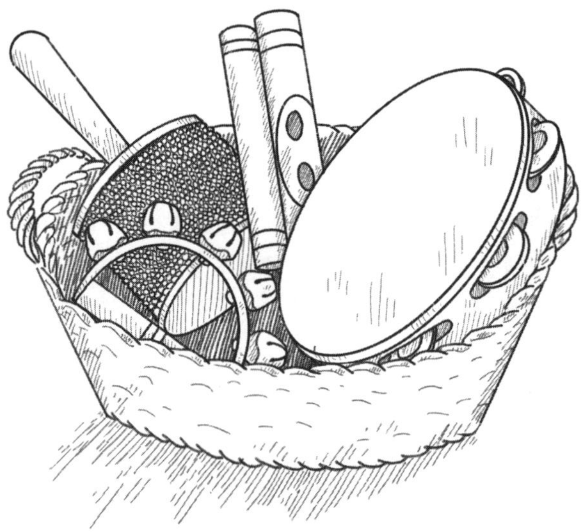

멈춰 그리고 시작

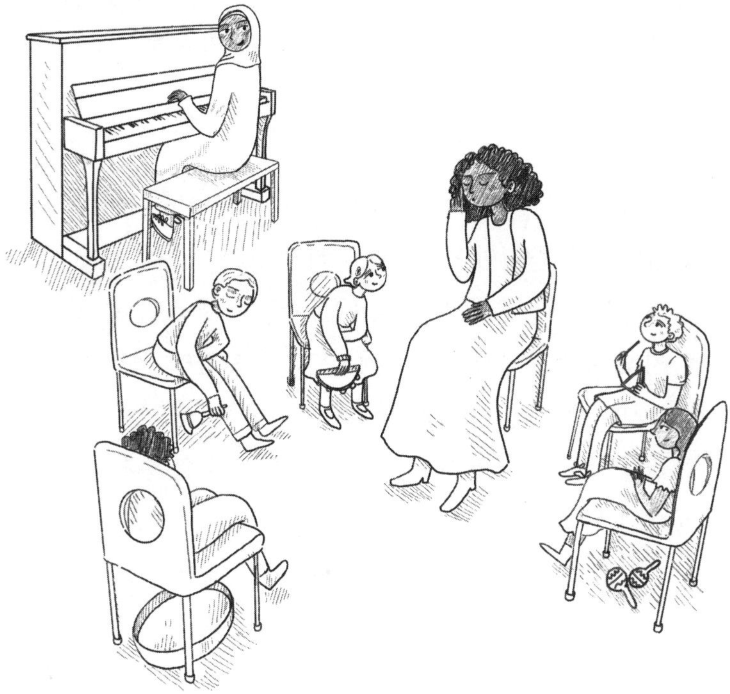

그룹 미취학 아동 그룹

세션 내 순서 전체 연주를 위한 준비

목표

- 경청기술 개발하기
- 그룹의 일원이 되는 것을 수용하고 그룹의 활동 따라가기
- 반응 속도 높이기

도구

- 아동과 성인이 앉을 수 있는 작은 의자
- 아동이 쉽게 연주할 수 있고 의자 아래에 놓을 수 있는 악기들
- 음악치료사를 위한 피아노 또는 좋은 음질의 키보드

설명

- 각 아동의 의자 아래에 각기 다른 악기를 둔다. 음악치료사는 천천히 몸을 숙이며 조심스럽게 의자 밑의 악기를 집는 시늉을 한다. 아동들이 음악치료사를 따라서 악기를 집어 들되 소리가 나지 않게 조용히 무릎에 올려놓도록 유도한다. 계속해서 음악치료사는 소리 없이 몸을 앞으로 숙여 악기를 의자 아래에 내려놓는 듯한 동작을 하고 다시 몸을 일으켜 앉는다. 그다음 아동들에게 박수를 보내며 그들이 얼마나 조용히 악기를 잘 다루었는지에 대해 이야기하고 함께 박수를 치도록 독려한다.
- 음악치료사는 피아노로 가서 연주를 시작하며 아동들에게 의자 밑의 악기를 들고 함께 연주하자고 제안한다. 몇 분간 그룹 연주를 한 후에 아주 분명하게 음악을 마친다. 음악치료사는 조용하고 절제된 방식으로 몸을 숙여 악기를 의자 밑에 내려놓는 것을 시범을 보인다.

관찰

- 음악치료사가 과장된 동작으로 시범을 보일 때 말로 설명하는 것보다 더 쉽게 따라 할 수 있다.
- 대부분의 아동이 그룹 음악 만들기를 좋아하지만 음악의 시작과 끝이 분명하다고 느낀다면 더 쉽고 편안하게 참여할 수 있다.

- 악기를 조심스럽고 절제된 방식으로 내려놓는 습관을 갖게 되면 아동들이 악기를 소중히 다루고 더 잘 관리하는 데 도움이 된다.

변형

- 아동 스스로 악기를 조용히 내려놓도록 지시하고, 잘 수행하는 경우에 그룹이 한 차례 박수를 치도록 할 수 있다.
- 어른 참여자에게 오션드럼과 같이 소리 조절이 어려운 악기를 조용히 내려놓도록 요청한 후에 그다지 조용하지 않았다며 장난스럽게 말할 수 있다.

어느 팀?

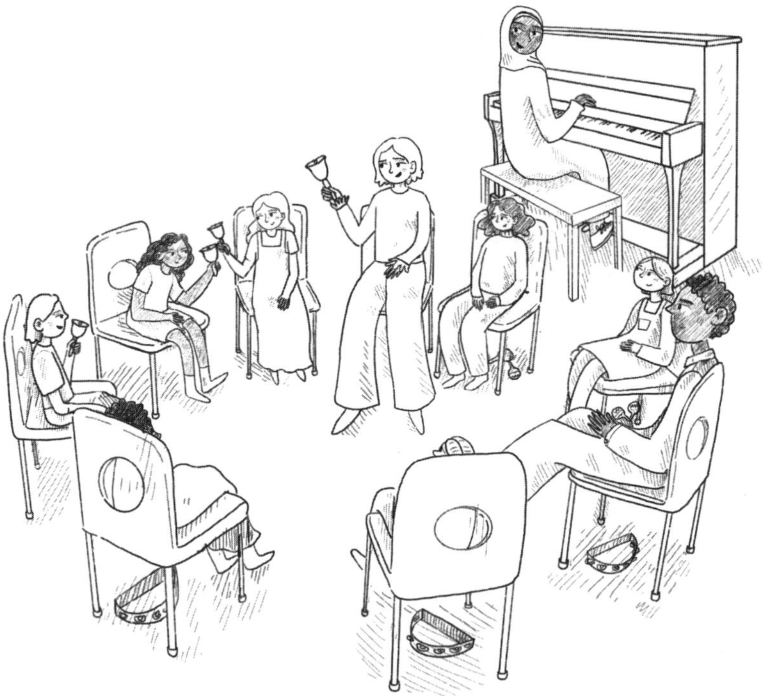

그룹 미취학 아동 그룹

세션 내 순서 전체 연주

목표

- 음악 청취 능력과 음악 인식 능력 향상시키기
- 그룹의 일원이 되는 것을 수용하고 그룹의 활동 따라가기
- 반응 속도 높이기

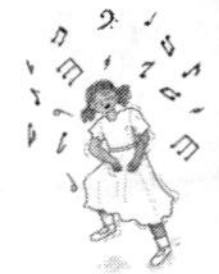

도구

- 아동과 성인이 앉을 수 있는 작은 의자
- 의자 아래에 놓인 종, 탬버린, 리듬스틱
- 음악치료사를 위한 피아노 또는 좋은 음질의 키보드

설명

- 세 가지의 악기를 의자 아래에 서너 개씩 둔다. 같은 악기를 연주하는 아동끼리 나란히 옆자리에 앉게 한다. 두 명의 어른을 각각 다른 악기그룹에 배정하도록 한다. 아동들만 있는 그룹의 경우 어른이 그 그룹의 바로 옆자리에 앉는다.
- 음악치료사는 〈인 더 정글〉[4]과 같은 리듬적인 곡을 연주하면서 모두에게 악기를 들고 함께 연주하도록 요청한다. 음악치료사는 분명하게 연주를 마친 후에 아동들에게 악기를 의자 밑에 내려놓으라는 제스처를 한다.
- 음악치료사는 종을 연주하는 그룹에게 〈비행기〉[5]와 같이 연속적인 8분음표 위주의 노래에 맞추어 연주하도록 지시한다. 탬버린 연주자들에게는 영화 〈스타워즈〉 주제곡처럼 행진하는 듯한 4분음표 리듬에 맞추어 연주하도록 한다. 그다음 리듬스틱 연주자들에게는 바흐의 〈캐논변주곡〉 시작부의 베이스 선율에 맞추어 2분음표를 느리게 연주하도록 한다.
- 음악치료사는 앞선 네 곡의 음악을 짧게 연주하고 다양한 순서로 반복하여 아동들이 연주해야 할 때와 연주하지 않고 청취해

4) 역자 주: 〈인 더 정글〉로 기재한 〈In the Jungle〉은 애니메이션 영화 〈라이언킹〉(1994)에 삽입된 음악으로, 원래의 제목은 〈The Lion Sleeps Tonight〉이다.

5) 역자 주: 〈비행기〉 노래의 영문 제목은 〈Mary Had a Little Lamb〉이다.

야 할 때를 구별하도록 돕는다.

관찰

- 어른들은 아동들이 주의 깊게 청취하고 적합한 타이밍에 연주하도록 독려하면서 그룹을 지원할 수 있다.
- 연주와 연주 사이에 각 음악이 서로 어떻게 다른지, 어떻게 음악을 구별할 수 있는지, 왜 그 음악이 아동들의 악기와 잘 어울리는지에 대해 대화를 나눌 수 있다.

변형

- 아동들이 네 곡의 음악에 익숙해지면 음악치료사는 리듬 변주를 시도할 수 있다. 중간에 음악을 멈추지 않고 한 곡에서 다른 곡으로 빠르게 전환할 수도 있다.

높이 올라서서

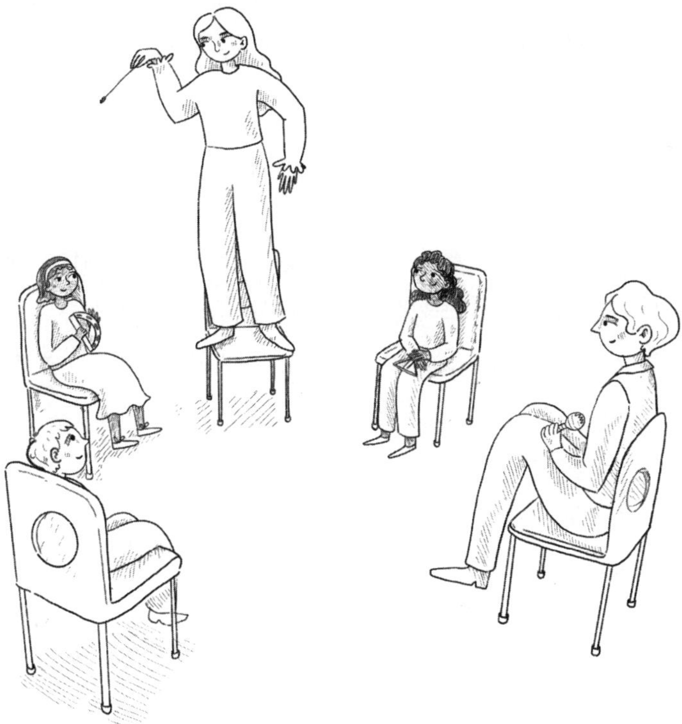

그룹 미취학 아동 그룹

세션 내 순서 전체 연주

목표

- 무대에서 그룹을 이끌 수 있는 자신감 키우기
- 그룹의 일원이 되는 것을 수용하고 지시 따르기
- 청취 능력을 향상시키고 참을성 있게 기다리기

도구

- 아동과 성인이 앉을 수 있는 작은 의자
- 아동이 쉽게 연주할 수 있고 의자 아래에 놓을 수 있는 악기들
- 음악치료사를 위한 피아노 또는 좋은 음질의 키보드

설명

- 각 아동의 의자 아래에 각기 다른 악기를 둔다. 음악치료사는 말렛을 마치 지휘봉처럼 거꾸로 들고 조용히 의자 위에 올라서서 그룹이 주목하도록 신호를 보낸다. 음악치료사는 모두 조용해질 때까지 기다렸다가 보조치료사를 가리킨다. 보조치료사는 자신의 악기를 들고 음악치료사를 응시하며 연주를 시작한다. 음악치료사는 보조치료사가 큰 소리와 작은 소리, 빠른 연주와 느린 연주를 하도록 지시한다. 1~2분가량 연주한 후 음악을 멈추라는 명확한 신호를 보낸다.
- 음악치료사는 그 다음에 연주할 아동을 가리킨다. 아동들이 이 활동에 익숙해지면 동시에 여러 명이 연주하도록 지시할 수 있다. 또는 특정한 박에 연주하도록 지시하는 등 더 복잡한 제스처를 취할 수 있다. 다른 구성원도 지휘봉을 넘겨 받고 지휘자가 될 수 있도록 한다. 음악치료사는 다른 사람이 지휘하는 동안 피아노 반주를 할 수 있다.

관찰

- 아동이 의자에 올라서서 지휘하기 어렵거나 원하지 않는 경우에는 의자 앞이나 훌라후프 안 또는 작은 매트에 서서 지휘할 수 있다.

- 아동마다 다른 몸짓이나 지휘 방식을 사용할 수 있다. 말보다는 제스처를 사용해야 한다는 것이 유일한 규칙이다.

변형

- 가까이 앉은 사람들끼리 서너 개의 소그룹을 만들고 그룹별로 서로 다른 악기를 연주하도록 한다(예: 종, 탬버린, 쉐이커, 리듬스틱). 이때 지휘자는 개별 아동이 아닌 그룹에게 신호를 준다. 음악치료사는 각 그룹별로 다른 피아노 음악을 연주하며 강화할 수 있다. 예를 들어, 종을 가진 그룹을 위해 〈징글벨〉을 연주하고, 탬버린 그룹을 위해 〈주정뱅이 선원〉[6]을 연주한다.

6) 역자 주: 아일랜드 민요 〈주정뱅이 선원〉의 영어 제목은 〈Drunken Sailor〉 또는 〈What Shall We Do with the Drunken Sailor?〉이다. 도리안 모드의 리듬적이고 경쾌한 노래로, 절도 있는 동작의 아일랜드 로버 댄스에 자주 사용된다. YouTube 등의 스트리밍 웹사이트에서 관련 영상을 쉽게 찾아볼 수 있다.

점프와 지휘

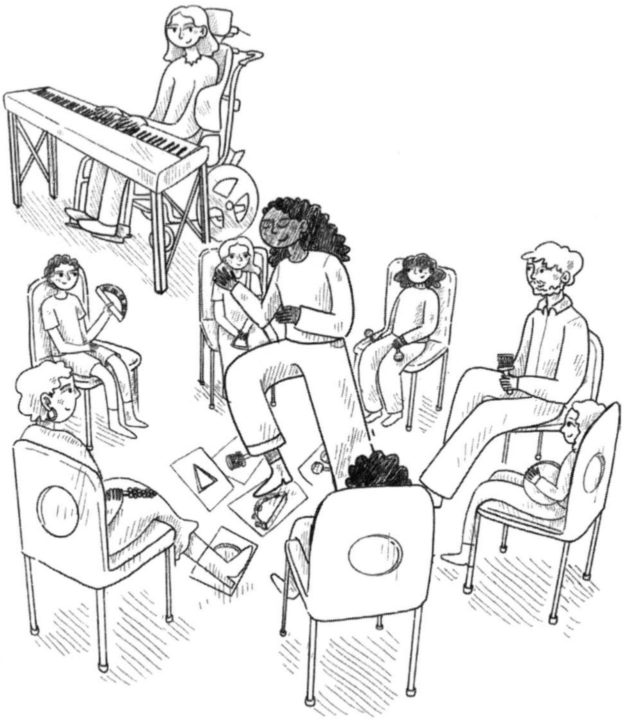

그룹 미취학 아동 그룹

세션 내 순서 전체 연주

목표

- 무대에서 그룹을 이끌 수 있는 자신감 키우기
- 그룹의 일원이 되는 것을 수용하고 지시 따르기
- 청취 능력을 향상시키고 참을성 있게 기다리기

도구

- 아동과 성인이 앉을 수 있는 작은 의자
- 아동이 쉽게 연주할 수 있고 의자 아래에 놓을 수 있는 한 쌍의 악기들(예: 종, 탬버린, 쉐이커, 리듬스틱, 우드블록). 그룹 인원이 홀수인 경우에는 이 악기들 중 한 개를 추가로 준비
- 라미네이트 코팅이 된 A4 크기의 악기 그림들
- 음악치료사를 위한 피아노 또는 좋은 음질의 키보드

설명

- 각 아동의 의자 아래에 각기 다른 악기를 둔다. 같은 악기를 연주하는 구성원들끼리 서로 옆자리에 앉는다. 의자의 원을 크게 만들어서 원 안에서 움직일 수 있는 공간을 확보한다. 음악치료사가 악기 그림을 보여 주고 그때마다 해당하는 악기 그룹이 연주를 하도록 한다. 음악치료사는 몸을 흔들면서 "펠릭스와 티나가 종을 연주해요, 종을 연주해…… 이제는 멈출 시간이에요"와 같은 즉흥적인 가사로 연주를 독려하는 노래를 한다. 모든 악기 그룹이 차례대로 연주한 후 악기를 다시 의자 아래에 놓는다.
- 음악치료사는 바닥에 다섯 장의 사진을 잘 보이도록 펼쳐 놓는다. 어른 참여자 한 명이 일어나서 피아노 반주에 맞춰 사진 주변을 행진하도록 하되 사진을 밟지 않도록 한다. 이때 아동들은 손뼉을 친다. 피아노 음악이 멈추면 행진하던 어른 참여자가 그림 위로 점프하고, 해당 악기를 가진 그룹은 악기를 연주한다. 음악치료사는 그 악기와 관련하여 이전에 불렀던 노래를 피아노로 변주한다. 그림 위에 서 있는 참여자는 그림 위에서

약간의 춤을 출 수도 있다.

- 그림 주변에서 아동의 행진이 계속되면서 또 다른 악기가 선택된다. 여러 아동이 번갈아 가며 행진을 하고 그림 위로 점프한다.

관찰

- 일부 아동이 행진하면서 과도하게 흥분할 수 있으므로 음악치료사는 피아노 반주에 맞춰 안정적으로 걸을 수 있게 독려한다. 한 동작에서 다음 과정으로 전환할 시간을 주기 위해서 음악치료사는 악구가 명확하게 끝나도록 연주한다.
- 라미네이트 코팅된 그림이 미끄러워서 점프가 위험할 수 있다면 그림 뒷면에 미끄럼 방지 패드를 두거나 접착테이프를 붙이도록 한다.

변형

- 이 활동을 준비할 때 아동들이 말렛을 거꾸로 들고 그림을 가리키는 방식으로 그룹을 지휘하도록 설계할 수 있다.
- 아동의 한 발은 한 그림에 착지하고 다른 발은 다른 그림 위에 있을 수 있는데, 이 경우 두 악기 그룹이 함께 연주할 수 있다.

자라나는 클라리넷

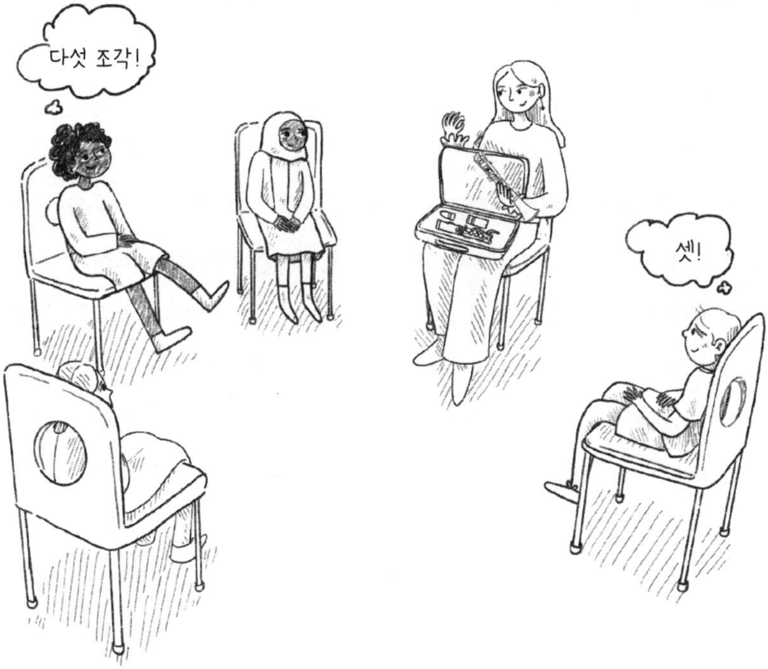

그룹 미취학 아동 그룹

세션 내 순서 처음으로 클라리넷을 사용하기 전

목표

- 호기심 키우기
- 경청기술과 관찰기술 개발하기
- 기초적인 숫자 세기

도구

- 아동과 성인이 앉을 수 있는 작은 의자
- 케이스에 들어 있는 음악치료사의 클라리넷

설명

- 음악치료사가 클라리넷 케이스를 무릎에 올려놓고 아동들을 향해 열어 보인다. 아동들을 바라보며 "상자 안에 뭐가 들어 있을까요? 토끼인가요?"라고 묻는다. 이 활동을 해 본 적이 있는 아동이 모르겠다는 표정을 짓거나 이름이 기억 나지 않는 경우에는 '부는 것'이라고 대답할 수 있다. 음악치료사는 장난스럽게 재빨리 케이스를 열었다 닫으면서 "아, 방금 털이 있는 꼬리를 봤어요."라고 놀라는 표정으로 말한다. 보통 이쯤이면 클라리넷이라는 것을 기억하는 아동이 있을 수 있고, "네, 맞아요. 클라리넷이 맞는데 몇 조각으로 되어 있는지 기억하는 사람이 있나요?"라고 음악치료사가 질문할 수 있다. 아동들은 "세 개, 네 개, 다섯 개!"라고 추측할 것이다. 음악치료사는 케이스를 열고 천천히 벨 부분을 꺼내어 아래 조인트와 위쪽 조인트, 배럴, 마우스피스, 리드와 조이개를 연결하여 클라리넷을 완성하며 7까지의 숫자를 센다.
- 아동들은 음악치료사가 리드를 악기에 끼우기 전에 입에서 수분을 공급한다는 사실에 종종 흥미를 보인다. 음악치료사는 리드가 진동하고 소리를 잘 내기 위해서 그렇게 해야 한다고 설명한다. 그런 다음에 음악치료사는 클라리넷 소리를 들려주고 클라리넷을 활용하는 음악치료 활동을 진행한다.

관찰

- 한두 명의 아동이 일곱 조각이라는 것을 분명히 기억하고 있다면 그 아동들에게 비밀로 하자고 할 수 있다. 치료사는 비밀을 유지하면서도 그룹에서 클라리넷 조각의 개수를 맞힌 사람이 있는지를 그 아동들에게 물어볼 수 있다.

변형

- 처음에 악기 케이스에 무엇이 들어 있는지 추측할 때 음악치료사는 무엇이 있으면 좋겠는지를 아동들에게 물어볼 수 있다.
- 큰 소리로 숫자를 말하는 대신에 음악치료사에게 와서 귓속말로 말하도록 아동들에게 요청할 수 있다. 음악치료사는 세 명이 개수를 맞혔지만 누구인지는 모른다고 말할 수도 있다.
- 이 활동은 여러 조각으로 분해해서 케이스에 넣을 수 있는 모든 관악기에 적용할 수 있다.

피리 부는 사람

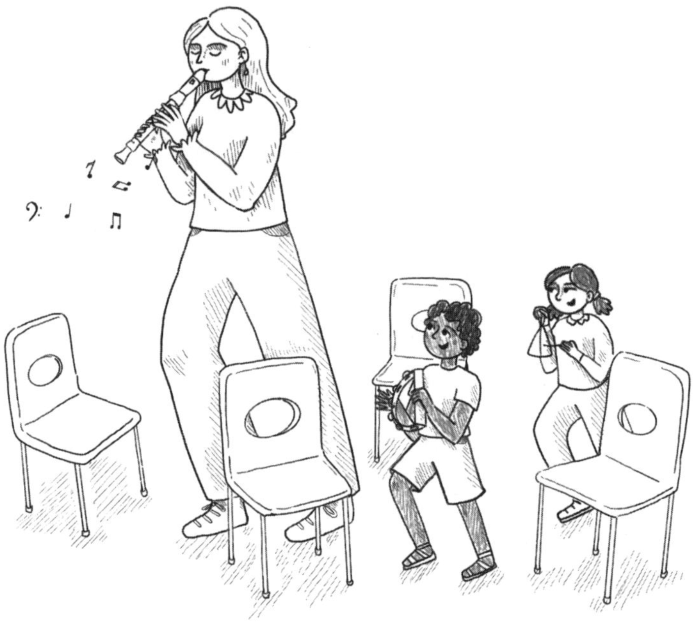

그룹 미취학 아동 그룹

세션 내 순서 아동들에게 동작활동을 소개할 때

목표

- 경청기술 및 관찰기술 개발하기
- 자유로운 움직임에 대한 자신감 키우기

도구

- 아동과 성인이 앉을 수 있는 작은 의자
- 아동들이 움직일 수 있는 충분히 넓고 적합한 공간
- 각각의 의자 아래에 놓인 작은 악기들
- 음악치료사가 이동하며 연주할 클라리넷 또는 다른 단선율 악기

설명

- 그룹이 원형으로 모여 앉되 의자 사이로 쉽게 지나다닐 수 있도록 충분한 공간을 둔다. 음악치료사는 자리에 앉아 클라리넷으로 한 곡의 음악을 연주한다. 그다음에 한 아동을 바라보며 같은 음악적 스타일로 "클레어(Claire)를 보고 있어요. 악기를 들고 같이 연주할까요?"라고 노래한다. 음악치료사는 다시 클라리넷을 연주하면서 한 사람씩 연주에 초대하여 그룹 전체가 함께 연주하게 될 때까지 지속한다. 그다음에 음악치료사는 곡을 마무리하고 아동들은 악기를 다시 의자 아래에 조심스럽게 내려놓는다.
- 음악치료사가 일어나서 춤을 추며 클라리넷 연주와 노래를 한다. 각 아동들을 초대할 때 그들도 일어서서 연주와 춤에 동참하도록 독려한다. 그룹 전체가 참여하게 되면 음악치료사는 의자 사이를 이리저리 오가면서 원의 안팎을 드나들며 춤추고 연주하는 행렬을 형성한다. 모두가 몇 분간의 행렬을 한 뒤 음악치료사는 그룹을 원으로 데려오고 곡을 마치기 전에 모두 자리에 앉도록 한다.

관찰

- 일부 아동은 어른의 지도나 도움이 필요할 수 있다.
- 음악치료사는 클라리넷 연주와 가창을 번갈아하지 않고 몸짓과 아동을 응시하는 것만으로도 신호를 줄 수 있다.

변형

- 동작활동 없이 아동들이 의자에 앉아 있는 활동의 전반부만 따로 진행할 수 있다.
- 그룹이 춤을 추는 후반부만 따로 진행할 수 있다. 아동들이 이동할 때 반드시 악기 연주를 해야 하는 것은 아니다.
- 자신 있는 아동이 클라리넷 대신 탬버린과 같은 악기를 사용하여 리더가 되도록 초대할 수 있고, 음악치료사는 피아노로 화음반주를 한다.

서리 위의 발자국

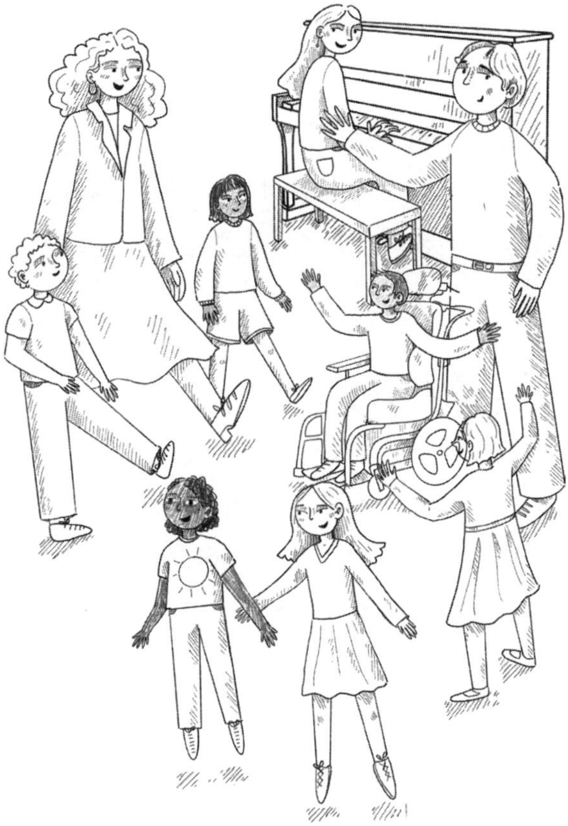

그룹 미취학 아동 그룹

세션 내 순서 움직임과 음악

목표

- 자유로운 움직임에 대한 자신감 키우기
- 동작으로 감정 표현하기
- 경청기술 및 관찰기술 개발하기

도구

- 아동과 성인이 앉을 수 있는 작은 의자
- 아동들이 움직일 수 있는 충분히 넓고 적합한 공간
- 음악치료사를 위한 피아노 또는 좋은 음질의 건반

설명

- 음악치료사는 서리와 그 위에 난 발자국에 대해 이야기하며 활동을 소개한다. 모두 둥글게 의자에 앉아 있고 음악치료사는 발자국을 표현하기 위해 리듬감 있게 발을 구른다. 이 동작을 위해 규칙적인 4분음표 행진곡을 피아노로 연주한다.
- 앞의 동작과 대조적으로 이번에는 두 팔로 날아가는 듯한 동작을 탐색해 본다. 이때는 빠른 8분음표 패턴의 여덟 마디 멜로디를 연주한다.
- 끝으로 느린 2분음표의 네 마디 노래를 연주하며 점프하는 동작을 표현한다. 앉은 자세에서 양발을 높이 들었다가 내려놓는 동작을 시연한다.
- 음악치료사가 앞의 세 가지 리듬패턴을 피아노로 연주하면 아동들은 자리에서 일어나서 행진과 비행, 점프를 하기 위해 원 밖으로 이동한다. 각각의 춤동작 도중에 음악치료사의 음악이 멈추면 아동들도 멈추도록 한다. 각각의 춤동작을 서너 차례

진행하고 나면 모두 멈춰 서 있도록 한다.

- 세 명의 아동에게 음악치료사가 제시하는 리듬 연주에 맞는 춤 동작을 하며 조용히 자기 자리로 가서 앉도록 지시한다. 또 다른 세 명도 다른 춤동작을 하며 자리로 이동한다. 남은 아동들이 세 번째 춤동작을 하며 자리로 가면 그룹 전체가 다시 원형으로 모여 앉는다.

관찰

- 아동들이 춤을 추기 위해 자리에서 일어날 때 서로 손을 잡으려고 할 수 있다. 이것은 개별적으로 자유로운 동작을 하는 데 방해가 될 수 있으므로 권하지 않는다.
- 아동들이 큰 카펫이나 교실 내 지정된 공간 등 특정 구역에 머무르도록 독려할 필요가 있다.
- 일부 아동은 처음에 어른의 도움이나 시범이 필요할 수 있다.

변형

- 아동들이 다양한 음악적 주제에 익숙해지면 음악을 듣고 어떤 동작에 관한 것인지 규명하도록 요청할 수 있다.
- 마른 낙엽을 밟으며 걷기, 낙엽이 떨어지는 모습, 눈사람 만들기 등 다른 아이디어로 활동을 응용할 수 있다.
- 아동들이 자신만의 동작을 제안할 수 있으며, 그 동작들을 활동에 포함시킬 수 있다.

이렇게 춤을 춰요

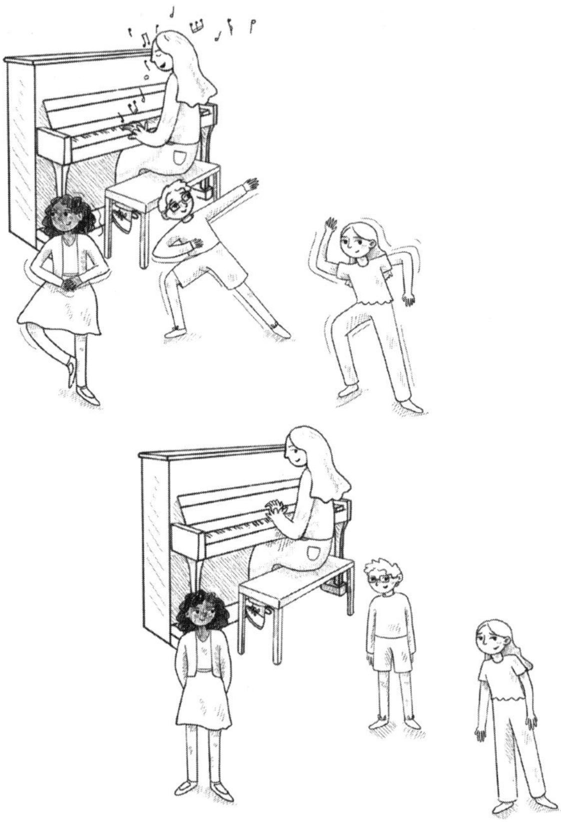

그룹 미취학 아동 그룹

세션 내 순서 움직임과 음악

목표

- 자유로운 움직임에 대한 자신감과 즐거움 키우기

- 동작으로 감정 표현하기
- 경청기술 및 관찰기술 개발하기

도구

- 아동과 성인이 앉을 수 있는 작은 의자
- 아동들이 움직일 수 있는 충분히 넓고 적합한 공간
- 음악치료사를 위한 피아노 또는 좋은 음질의 건반

설명

- 아동들이 자리에서 일어나 원 밖의 춤추는 구역으로 이동한 후 가만히 서 있도록 요청한다. 음악치료사가 〈푸른 다뉴브강〉이나 〈꽃의 왈츠〉와 같은 음악에 기반한 경쾌한 왈츠를 즉흥연주하면 아동들은 원하는 방식대로 자유롭게 춤을 춘다. 갑자기 음악을 멈추고 아동들에게 조각상이 되어 움직이지 않도록 요청한다.
- 그다음으로 대조적인 행진곡을 연주하는데, 대부분의 아동이 아는 영화나 TV 프로그램에서 나온 음악일 수 있다. 다시 음악을 멈추고 모두가 고요해지기를 기다린 후에 이번에는 부드럽게 미끄러지고 떠다니는 듯한 음악을 연주한다. 그리고 다시 처음으로 돌아가서 왈츠를 연주하며 아동들이 춤추는 모습을 관찰한다.
- 한 아동을 초대하여 자신의 춤을 보여 주도록 한 후에 그룹 전체가 그 아동의 스타일로 춤을 출 수 있게 독려한다. 음악치료사는 또 다른 아동을 초대하여 그룹이 따라할 춤을 시연하도록 한다. 이때 음악치료사는 다양한 종류의 춤곡을 연주할 수 있

다. 각 춤에는 명확한 끝이 있으며, 음악이 멈추면 아동들도 조각상이 되도록 한다. 새로운 춤이 시작되면 아동들이 다시 자유롭게 춤을 춘다.

- 끝으로 다음 활동인 '편안한 상상'을 준비하기 위해 카펫에 눕도록 권유할 수 있다. 또는 발끝으로 조용히 걸어서 다시 원형의 자리로 가도록 할 수 있다.

관찰

- 아동들이 춤을 추기 위해 자리에서 일어설 때 서로 손을 잡으려고 할 수 있는데, 개별적으로 자유로운 동작을 하는 데 방해가 될 수 있으므로 권하지 않는다.
- 아동이 큰 카펫이나 교실 내 지정된 공간 등 특정 구역에 머무르도록 독려할 필요가 있다.
- 일부 아동은 처음에 어른의 도움과 격려가 필요할 수 있다. 예를 들어, 다른 사람들 앞에서 자신의 춤을 보여 줄 때 어른 참여자가 도와줄 수 있다.
- 두 아동이 비슷한 스타일로 춤을 춘다면 둘이 동시에 시연하게 할 수 있다.

변형

- 제안한 다양한 춤에 아동들이 익숙해지면 음악치료사는 춤추는 도중에 연주를 멈추고 이전에 다른 아동이 제안했던 스타일로 춤추도록 제안할 수 있다. 이때 적절한 음악을 반주로 제공한다.

편안한 상상

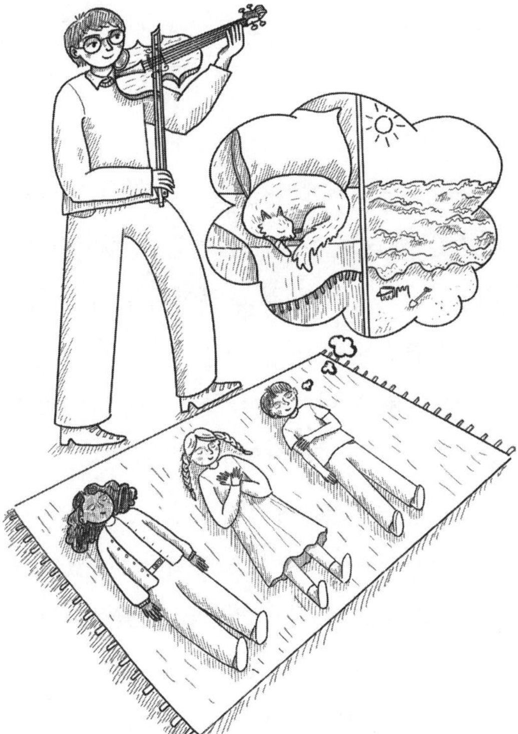

그룹 미취학 아동 그룹

세션 내 순서 활기찬 동작활동 후 이완이 필요할 때

목표

- 긴장 이완하기
- 상상력 키우기

도구

- 아동들이 누워서 이완할 수 있는 대형 카펫
- 모든 사람이 누울 수 있을 만큼 넓은 공간
- 음악치료사가 연주할 수 있는 클라리넷 또는 다른 단선율 악기

설명

- 음악치료사는 큰 카펫에 아동들이 서로 닿지 않게 눕도록 안내하고, 연주를 하면서 이야기를 들려줄 것이라고 말한다. 그리고 아동들 사이에 무릎을 꿇고 앉아서 클라리넷으로 느린 선율을 부드럽게 연주한다.
- 음악치료사는 짧은 이야기를 들려주면서 이야기의 분위기에 맞는 클라리넷 악구들을 삽입하여 연주한다. 예를 들어, "옛날에 테사라는 작은 얼룩 강아지가 있었어요. 오랫동안 숲속을 뛰어다녀서 테사는 아주 피곤했습니다. 집 앞의 부드러운 잔디 위에서 햇살을 받으며 길게 엎드리자 졸음이 왔어요. 정말 좋은 느낌이었고, 행복하고 편안했어요. 테사는 해변에서 모래성을 쌓는 아이들을 졸린 눈으로 바라보는 꿈을 꾸었습니다. 그때 발과 얼굴에서 차가운 물방울이 느껴졌어요. 눈을 떠 보니 주인이 옆에 있는 꽃에 물을 주고 있는 것이었어요. 테사는 데구루루 돌면서 쭈욱 기지개를 켰어요. 여러분도 지금 그렇게 할 수 있습니다."

관찰

- 아동들이 누워서 긴장을 이완하려면 어른 참여자들이 그들을 안심시키고 인내하며 기다려 줄 필요가 있다.

- 만약 잠이 들면 서서히 잠을 깰 수 있는 시간을 주어야 한다.

변형

- 이야기가 끝난 후 누워 있는 느낌이 어땠는지와 이야기에서 좋았던 점과 좋지 않았던 점에 대해 아동들과 대화할 수 있다.
- 어떤 이야기든 가능할 수 있으나 긴장보다 이완을 촉진하기 위해 짧고 졸린 듯한 느낌의 평이한 이야기가 필요하다.
- 다른 성인 참여자가 이야기를 들려줄 수 있는데, 음악치료사가 음악을 연주할 수 있는 간격을 두면서 말하도록 한다.

펜타토닉 자일러폰

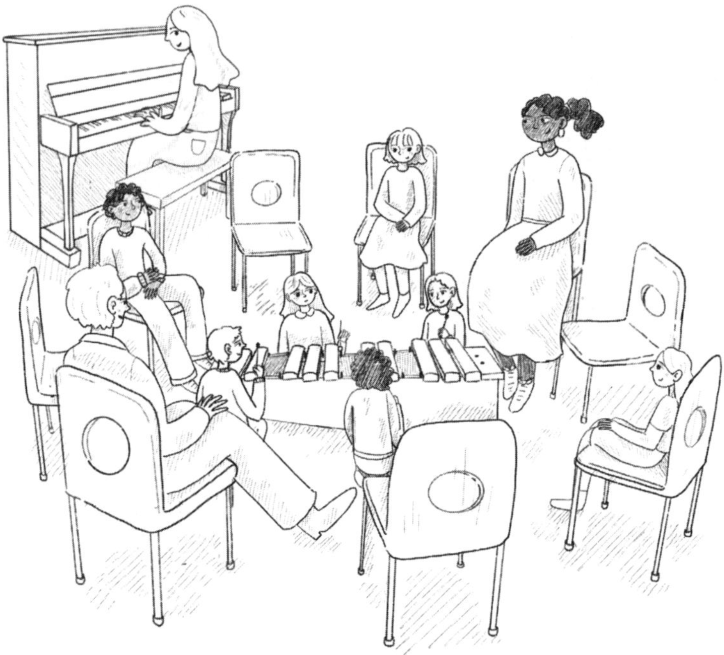

그룹 미취학 아동 그룹

세션 내 순서 소규모 하위 음악 그룹

목표

- 무대에 서는 것에 대한 자신감 키우기
- 즉흥연주 기술 개발하기
- 경청기술 및 관찰기술 개발하기
- 다른 아동의 놀이 및 교류 방식을 수용하는 법 배우기

도구

- 아동과 성인이 앉을 수 있는 작은 의자
- C에서 A까지 두 옥타브에 이르는 약 50cm 높이의 대형 온음계 자일러폰 또는 메탈로폰
- 음악치료사를 위한 피아노 또는 좋은 음질의 키보드

설명

- 음악치료사는 원형으로 앉은 아동들 가운데에 자일러폰을 놓고 F와 B음을 제거한 5음의 펜타토닉 음계를 만든다. 자일러폰은 C, D, E, 빈칸, G, A, 다시 C, D, E, 빈칸, G, A의 두 옥타브로 구성된다.
- 두 명의 아동이 자일러폰 한 편의 바닥에 앉고, 다른 두 명은 반대편에 앉도록 한다. 음악치료사는 각 아동에게 그들이 연주할 두세 개의 음을 알려 준다. 한쪽에서는 아동들이 각각 C, D, E를 연주하고, 다른 쪽에서는 G와 A를 연주한다.
- 음악치료사는 네 명의 아동에게 말렛을 나눠 준 후에 피아노 앞으로 간다. 아동들이 제시된 음들을 연주하고, 음악치료사는 펜타토닉 음계로 피아노 연주를 한 후 명확하게 음악을 마친다.
- 이번에는 두 아동만 동시에 연주하도록 한다. 그다음에는 네 명의 아동이 다 같이 연주를 한다. 더 나아가 한 명의 아동에게 솔로 연주를 하도록 독려할 수 있다. 이때 청취하고 있는 아동들에게 연주에 맞춰 가볍게 흔들며 허밍하도록 권유할 수 있다.
- 마지막으로 연주가 명확하게 마무리되고 청중들은 네 명의 독주자를 위해 박수를 친다. 그런 다음 다른 네 명의 아동을 자일러폰 연주를 위해 그룹의 중앙으로 초대한다.

관찰

- 아동들이 자기 차례에 연주하고, 다른 아동이 솔로로 연주할 때는 악기 소리를 내지 않도록 지도와 도움이 필요할 수 있다.

변형

- 아동들이 연주에 자신감을 갖게 되면 자일러폰과 음악치료사의 피아노로 두 아동의 이름을 사용하여 주고받는 형식의 듀엣을 할 수 있다. 이름의 음절에 맞게 박을 연주할 수 있는데, 예를 들어 파티마(♪♪♩), 트레이시(♩♩)를 최소 4번 이상 반복한다. 또 다른 예로 폴(♩), 로라(♩♩)가 있다. 청취하고 있던 아동들은 이름에 맞춰 노래를 부를 수 있다.

클라리넷과 리드혼[7]

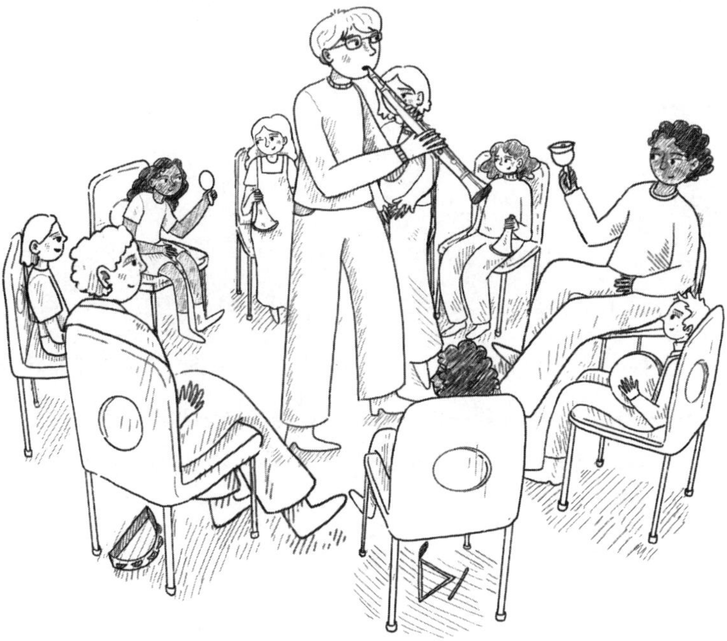

그룹 미취학 아동 그룹

세션 내 순서 소규모 하위 음악 그룹

목표

- 무대에 서는 것에 대한 자신감 키우기
- 음악적 대화를 즐기고 지속하는 능력 키우기
- 경청기술 및 관찰기술 개발하기

7) 이 활동 영상은 Youtube에서 시청할 수 있다(Oldfield, Nudds, & Macdonald, 1999).

도구

- 아동과 성인이 앉을 수 있는 작은 의자
- 아동이 쉽게 연주할 수 있는 무율 타악기와 펜타토닉 음계 중 3개의 리드혼(예: C음, D음, A음)
- 음악치료사가 이동하며 연주할 클라리넷 또는 다른 단선율 악기

설명

- 모든 의자 아래에 리듬악기가 놓여 있다. 인접하지 않고 분산되어 앉아 있는 세 아동의 의자 밑에는 리드혼이 있다. 음악치료사는 클라리넷을 들고 원 중앙으로 가서 구성원들에게 리듬악기를 들도록 요청한다. 원 주위를 돌면서 펜타토닉 음계인 C, D, E, G, A를 사용하여 경쾌한 행진곡을 연주하고 아동들의 리듬 패턴을 반영하기도 한다. 명확하게 음악을 마친 후 아동들에게 리듬악기를 의자 밑에 조용히 내려놓도록 지시한다.
- 의자 아래에 리드혼을 가지고 있는 세 명의 아동에게 악기를 집어 들되 연주는 하지 않도록 지시한다. 음악치료사는 좀 더 느린 펜타토닉 음악을 연주하다가 한 악구가 끝나기 직전에 한 명의 아동 앞에서 리드혼을 연주하도록 신호를 보낸다. 음악치료사는 아동의 리드혼 소리에 반응하며 몇 개의 음을 더 연주하고 클라리넷과 리드혼 사이의 짧은 음악적 대화가 오고 간다. 그다음에는 자리를 옮겨 다른 리드혼 연주자 앞에서 비슷한 방식으로 교류한다. 세 번째 리드혼 연주자와도 마찬가지로 연주한다.
- 음악치료사는 처음에 연주했던 경쾌한 행진곡을 다시 연주한다. 이때 그룹 전체가 리듬악기를 연주하도록 한다.

- 이번에는 음악치료사가 세 개의 리드혼을 위해 느린 곡을 연주하는데, 한 리드혼에서 다른 리드혼으로 좀 더 빠르게 옮겨 가도록 한다. 클라리넷과 리드혼 사이에서 이전보다 더 복잡한 음악적 교류가 일어난다.
- 다시 모든 아동이 함께 리듬악기를 연주하며 활동을 마무리한다.

관찰

- 세 명 이상의 아동이 리드혼 연주를 하기 원한다면 리드혼을 세척해서 닦은 후 진행하도록 한다. 음악치료사는 매주 다른 아동이 다른 순서로 연주하게 될 수 있으며, 누구도 소외되지 않을 것이라고 설명한다.

변형

- 리드혼이 많이 있다면 세 개 이상을 사용할 수 있지만 리드혼의 음이 펜타토닉이나 장조 또는 단조 음계에 맞지 않으면 일관된 조성의 음악을 만들기 어려울 수 있다.

골디락스

그룹 미취학 아동 그룹

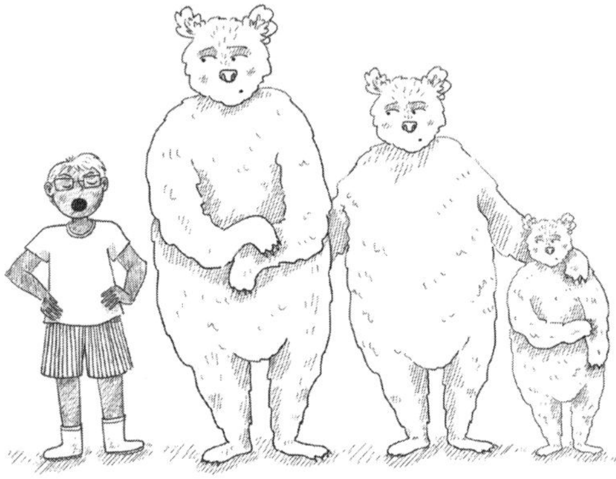

세션 내 순서

그룹이 끝날 무렵 마무리

활동 전

목표

- 가창과 가사 암기에 대한 자신감 갖기
- 상상력을 키우고 역할놀이하기
- 경청기술과 주고받는 기술 향상시키기

도구

- 아동과 성인이 앉을 수 있는 작은 의자
- 골디락스 가발 또는 머리 장식, 곰 세 마리 머리띠 또는 곰 모자

설명

- 음악치료사는 아동들에게 『골디락스와 곰 세 마리 이야기』[8]를

---

8) 역자 주: 『골디락스와 곰 세 마리(Goldilocks and the Three Bears)』는 영미권에 잘 알려진 동화로, 여러 작가에 의해 각색된 다양한 버전이 존재한다. 숲속의 오두막에 들어가게 된 금발머리 소녀 골디락스는 세 개의 그릇에 담긴 죽을 맛보고, 세 개의 침대에 누워 보았는데, 마지막에 세 마리의 곰이 나타나 놀라서 도망쳤다는 줄거리를 토대로 이 음악 활동이 고안된 것으로 보인다.

들어 본 적이 있는지 질문한다. 내용을 알고 있는 아동이 다른 아동들에게 이야기를 들려주도록 음악치료사가 돕는다.

- 다 같이 골디락스 이야기를 노래하고 연기할 것이라고 아동들에게 안내한다. 골디락스 역할을 할 한 사람과 큰 곰, 작은 곰, 아기 곰을 맡을 세 사람이 필요하다고 말한다. 곰 세 마리와 그룹은 크게 포효하는 연습을 해야 하고, 골디락스는 그룹을 돌아다니다가 도망갈 것이고 설명한다.
- 음악치료사는 골디락스의 손을 잡고 그룹 주위를 걸으며 천천히 또박또박 노래를 부른다. 음악치료사는 자신의 눈을 가리키며 아동 모두에게 주목하라는 신호를 보낸다. 그리고 골디락스를 큰 곰 앞으로 데려가서 '크다'는 몸짓을 하고, 작은 곰 앞에서는 '작다', 그리고 아기 곰 앞에서는 '아주 작다'는 몸짓을 한다. 그리고 곰의 숫자를 "하나, 둘, 셋" 하고 센다. 이때 모든 아동이 노래와 몸짓에 참여하도록 한다.
- 곰 세 마리의 침대와 그릇에 대해서도 크고, 작고, 아주 작다는 몸짓을 하며 유사하게 진행한다. 그다음에 곰들과 그룹이 크게 울부짖는 소리를 내면 음악치료사와 골디락스는 도망가는 척을 한다.

골디락스 곰네 집에 갔을 때 무엇을 보았나?
한 곰은 크고 한 곰은 작고 한 곰은 아주 작아요
곰들을 세어 볼까 하나 둘 셋

골디락스 곰네 집에 갔을 때 무엇을 보았나?
한 침대 크고 한 침대 작고 한 침대 아주 작아요

곰들을 모두 세어 볼까 하나 둘 셋

골디락스 곰네 집에 갔을 때 무엇을 보았나?
한 그릇 크고 한 그릇 작고, 한 그릇 아주 작아요
곰들을 모두 세어 볼까 하나 둘 셋

골디락스 곰네 집에 갔을 때 무엇을 보았나?
한 곰은 크고 한 곰은 작고 한 곰은 아주 작아요
골디락스 도망쳐 위 위 위

관찰

- 다른 아동들이 골디락스와 곰 세 마리 역할을 맡을 수 있다.

변형

- 어떤 아동은 어른의 도움이 필요할 수 있다. 어떤 아동은 자신의 방식대로 역할을 연기하는 것을 좋아할 수 있으며, 새로운 요소들이 이야기에 추가될 수도 있다.

골디락스가 곰네 집에 갔을 때

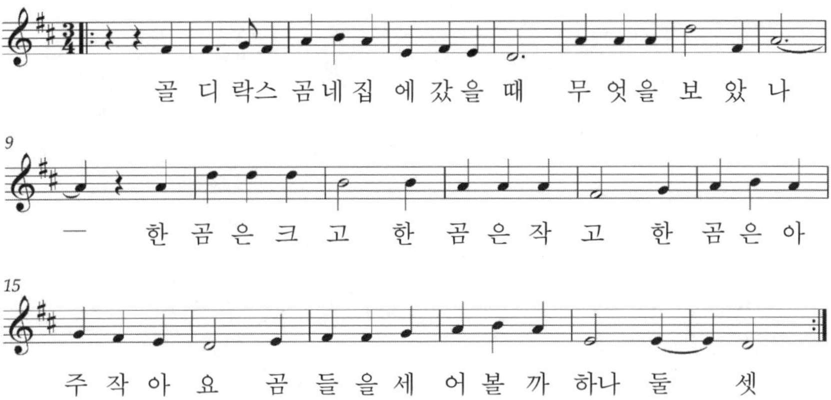
골 디 락스 곰네집 에 갔을 때 무 엇을 보 았 나
9
— 한 곰 은 크 고 한 곰 은 작 고 한 곰 은 아
15
주 작 아 요 곰 들 을 세 어 볼 까 하나 둘 셋

바쁜 몸이야

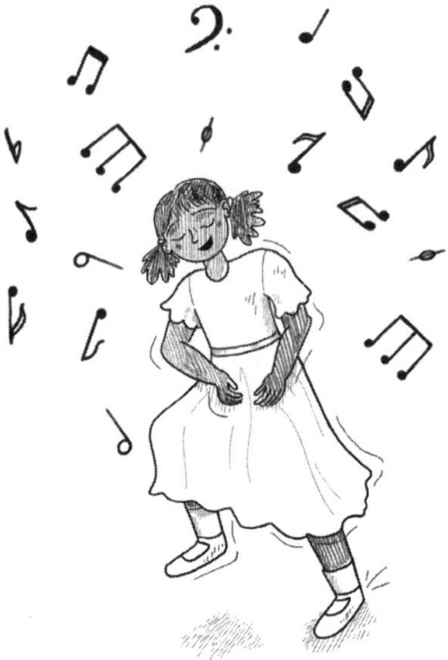

그룹 미취학 아동 그룹

세션 내 순서 그룹이 끝날 무렵 마무리활동 전

목표

- 즐거움과 놀이에 대한 감각 키우기
- 가창과 가사 암기에 자신감 갖기
- 가사에 맞는 동작 연결 짓기

도구 아동과 성인이 앉을 수 있는 작은 의자

설명

- 음악치료사는 그룹을 향해 앉아서 아동들이 주목하도록 한다. 의자에서 일어나며 아동들에게 모두 일어서도록 요청하고 "모두 함께 노래합시다."라고 말한다.
- 〈바쁜 몸이야〉[9] 노래의 코러스 부분을 부르며 양 팔과 엉덩이

9) 역자 주: 〈바쁜 몸이야〉는 아일랜드 전통음악 스타일의 짧은 노래다. 후렴구에서 팔과 힙 부분을 빠르고 강하게 움직이는 동작은 전통 춤 지그(Jigg)의 전형적인 동작과 관련이 있다. 이 활동을 진행하기 전에 YouTube 등의 스트리밍 웹사이트에서 지그에 관한 영상을 시청하는 것도 도움이 될 수 있다.

를 빠르고 강하게 움직이는 춤을 춘다. 그룹이 함께 춤을 추도록 독려한다. 코러스가 끝나면 음악치료사는 자리에 앉아 숨을 돌리고 전원이 착석할 때까지 기다린다.

- 1절을 좀 더 느리게 부르면서 가사에 맞춰 몸짓을 취하고 다양한 표정을 짓는다. 다시 코러스 부분을 부르기 전에 음악치료사는 자리에서 일어서서 그룹도 함께 일어나 춤추며 노래하도록 독려한다.
- 2절을 준비하기 위해 다시 자리에 앉아서 노래의 템포를 늦춘다. 노래는 이런 방식으로 계속되고 춤동작과 코러스로 끝이 난다.

코러스: 난 몸이 있어 정말 바쁜 몸이야 어디든지 나와 함께 해

1절 가사: 내 몸에는 두 손이 있어 어디든지 나와 함께 해
여기 짝짝짝 저기 짝짝짝 짝짝짝짝 나와 함께 해

2절 가사: 내 몸에는 두 발이 있어 어디든지 나와 함께 해
여기 쿵쿵쿵 저기 쿵쿵쿵 쿵쿵쿵쿵 나와 함께 해

3절 가사: 내 몸에는 두 눈이 있어 어디든지 나와 함께 해
여기 블링블링블링 저기 블링블링블링 블링블링블링블링
나와 함께 해

관찰

- 모든 액션송에서와 같이 음악치료사는 풍부한 표현력과 함께 깔끔하고 명확한 제스처를 해야 한다. 필요한 경우 아동들에게 충분한 시간을 제공한다.

변형

- 아동들이 노래에 익숙해지면 음악치료사는 "내 몸에는" 다음 구절에서 노래를 잠시 멈추고 아동들이 신체 부분의 명칭을 제안할 수 있게 한다. 마찬가지로 "여기" 다음에서 잠시 멈추고 어떤 동작을 할 수 있을지 함께 알아본다.

바쁜 몸이야

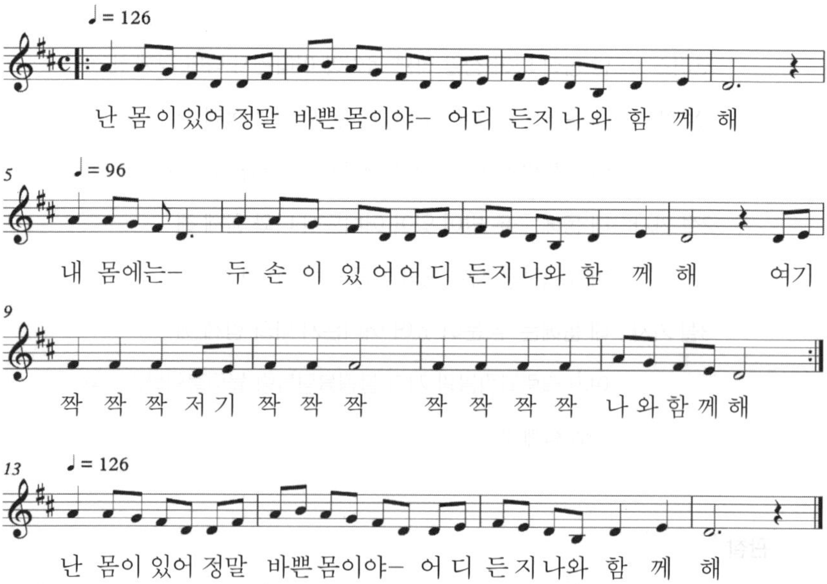

쭉쭉 뻗어 높이 높이

그룹 미취학 아동 그룹

세션 내 순서 그룹이 끝날 무렵 마무리활동 전

목표

- 조용한 노래에 진정하고 이완하기
- 가창과 가사 암기에 대한 자신감 키우기
- 가사에 맞는 동작 연결짓기

도구 아동과 성인이 앉을 수 있는 작은 의자

설명

- 음악치료사는 그룹을 향해 앉아서 아동들이 주목하도록 한 후 "다 같이 노래합시다."라고 제안한다. 다음에 소개하는 노래를 부르며 가사가 표현하는 동작을 시연한다. 양 팔을 위로 쭉 뻗은 후 두 손을 동그랗게 모은다. 다시 의자에 앉고 무릎을 두드리며 "파람파티 람파티팜"을 노래한다. 손가락을 흔든 다음 발을 흔든다. 마지막에는 무릎 위에 놓인 두 손에 얼굴을 묻는다. 그리고 잠을 자는 척한다.

> 쭉쭉 뻗어 높이 높이, 돌돌돌 말아 생쥐처럼
> 여기 북이 있어요, 북을 쳐요 파람파티 람파티팜
> 손가락 흔들, 발도 흔들, 이젠 모두 엎드려 쿨쿨쿨

관찰

- 다른 액션송과 마찬가지로 음악치료사는 풍부한 표현력을 가지고 분명하고 정확한 제스처를 해야 한다. 필요한 경우 충분한 시간을 할애하도록 한다.

변형

- 아동 모두가 노래에 익숙해지면 음악치료사와 어른들은 자는 척을 한다. 한 아동이 "일어나요!"라고 외치면 깜짝 놀라면서 잠에서 깬다.

쭉쭉 뻗어 높이 높이

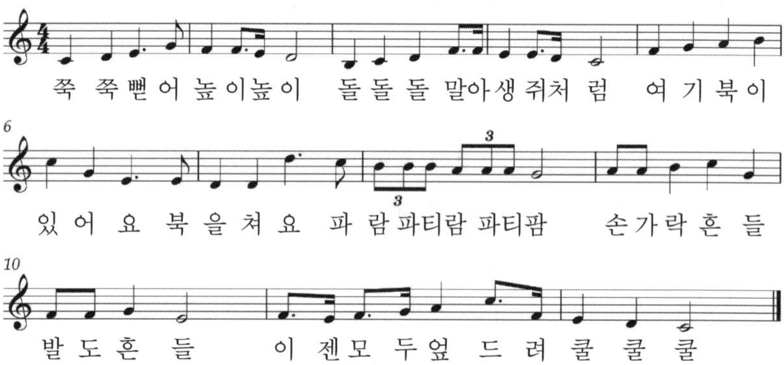
쭉 쭉 뻗어 높이높이 돌돌 돌 말아생쥐처 럼 여 기 북이
6
있 어 요 북 을 쳐 요 파 람파티람 파티팜 손가락흔 들
10
발도흔 들 이 젠모 두엎 드 려 쿨 쿨 쿨

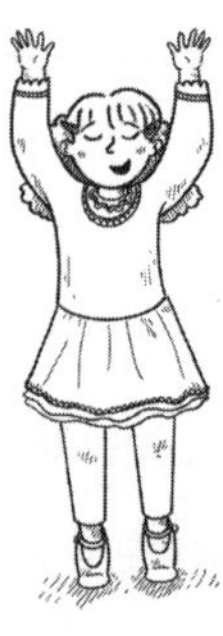

작별의 손 위에서

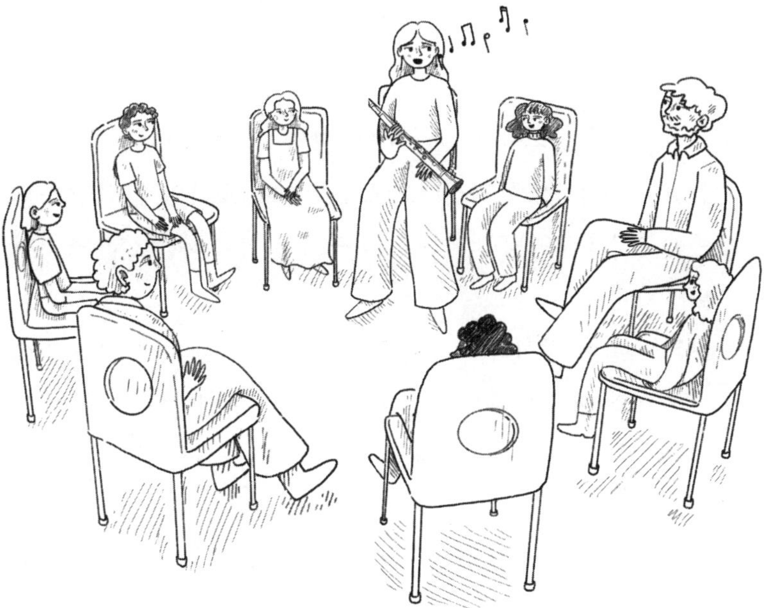

그룹 미취학 아동 그룹

세션 내 순서 마무리활동

목표

- 집중력과 경청기술 향상시키기
- 그룹의 인식과 인내심 기르기
- 명확한 세션 종료 제공하기

도구

- 아동과 성인이 앉을 수 있는 작은 의자
- 음악치료사를 위한 클라리넷 또는 다른 단선율 악기

설명

- 음악치료사는 그룹을 향해 앉아 앞의 〈쭉쭉 뻗어 높이 높이〉 선율의 도입부를 클라리넷으로 연주한다. 초반의 두 악구를 연주한 후 "이제 안녕 인사해요, 음악도 안녕 인사해요"라는 가사로 노래한다.
- 모든 사람이 자신의 손을 깔고 앉도록 제안한다. 인사 노래에서 자신의 이름이 나오면 손을 무릎 위로 올리도록 한다. 이 노래를 인사활동을 위한 주제 선율로 삼아 클라리넷 연주와 가창을 반복하고 즉흥적으로 변형하여 연주한다. 전원이 무릎 위에 손을 올릴 때까지 어른 참여자뿐 아니라 아동 한 명 한 명과 빠르게 작별 인사를 나눈다.
- 클라리넷 연주를 명확하게 마친 후 그룹에게 감사의 인사를 전하고 다음 주에 다시 만나기를 바란다고 말한다.

관찰

- 일부 아동은 자기 이름이 나올 때까지 자신의 손을 깔고 앉아 있다가 무릎 위로 올리기 위해 어른의 지도가 필요할 수 있다.
- 무릎 위에 손을 올리도록 함으로써 누가 작별 인사를 했는지 아동과 어른 참여자, 음악치료사가 쉽게 확인할 수 있다.
- 음악치료사가 아동들의 이름을 호명하는 속도는 아동들의 주의집중 정도에 따라 달라질 수 있다.

변형

- 노래에서 한 아동의 이름이 불린 뒤 그 아동이 다음으로 호명할 아동을 가리키도록 권유할 수 있다.
- 이 활동을 위해 클라리넷 대신 키보드나 기타를 사용할 수 있다. 아동들과 마주 보면서 기악 연주와 가창을 분명하게 할 수 있다면 도움이 될 것이다.
- 이 활동의 선율은 앞선 활동에서 방금 전에 들었던 음악을 기반으로 하기 때문에 활동 간의 연속성을 제공한다. 그러나 새로운 선율을 사용할 수도 있다.

되돌아보며

어린이집 아이들과 매주 함께했던 6년간의 시간과 이 모든 활동을 되돌아보며 내가 정말로 즐겁게 음악 그룹을 운영했다고 회고한다.

가장 큰 이유는 비브 그리고 티나와 함께 편안하고 솔직하게 일했기 때문일 것이다. 우리는 세션에 어떤 내용을 포함할지에 대한 합의에 이르는 데 어려움이 없었다. 간혹 몇몇 아이가 참여하기를 꺼리거나 다른 어려움을 겪을 때면 우리는 세션이 끝난 후 그 문제에 대해 함께 생각해 보고 가능한 전략이나 해결책을 쉽게 찾아냈다. 내가 도착할 즈음에 아이들은 언제나 세션에 참여할 준비가 되어 있었고, 세션이 시작되기만을 바라는 듯했다. 아이와 어른 모두로부터 존중받고 소중히 여겨지며 지지받는 느낌이었다.

이 세션이 보람 있었던 또 다른 이유는 1년 동안 어린이집에 다닌 모든 아이의 사회기술이 향상되었는데, 그들의 성장에 음악 그룹이 중요한 역할을 했다고 여기기 때문이다. 처음에는 무대에 서거나 그룹에서 주도적인 역할을 하는 것을 수줍어하던 아이들이 점차 잘할 수 있게 되었으며, 자신감을 갖고 그룹을 이끄는 것을 즐기기 시작했다. 마찬가지로 어린이집에 다니기 시작한 초반에는 타인의 말을 경청하고 자기 순서를 기다리는 것을 힘들어했던 아이들이 점차 인내심을 갖게 되었다. 어쩌면 참고 기다리면 할 수 있는 기회가 반드시 올 것이라는 신뢰가 생겼을 때부터일 것이다.

특별한 도움이 필요한 아동을 위해서 우리는 그들의 구체적인 강점과 약점에 맞추어 음악교류를 시행할 수 있었고, 지난 6년 동안 모든 아이가 음악 그룹을 즐기며 혜택을 받은 것으로 생각된다.

엄격한 방식의 연구를 통해 평가한 것은 아니지만 관여했던 어른들과 부모들이 볼 때 음악 그룹에 참여한 어린이집 아동들은 입학할 시기가 되었을 때 전보다 자신감이 있고 행복해 보였다. 이처럼 매주 30분간의 음악 그룹이 취학 이전 아동의 자신감과 집단 사회기술의 변화를 가져올 수 있다면 모든 어린이집에 음악 그룹을 정기적으로 도입하는 것이 좋지 않을까 생각한다. 나는 음악치료사로서 그룹 음악 만들기의 긍정적인 효과를 강하게 믿고 있으며 이 분야에 대한 추가적인 연구가 수행되기를 바란다.

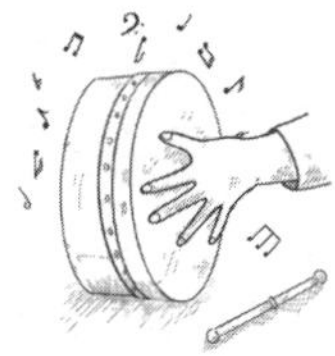

제4장

중증 신체·정신 장애가 있는 초등학교 연령 아동과 부모를 위한 음악치료 그룹

다음의 기록은 중증 신체장애 및 정신장애를 가진 아동과 부모를 대상으로 진행한 개별 또는 소그룹 음악치료 경험을 바탕으로 작성되었다. 비밀보장을 위해 모든 아동과 어른의 이름, 나이, 날짜, 그 외 세부사항을 바꾸어 기재했다.

배경 및 설명

이 그룹은 신체장애와 정신장애가 있고, 휠체어를 사용하는 세 명의 7~8세 아동과 부모로 구성되었다. 매년 9월부터 다음 해 7월까지 한 학년 동안 그룹세션이 운영되었으며, 아이들이 다니는 특수학교에서 학기 중에 주 1회 세션을 진행했다.

나는 이 그룹에 참여한 세 가족 모두와 개별세션을 한 적이 있는데, 아이들이 3~5세가량이었을 때였다. 몇 년이 지나고 세 아이가 모두 같은 특수학교의 방과후 프로그램에 참여하게 되었다. 특수학교 교사들과 학부모들은 아이들이 음악치료 그룹에 함께 참여한다면 매우 좋아할 것이며, 이 그룹이 사회성과 언어기술 향상에 도움이 될 것이라고 생각했다.

아동발달 국가보건서비스 음악치료와 관련한 내 업무의 대부분은 미취학 아동과 그 가족을 개별적으로 치료하는 것이지만 이와 같은 소규모 그룹도 운영했다.

6월에 아이들의 담임교사 중 한 명이 음악치료 그룹을 운영할 수 있는지를 내게 문의해 왔다. 나는 7월에 세 아이의 부모와 교사들을 그 학교에서 만나기로 일정을 조율했다. 우리는 9월 초부터 매주 수요일에 아이들의 방과후 프로그램 시간 중 오후 4시부터 4시 45분까지 음악 그룹을 진행하기로 합의했다. 각 아이의 부모 중 한 명이 세션에 참석했으며, 음악 그룹이 끝난 후 4시 45분부터 5시까지 차와 음료, 비스킷을 함께 나누었다. 그다음에 부모들은 아이들을 집으로 데리고 갔다. 방과후 프로그램 조교인 로지(Rosie)가 음료를 준비하고, 세션 후에 진행되는 이 비공식적 모임에 합류하는 데 동의했다. 로지의 참여는 아이들의 음악치료 세션 경험과 학교 교실에서의 경험 사이에 중요한 연결고리 역할을 했다. 우리는 각각의 아이와 가족을 위해 그룹에서 어떤 목표를 성취할 수 있을지에 대해 논의했다. 그러나 아이들이 어떻게 그룹에 적응하는지를 파악하기 위해 4회기의 진단평가 세션을 진행한 뒤 한 달 후에 있을 음악치료사, 부모, 교직원 간 회의에서 더 명확하게 목표를 결정하기로 했다.

그룹에 참석한 가족들의 이력

멜라니와 제니

멜라니(Melanie)가 3~5세였을 때 나는 멜라니와 멜라니의 어머니 제니(Jenny)와 함께 2년 동안 세션을 한 적이 있다. 태어난 직후부터 멜라니는 심각한 간질 발작이 빈번하게 있었다. 내가 함께 작업하기 시작했을 즈음에도 여전히 의료진은 멜라니에게 맞는 약물과 복용량을 찾기 위해 고심하고 있었다. 유아기부터 전형적인 발달을 이루지 못했고, 이내 심각한 학습장애가 있는 것으로 나타났다. 또한 치명적인 흉부 감염이 종종 있었으며, 우리가 세션을 하던 2년 동안에 세 차례에 걸쳐 몇 주씩이나 입원해야 했다. 멜라니는 수면에 심각한 문제가 있었고, 그 결과로 어머니인 제니는 종종 매우 피곤해했다.

내가 멜라니를 처음 만났을 때 아이는 가끔 목소리를 냈을 뿐 언어를 전혀 사용하지 못했다. 팔다리의 움직임 조절이 거의 어려웠고 목을 가누도록 받쳐 줄 수 있는 작은 휠체어에 앉아 있었다. 하지만 가끔씩 윈드차임이나 드럼을 향해 팔을 뻗고, 기타줄을 튕기거나 봉고드럼 또는 오션드럼과 같이 딱딱한 타악기 표면을 긁을 수 있었다. 잦은 간질 발작 때문인지 멜라니는 세션 중에 의식을 잃었다가 다시 찾는 모습을 자주 보였다. 세 살 위의 언니인 사라(Sarah)는 중간 방학 기간이나 교사 연수 휴교일 때 멜라니와 함께 가끔 세션에 참석했다.

우리가 함께 작업할 때 멜라니는 분명히 세션을 즐기고 있었다. 내가 헬로송을 부르기 시작하면 항상 미소를 지었고, 악구가 끝나면 뭔가를 기대하는 듯한 표정으로 나를 올려다 보곤 했다. 나의 클라리넷 연주에도 미소를 짓고 자주 웃었다. 제니는 음악치료 세션이 멜라니가 일주일 중에 생산적인 시간을 보내는 유일한 때라고 말했다. 제니 자신도 우리의 음악 만들기를 언제나 기다리고 있다고 했다.

2년 동안 함께하면서 멜라니는 양손으로 드럼 소리를 내는 것에 더 능숙해졌다. 자발적으로 드럼을 손끝으로 긁었으며, 소리도 일관되고 선명해졌다. 두 번째 해 중반에는 흉부 감염 때문에 3주간 병원에 입원한 후 멜라니의 간질 약 처방이 바뀌었다. 그때부터 점차 더 각성하는 듯했고, 오래 집중하는 것이 수월해진 것 같았다. 목소리 사용이 더 많아졌고, 봉고드럼을 연주하거나 기타줄을 튕길 때 짧은 순서 주고받기가 가능해지기 시작했다. 내가 클라리넷을 연주할 때 멜라니가 터트리는 웃음소리는 더 커지고 잦았으며, 멜라니의 윈드차임 연주의 소리도 더욱 명확해졌다. 제니는 멜라니가 클라리넷을 특히 좋아한다는 사실을 매우 자랑스러하며 이것에 대해 여러 친구에게 이야기했다. 매 세션이 끝나면 유유히 움직이는 알록달록한 물고기와 갈대숲이 나타나는 아이패드를 휠체어 선반에 놓아 주었고, 멜라니가 그것을 보며 쉬는 동안에 우리는 세션에 대해 잠시 대화를 나누었다. 가끔은 멜라니와 집에서 해 볼 만한 음악활동을 제안하기도 했지만 나는 주로 제니의 이야기를 듣는 편이었다. 제니는 자신이 얼마나 피곤한지, 멜라니에게 맞는 약을 찾는 일이 얼마나 어려운지에 대해 이야기하곤 했다. 나는 멜라니와의 긍정적인 상호작용에 대해 언급하고, 멜라니가 보여 주는 작은 진보의 징후에 대해 강조하면서 제니를 격려하고 지지했다.

세션은 멜라니가 특수학교에 입학하기 직전에 종결되었다. 나는 학교 측에 멜라니의 임상적 진보와 얼마나 음악치료에 잘 반응했는지를 요약하는 보고서를 발송했다. 안타깝게도 당시에는 그 학교에 음악치료사가 없었다. 하지만 몇 년이 흘러 이 그룹에서 멜라니를 만날 수 있게 되었다.

제이미와 윌

제이미(Jamie)가 4세였을 때 제이미와 아버지 윌(Will)과 함께 1년 동안 세션을 했다. 제이미는 출생 당시의 뇌손상으로 뇌성마비를 갖게 되었고, 이로 인해 사지와 목의 움직임을 조절하기가 거의 어려웠다.

하지만 충분히 시간이 주어지면 오른팔의 움직임을 조절하여 특별히 제작된 말렛을 쥐거나 기타줄을 튕길 수 있었다. 정확성이 낮지만 왼팔로도 드럼을 치거나 윈드차임을 연주할 수 있었다. 적합한 의자에 앉아 있거나 잘 지지된 채 서 있는 자세라면 고개를 들도록 유도할 수 있었다. 제이미는 여러 가지 목소리를 냈고, 언어를 이해하는 것 같았지만 나와 처음 작업하기 시작했을 때는 어떤 단어도 사용하지 않았다.

제이미가 음악치료에 의뢰된 이유는 라디오와 TV에서 나오는 음악을 좋아하고, 가끔은 노래를 따라 하는 것 같다는 어머니와 아버지의 보고 때문이었다. 제이미는 아는 곡이 나오면 미소를 지었고, 활기차고 리듬적인 음악이 들리면 신이 나서 팔을 흔들었다.

제이미와 아버지 윌과의 세션은 즐거운 일이었다. 얼마 지나지 않아 제이미는 곧 헬로송을 인식했고, 악구가 끝난 뒤 간격을 두고 기다리면 이내 목소리를 냈다. 제이미는 나의 지시에 주의를 기울였고, 악기 연주를 위해 오른팔을 사용하려고 많은 노력을 했다. 윌이 제이미의 왼팔을 조금만 받쳐 주면 왼손으로 스네어드럼에 달린 금속 줄을 튕길 수 있었다. 1년 동안 매주 음악치료 세션을 받으면서 제이미는 양팔의 움직임을 더 잘 조절할 수 있게 되었고, 더 크게 그리고 더 오래 연주할 수 있었다. 우리 세 사람은 빈번하게 목소리 주고받기를 했고, 제이미의 발성은 점차 단어처럼 바뀌어 갔다. 나중에는 '예' '안녕' '더'라는 단어를 대부분의 세션에서 사용하게 되었다. 윌은 집에서뿐만 아니라 어린이집에서도 제이미와 함께 노래하고 목소리를 사용했다. 우리는 제이미가 특수학교에 입학했을 때 제이미가 좋아하는 노래와 음악 게임을 교사들에게 알려 주었다.

롤라와 카멘

롤라(Lola)가 4~5세였을 때 나는 롤라와 어머니 카멘(Carmen)과 함께 1년 동안 세션을 했다. 남동생 올리(Olly)는 롤라와 겨우 18개월 차이였고, 집에서 돌봐 줄 수 있는 사람이 없었기 때문에 대부분의 세션에 함께 참여했다. 영유아 시절에 롤라는 조용하고 수동적인 아기였고, 주변에서 일어나는 일들을 기대만큼 인식하지 못하는 것이 분명했다. 모든 발달 단계에서 그 속도가 매우 느렸다. 우리가 처음 만났을 때 롤라는 혼자 앉을 수는 있었지만 독려를 하는 경우에만 느릿느릿 기어다녔다. 또한 일어서기 위해서 물리적인 도움과 많은 격려가 필요했다. 가끔씩 목소리를 냈으며, 양손으로 드럼을 두드리거나 말렛을 잡고 자일러폰을 연주할 수 있었다. 하지만 롤라가 악기에 관심을 갖도록 동기를 부여하는 것은 어려웠다. 가끔은 상당히 활기차게 연주하는 순간이 있었지만 매 세션마다 늘 그렇지는 않았으며, 예측 불가능하게 갑자기 시작되거나 갑자기 멈추었다. 하지만 롤라는 음악을 듣는 것을 좋아하는 것 같았다. 신나게 참여하는 올리를 바라보았고 그의 소리가 유난히 커지면 미소를 짓기도 했다.

롤라의 어머니 카멘은 음악치료 세션에 대해 매우 열성적이었다. 롤라가 우리의 작업을 즐기고 있으며, 이 세션의 유익을 누리고 있다고 확신했다. 또한 이 세션은 가족이 매주 정기적으로 도움을 받을 수 있고 카멘이 올리를 데리고 다닐 수 있는 유일한 기회였다.

첫해의 절반쯤 지날 무렵에 나는 롤라가 손을 만져 주거나 쓰다듬어 주는 것을 좋아한다는 사실을 발견했다. 이것은 롤라가 드럼을 두드리고 나와 함께 피아노를 치는 것에 흥미를 갖게 하는 데 도움이 되었다. 롤라의 손 아래에 내 손을 두고 연주하다가 천천히 손을 빼면서 롤라가 혼자 연주하도록 유도했다. 이런 식으로 우리는 롤라가 연주와 음악 만들기에 점점 더 많이 참여하도록 도울 수 있었다. 카멘과 나는 이러한 과정을 지속할 수 있는 음악치료 프로그램이 특수학교에 없다는 사실에 실망했으나 몇 년 후 다시 그룹에서 작업할 기회가 생겼을 때 매우 기뻐했다.

음악치료실 환경 조성하기

그룹을 시작하기로 한 첫날에 나는 세션이 시작되기 45분 전에 학교에 도착했던 것으로 기억한다. 교내의 레크리에이션 홀에서 그룹을 진행하기로 했는데, 그곳에는 조회시간에 노래할 때 사용하는 바퀴 달린 업라이트 피아노가 있었다. 또한 가까운 교실에 보관되어 있는 리듬악기 카트와 몇 개의 기타를 사용할 수 있었다. 나는 여러 색상의 우쿨렐레와 리드혼, 새소리 휘슬, 스네어드럼, 윈드차임, 큰 오션드럼 그리고 클라리넷을 추가적으로 가져갔다.

레크리에이션 홀은 매우 큰 직사각형으로, 다소 부담스러운 공간이었다. 다행히도 홀 한쪽의 철봉 앞에 있는 큰 이동식 칸막이 네 개를 발견했다. 나는 피아노가 있는 쪽으로 그 칸막이들을 옮겨서 홀의 한쪽 끝에 작으면서도 친밀한 느낌의 공간을 만들었다.

나는 피아노 한쪽의 바로 뒤에 있는 테이블에 악기 카트와 기타 그리고 내가 가져온 악기들을 놓았다. 피아노의 반대편에는 학부모들을 위한 의자 세 개를 반원 형태로 배치하되 휠체어가 들어갈 수 있도록 충분한 간격을 두었다. 휠체어가 자리 잡도록 이동할 수 있는 충분한 공간이 있는지, 내가 악기를 손쉽게 사용할 수 있는 위치인지, 피아노를 연주하면서 그룹 전체를 볼 수 있는지에 대해 신경을 썼다. 이 모든 준비가 40분 정도 걸렸고, 일찍 오기를 잘했다는 안도감이 들었다.

그런 다음 대기실에서 기다리고 있던 세 명의 학부모를 데리러 갔다. 우리는 복도를 따라 방과후 프로그램이 진행되는 큰 교실로 갔고 학부모들은 음악치료 세션을 위해 준비된 레크리에이션 홀로 아이들의 휠체어를 이동시켰다.

네 번의 그룹 진단평가 세션

멜라니, 제이미, 롤라를 2~3년 만에 만났기 때문에 모두가 많이 자랐다는 사실에 적응하는 데 시간이 조금 걸렸다. 멜라니는 헤어스타일이 달라졌고, 내가 기억하는 것보다 훨씬 더 큰 아이같아 보였다. 또한 잘 각성되어 있고, 집중력이 좋아 보였다. 예전에 함께 작업할 당시 복용하기 시작한 간질 약이 지속적으로 효과가 있어서 주변 환경 인식과 학습이 가능한 것 같았다. 멜라니는 매우 잘 웃었고, 음악 그룹에 있는 것을 좋아하는 것 같았다.

제이미는 예전보다 키가 많이 자랐기 때문에 제이미가 고개를 들고 팔을 사용하도록 자세를 잡아 주는 것이 내게 어려운 도전이었다. 하지만 제이미는 나를 분명히 알아보고 미소를 지었다. 수줍어하고 시간이 걸리기는 했지만 "안녕하세요, 선생님."이라고 상당히 분명하게 말했다.

롤라는 많이 피곤하지 않은 오전 시간에 워커를 사용해서 잠시 서 있거나 걷는 연습을 하기도 하는데, 지금은 휠체어에 앉아 있다. 멜라니와 마찬가지로 롤라도 이전에 함께 작업했을 때보다 더 깨어 있는 듯 보였고, 악기 연주에 대해서도 의욕적으로 보였다. 그러나 여전히 가끔은 집중이 완전히 흐트러지기도 했다. 세 아이 모두 서로에게 익숙하고 서로의 존재를 인식하고 있지만 어떤 때는 자신만의 세계에 빠져 있는 것 같은 인상을 받았다.

첫 4회기의 세션 동안 나는 모든 세션에 적용할 전반적인 구조와 약간의 변형 방법을 마련했다. 우리는 인사활동으로 시작해서 피아노와 함께하는 그룹 연주로 넘어갔으며, 이때 순서 주고받기와 솔로연주를 포함시켰다. 그다음 한 명 이상의 아동이 주도하는 활동, 움직임이 포함된 활동을 한 후 마무리활동으로 끝맺었다.

세션이 끝날 무렵에 방과후 프로그램의 조교인 로지가 어른들을 위한 차와 아이들을 위한 주스 그리고 비스킷이 담긴 쟁반을 가져왔다. 그 시간은 어른들이 대화를 나눌 수 있는 기회가 되었다. 나는 지난 몇 년 동안 있었던 일들에 대해 들을 수 있었고, 향후 몇 주간의 음악치료 그룹에서 목표로 삼거나 집중하면 좋을 것에 대한 부모들의 생각을 파악할 수 있었다. 로지는 우리가 음악치료에서 하는 작업과 아이들이 교실에서 하는 작업을 연관 지어 설명해 주었다. 특히 어떤 음악활동에서 아이들이 평소보다 더 잘 집중하고 참여하는지에 대해 강조했다. 이 대화를 하는 동안 모두를 포용하는 분위기를 유지하려고 노력했다. 아이들에 대해 이야기할 때는 그들을 바라보며 의견과 동의를 최대한 구하려고 했다.

세 가족을 위한 그룹 목표 설정

계획한 대로 10월 초에 제니와 윌, 카멘, 그리고 나와 조교 로지는 학교에서 만나 4회기의 그룹 진단평가 세션에 대해 검토하고, 각 가족을 위한 그룹 목표를 결정했다.

나는 네 차례의 그룹세션이 얼마나 즐거웠는지, 그리고 마지막으로 만난 이후에 아이들이 이룬 진보가 얼마나 감동적인지에 대해 이야기하는 것으로 시작했다. 우리는 아이들과 가족들이 세션을 즐기고 있으며, 이 그룹이 유익할 것이라는 데 모두 동의했다. 나는 아이들을 계속 휠체어에 앉아 있도록 할지 아니면 세션의 어떤 부분에서는 기립기에 서 있거나 누워 있는 것이 도움이 될지에 대해 질문했다. 여러 가지 가능성에 대해 논의했지만 아이들을 이동시키는 데 상당한 시간과 노력이 소요되므로 그대로 휠체어에 앉아서 참여하는 편이 나을 것으로 결정했다. 이 그룹의 초점을 물리적 이동보다는 사회적 상호작용에 맞춰야 한다는 데 동의했다. 그런 다음 각 가족을 위한 몇 가지의 구체적인 목표를 설정했다.

멜라니와 제니

- 멜라니가 익숙한 선율의 끝부분에서 연주 및 발성을 하도록 독려하기
- 멜라니가 두 개의 악기 중에서 한 개 또는 두 사람 중에서 한 사람을 응시함으로써 자신의 선택을 하도록 돕기
- 멜라니와 제니가 동시 연주와 교대 연주를 할 기회 제공하기

제이미와 윌

- 제이미가 큰 음량으로 강하게 연주하도록 독려하고, 연주에 대한 명확한 음악적 반응 제공하기
- 제이미가 선택하기, 말하기, 응시하기, 몸짓 사용하기를 통해서 다른 사람에게 관심을 갖도록 유도하기
- 제이미와 윌이 음악적 대화를 주고 받도록 독려하기

롤라 및 카멘

- 롤라가 개별적인 음악적 관심을 받거나 그룹 연주를 할때 집중을 유지하며 참여하도록 돕기
- 롤라가 다른 사람을 응시하거나 함께 연주하는 것으로 다른 사람을 인식하도록 독려하기
- 롤라와 카멘이 동시 연주와 교대 연주를 할 기회 제공하기

로지가 매 학기 한두 번의 세션에 참여해서 영상 촬영을 하기로 회의를 통해 결정했다. 학기의 마지막 시간에는 아이들이 오지 않고 내가 미리 준비한 영상을 학부모들과 로지와 함께 보면서 세션에서 일어난 일들과 각 가족에게 도움이 될 만한 내용에 대해 검토하고 토론하는 시간을 갖는다. 이와 같은 세션 영상 리뷰를 통해 우리는 아이들의 진보와 그룹 목표를 점검할 것이다. 그룹은 다음 해 7월에 여름방학이 시작될 때까지 학기 중에 매주 진행될 것으로 예상한다.

첫 그룹 촬영에 앞서 나는 학부모들이 동의하는지를 다시 한번 확인하고, 관련 동의서 양식에 서명을 요청했다. 아이들로부터 영상 촬영에 대한 명확한 구두 동의를 얻기는 어려웠지만 그들에게

설명을 했고, 혹시라도 불편해하는지 여부를 살폈다. 세 명의 학부모는 아이들이 집과 학교에서 동영상을 촬영하는 것에 익숙하기 때문에 전혀 불편해하지 않는다고 이야기했다.

첫 번째 학기

세 아이 모두 음악치료 그룹세션에 금방 적응하는 듯했고, 우쿨렐레로 연주하는 헬로송을 곧바로 인식하게 되었다. 멜라니와 제이미는 갖고 싶어 하는 우쿨렐레를 점차 빨리 선택할 수 있게 되었다. 몇 주가 지난 후에는 롤라도 제시된 두 개의 우쿨렐레 중에서 하나를 더 분명하게 응시할 수 있었다.

그룹 연주에서 멜라니와 롤라는 에너지 넘치는 큰 음량의 연주에 종종 흥분된 반응을 보였는데, 멜라니는 목소리를 사용했고 롤라는 팔을 흔들었다. 제이미는 아버지와 함께 솔로로 드럼을 연주하는 것을 좋아했고, 연주가 끝난 후에는 박수 소리에 환하게 웃는 모습을 보였다.

아이들은 부모들의 도움을 받아서 드럼 소리를 냈는데, 내가 깜짝 놀라며 펄쩍 뛸 때마다 웃음을 지었다. 몇 회기가 지나자 제이미는 시간만 충분하다면 혼자서도 연주할 수 있었고, 내가 놀라서 뛸 때마다 재미있어하며 웃음을 터뜨렸다. 멜라니와 롤라는 나의 도움을 받아 어머니를 놀라게 했을 때 웃음을 지었다.

제이미와 롤라 모두 〈머리, 어깨, 무릎, 발〉과 같은 액션송에 맞춰 어른들이 팔을 움직이는 것을 좋아했다. 특히 노래가 점점 빨라지고 움직임이 격렬해질수록 더 좋아했다. 멜라니는 다른 사람이 자신의 손과 팔을 만지는 것을 싫어했지만 어머니의 점점 더 역동적인 동작을 바라보는 것은 좋아했고, 어머니가 어쩔 줄 몰라 하면 킥킥 웃고는 했다.

롤라와 제이미는 세션 후반부로 갈수록 다소 지쳐 보였다. 롤라는 집중을 유지하는 것이 어려웠고, 제이미는 움직임 조절이 더 어려워 보였다.

내가 익숙한 선율의 굿바이송을 들려주면 세 아동 모두 노래를 알아차리고 집중했다. 멜라니와 롤라는 약간의 도움을 받으면 우리가 작별 인사를 하고 있는 사람을 향해 시선을 돌릴 수 있었다. 제이미에게는 직접 말로 인사할 것을 촉구했다. 학기의 마지막 즈음에는 멜라니와 롤라에게도 말로 인사하도록 독려했다.

첫 학기 말의 세션영상 리뷰에서 세 명의 부모는 아이들과 자신들이 얼마나 세션을 즐기고 기다렸는지에 대해 강조했다. 우리는 아이들을 물리적으로 도와주는 것과 스스로 할 수 있을 때까지 기다리는 것 사이의 균형에 대해 대화를 나누었다. 부모들은 때때로 아이들을 어느 정도까지 도와야 하는지, 얼마나 기다려야 하는지 잘 모르겠다고 했다. 우리는 아이들을 직접 도와주는 장면과 반응을 기다리는 장면을 발췌한 영상을 함께 보면서 어떤 순간이 옳았는지, 그리고 다른 결정이 필요했다면 어떤 이유에서 그렇게 생각하는지 이야기를 나누었다. 세 명의 부모는 서로에게 긍정적이었으며 격려를 아끼지 않았다. 또한 그들은 아동을 지원하는 것과 기다리는 것 둘 다 도움이 되며 그 사이에서 균형을 맞춰야 한다는 결론을 내렸다. 부모가 항상 맞는 선택을 할 수는 없지만 계속 노력해야 한다는 데 모두가 동의했다.

카멘은 롤라가 집중하지 못할 때 롤라의 손을 잡고 같이 연주해 주면 다시 집중할 수 있다는 것을 내게 상기시켜 주었다. 제니는 멜라니를 위해 세션에서 클라리넷을 더 많이 연주해 줄 것을 부탁했다. 또한 우리는 제이미가 말할 때 반응은 하되 스트레스 없이 자발적으로 할 수 있도록 발성과 연주로 독려하는 데 중점을 두기로 했다.

세션 영상 리뷰에서 아이들의 부모인 제니, 윌, 카멘은 서로 편안해 보였고, 세 아이의 서로 다른 장점과 취약점을 잘 받아들였다. 학교 방학이 시작될 즈음 제니가 크리스마스 파티를 위해 두 가족을 집으로 초대했을 때 나는 기쁜 마음이 들었다. 중증장애아동의 부모들이 서로 나눌 수 있는 도움은 치료사인 우리가 제공할 수 있는 것만큼 중요하거나 때로는 그 이상으로 중요할 수도 있다.

두 번째 학기

두 번째 학기가 시작되는 1월 무렵에 멜라니에게 흉부 감염이 있어서 멜라니와 제니 모녀는 2주간 결석을 했다. 어렸을 때처럼 입원이 필요하지는 않았지만 외출을 할 만큼 몸이 좋지는 않았고, 체력 회복을 위해 휴식할 시간이 필요했다.

초반 두 세션에서 나는 롤라와의 손 놀이에 집중했다. 몇 년 전에 작업했던 것과 유사한 방식으로 처음에는 내 손 위에 롤라의 손을 올려 놓은 채 드럼과 피아노를 연주했고, 그다음에 내 손을 치우고 롤라가 혼자 연주하도록 독려했다. 롤라는 이전에 우리가 했던 것을 기억하는 것 같았고, 꽤 적극적으로 드럼과 피아노를 두드렸다. 제이미는 이 모습을 매우 재미있어 하며 윌과 함께 웃음을 터뜨렸다. 나는 윌에게 비슷한 방식으로 제이미와 손 연주를 해 보도록 제안했다. 그들의 차례가 되었을 때 윌은 자신의 손 위에 제이미의 손을 얹고 열정 넘치게 무조의 피아노 연주를 했다. 나머지 사람들은 드럼을 함께 연주했는데, 제이미가 너무 웃어서 숨 돌릴 시간이 필요했고 우리는 연주의 템포를 늦춰야 했다.

멜라니와 제니가 다시 그룹에 합류했을 때 멜라니는 기운이 별로 없고 조용했다. 제니도 무척 피곤해 보였다. 하지만 내가 헬로송을 시작하자 멜라니는 미소를 지었다. 우리 모두가 몸을 좌우로 흔들 수 있도록 클라리넷 즉흥연주를 했을 때 멜라니는 활짝 웃음을 지었다.

그 후 몇 주 동안은 아동와 부모 간의 듀엣 연주와 짧은 교류에 중점을 두었다. 제이미의 연주와 발성은 더 크고 표현력이 풍부해졌으며, 아버지와의 차례 주고받기도 더 명확해졌다. 롤라는 더 잘 집중했고, 카멘은 이전보다 악기 연주를 더 빨리 시작할 수 있었다. 멜라니가 기력을 되찾으면서 제니는 잠을 충분히 잘 수 있게 되었다. 두 사람은 더 여러 차례 함께 연주하고, 목소리를 내고, 웃을 수 있었다.

두 번째 학기의 마지막 음악치료 세션과 학부모 세션영상 리뷰는 이 장의 다음 절에서 자세히 설명된다. 우리는 세 아동 모두가 진보를 보이고 있으며, 짝을 지어 차례를 주고받는 훈련을 계속해야 한다고 생각했다. 일부 짝 활동에서 부모를 바꾸어 진행할 수 있을지, 그리고 제이미가 몇몇 어른에게 눈으로 지시할 수 있을 지도 궁금했다. 마지막 세션에 멜라니의 언니인 사라와 롤라의 동생 올리가 참여한 것이 성공적이었기에 다가오는 세 번째 학기에도 사라와 올리가 함께 참여하는 세션을 마련할 수 있기를 바랐다.

세 번째 학기와 이후 계획

세 번째 학기 초에 우리의 그룹 작업에 영향을 준 두 가지 소식이 있었다. 첫 번째는 제이미의 가족이 이번 여름에 다른 지역으로 이사를 가게 되어 제이미는 신체장애 특수반이 있는 일반 초등학교로 전학을 간다는 것이었다. 그들이 떠난다는 것이 슬펐지만 우리 모두는 그런 특수반이 제이미에게 좋을 것이라고 생각했다. 두 번째 소식은 학교 측에서 아동들의 진보와 학부모들의 열의, 방과후 프로그램 보고서에 대해 매우 긍정적인 인상을 받았고 따라서 다음 해 9월부터 주 3일 동안 근무할 음악치료사를 고용하기로 결정했다는 것이었다. 이것은 멜라니와 롤라가 음악치료 작업을 계속할 수 있고, 다른 아동들도 치료적 혜택을 받을 수 있다는 의미에서 반가운 소식이었다.

세 번째 학기가 시작되었고, 아동과 부모 간의 음악적 대화와 차례 주고받기에 대한 작업이 계속 이어졌다. 우리는 아동과 부모 간의 짝을 바꾸어서 음악적 대화를 시도해 보았다. 롤라는 제이미의 아버지 윌과 함께 활동하는 것에 곧바로 적응하여 윌과 함께 말렛으로 활기차게 글로켄슈필을 연주했다.

제이미는 제니가 드럼을 같이 연주하자고 왔을 때 처음에는 매우 놀란 듯 보였다. 그러나 윌이 했던 것처럼 왼손으로 북면을 긁어서 소리를 낼 수 있도록 도와주자 미소를 지었다. 또한 제이미의 오른손이 실수로 제니의 팔을 밀친 것처럼 장난스럽게 반응했을 때 제이미는 재미있는 듯 웃었고, 다시 한번 해 보려고도 했다.

처음에 멜라니는 롤라의 어머니 카멘을 무시하고 쳐다보지도 않았다. 나는 클라리넷을 가지고 두 사람에게 다가가서 몸을 좌우로 흔들도록 하는 익숙한 음악을 연주했다. 멜라니는 좋아하는 악기 소리가 들리자 이내 미소를 지었고, 카멘이 음악에 맞춰 몸을 흔들었을 때 조금 긴장을 푸는 듯 보였다. 클라리넷 소리와 함께 연주할 수 있도록 카멘이 멜라니의 차임벨을 잡아 주자 멜라니는 좋아하며 연주를 했다. 음악이 계속되면서 멜라니는 편안해졌고, 가끔씩 카멘을 바라보며 한두 차례 미소를 짓기도 했다.

어쩌면 두 번째 학기부터 단어를 사용하라는 부담을 주지 않았기 때문인지 제이미는 이번 학기에 한 단어는 물론 두 단어, 심지어 세 단어로 구성된 문장을 더 많이 사용하게 되었다. 올리가 그룹에 참여했을 때 제이미는 올리가 큰 소리로 계속 연주하기를 원했고, "올리 드럼 더"라고 말해서 우리 모두를 놀라게 했다. 롤라의 발성도 점차 횟수가 늘어났고, 매 세션마다 어떤 식으로든 목소리를 사용했다. 멜라니의 발성은 더욱 다양해졌고, 때로는 꽤 단어처럼 들리기도 했다. 특히 좋아하는 노래의 구절 끝에 멜라니가 스스로 완성할 수 있도록 공백을 두었을 때 더 그렇게 들렸다.

우리는 아이들에게 세 번, 두 번, 그리고 한 번의 세션이 남았다고 미리 알려 주면서 그룹의 종결을 준비했다. 이 그룹이 곧 끝날 것이며, 제이미는 다른 지역의 새 학교로 전학을 가게 될 것이라고 설명했다. 멜라니와 롤라에게는 내년에 다른 음악치료사 그리고 한두 명의 다른 아이들과 함께 새로운 음악치료 그룹을 하게 될 것이라고 이야기했다. 그리고 방과후 프로그램이 아닌 정규 수업시간에 진행될 것이며, 부모님들은 그룹에 참석하지 않을 것이라고 알려 주었다.

마지막 세션 영상 리뷰에서 우리는 각 아동이 초기에 설정한 목표와 관련하여 어떤 진보를 이루었는지를 검토했다. 모든 학부모가 더 이상 아이와 함께 이 그룹세션에 참여할 수 없음을 아쉬워했고, 다같이 나누었던 도움과 지지가 그리울 것이라고 했다. 서로 계속 연락하기로 했으며, 윌도 제이미의 양쪽 조부모가 모두 이 지역에 거주하기 때문에 자주 방문할 계획이라고 했다. 이제는 아이들이 사회적 상황에 대해 좀 더 지각할 수 있고, 부모의 참여 없이도 그룹 활동을 잘할 수 있을 것이라는 데 모두가 동의했다.

나는 각 아동의 진보에 관한 간단한 음악치료 보고서를 작성해서 아동의 부모와 교사, 새로운 음악치료사에게 보낼 것이라고 설명했다. 부모들이 허락한다면 우리 그룹이 어떻게 진행되어 왔는지를 후임 음악치료사가 쉽게 알 수 있도록 영상을 보여 줄 예정이었다. 부모들에게 나누어 줄 영상을 만들기 위해 세션 영상 클립을 편집하는 것과 제이미가 전학 갈 학교의 선생님에게 이 영상을 보여 줄 수 있다는 것에 모두 동의했다. 나는 제니와 카멘이 자녀와 함께 새로운 그룹세션에 참여할 수는 없지만 우리가 했던 것처럼 음악치료사가 매 학기말에 아이들의 진보와 세션 작업에 대해 나누기 위해 세션 영상 리뷰에 초대할 것이라고 설명했다.

그룹세션에 대한 자세한 소개

부활절 연휴를 2주 앞두고 두 번째 학기의 마지막 음악치료 그룹을 진행한다. 이번 세션에는 멜라니의 언니인 사라와 롤라의 남동생인 올리도 함께할 예정이다. 사라는 이제 10세이고 올리는 6세이다. 또한 조교인 로지가 이 세션을 촬영하기 위해서 함께 할 것이다. 나는 세션이 시작되기 30분 전에 도착해서 평소처럼 칸막이와 악기들을 홀 한쪽 끝으로 옮겼다. 사라와 올리를 위해서 여분의 의자도 놓았다. 지난 번에 올리가 그룹에 참여했을 때 제이미가 좋아했던 것 같아서 올리가 누나인 롤라와 제이미 사이에 앉도록 의자를 배치했다. 사라는 멜라니 옆에 앉도록 했는데, 멜라니가 언니의 관심을 좋아하고 그룹 안에서 언니의 존재를 잘 인식하기 때문이었다. 나는 모든 아이를 위한 여분의 우쿨렐레와 악기가 있는지를 확인하고 몇 분에 걸쳐 우쿨렐레를 튜닝했다.

나는 대기실에 가서 아이들의 부모들과 사라 그리고 올리를 데리고 왔다. 그다음에 방과후 프로그램 교실에 가서 멜라니와 제이미, 롤라의 휠체어를 음악치료실로 이동시켰다.

모두가 동그랗게 앉은 다음에 오늘은 사라, 올리와 함께 특별한 세션을 한다고 설명했다. 그들은 첫 학기와 두 번째 학기에 그룹세션에 참여한 적이 있을 뿐만 아니라 다른 가족들과 사적으로 만난 적이 있어서 이미 서로 알고 있었다. 나는 로지가 세션 촬영을 위해 그룹에 함께 있을 것이라는 것도 상기시켰는데, 아이들 모두가 이런 상황에 익숙했다. 끝으로 오늘이 이번 학기의 마지막 세션이고, 다음 주에는 부모님들과 로지 그리고 내가 세션 영상 리뷰 모임을 할 것이라고 알려 주었다.

인사활동

나는 우쿨렐레를 연주하며 헬로송을 두 차례 명확하게 노래한다(이 장의 첫 번째 활동 참조, 소개되는 모든 활동에 대한 상세 설명 포함). 내가 노래를 부르기 시작하자 모든 아이가 미소를 짓는다. 이제 헬로송이 익숙해진 사라와 부모들이 노래를 따라 부른다. 올리는 큰 소리로 노래하는 것이 조금 부끄럽지만 입 모양으로 가사를 따라 하며 의자에서 몸을 좌우로 움직인다. 마지막에 “모두”가 나오기 전에 내가 노래를 잠시 멈췄을 때 멜라니가 크게 웃으며 소리를 낸다. 나는 “오, 멜라니! 노래가 정말 멋지다! 오늘은 어떤 색의 우쿨렐레가 좋을까?"라고 말하며 자리에서 일어나 한 손에는 분홍색의 우쿨렐레를, 다른 손에는 초록색 우쿨렐레를 집는다. 두 개의 우쿨렐레를 50cm 정도 간격을 두고 눈앞에서 보여 주자 멜라니는 재빨리 분홍색 우쿨렐레를 바라본다. "분홍색은 네 것이고, 이 초록색은 사라 언니에게 줄까?"라고 하자 멜라니는 웃으면서 옆에 앉아 있는 언니를 바라본다. 사라에게 "괜찮니?"라고 물었고 사라는 고개를 끄덕이면서 초록색 우쿨렐레를 받아든다. 제이미는 "파란색 우쿨렐레!"라고 느리지만 분명하게 말하며 악기를 선택한다. 우리는 롤라가 빨간색과 보라색 우쿨렐레 중에서 어떤 것을 원하는지 알 수 없어서 올리에게 도움을 요청한다. 보라색이 롤라에게 좋겠다면서 올리는 빨간색 우쿨렐레를 받는다. 부모님들도 우쿨렐레를 하나씩 가진다. 우리는 한 명 한 명의 아이에게 차례로 노래를 불러 주기 시작한다. 나는 "안녕……"이라고 노래하고 잠시 멈춘다. 어떤 아이든 소리나 몸짓을 하면 곧바로 그 아이에게 반응하며 노래를 불러 준다. 부모님들은 우리가 인사를 나누고 있는 아동을 손으로 가리켜서 아동들이 집중할 수 있도록 도와준다. 그룹의 상황에 따라 의도적으로 노래를 멈추거나, 아이들이 서로 바라보는 순간을 강조하거나, 악구의 끝에서 아이들의 반응을 이끌어 내기 위해 기다린다. 그러나 노래의 구절이 매우 짧기 때문에 꽤 빠르게 모든 구성원과 인사를 나눌 수 있다. 카멘은 우쿨렐레 코드 연주가 가능해서 나와 함께 반주를 한다. 사라, 올리, 부모들은 멜라니와 제이미, 롤라가 우쿨렐레 줄을 튕길 수 있도록 악기를 잡아 주는 동시에 자신들도 개방현을 튕기며 연주에 참여한다.

나는 분명하게 음악을 마치고 우쿨렐레를 내려놓으며 "오늘 정말 많은 사람이 모였네요. 모두의 이름을 불러 볼까요?"라고 말한다.

나의 오른쪽에 있는 사람부터 시작해서 각 사람을 가리키면서 일분당 약 50비트 정도로 유지하며 천천히 리듬감 있게 이름을 부른다. 윌(Will)과 같은 한 음절의 이름은 4분음표를 그대로 사용해서 부른다. 두 음절 이름인 제이미(Jamie), 올리(Olly), 카멘(Carmen), 롤라(Lola), 사라(Sarah), 제니(Jenny)는 두 개의 8분음표를 사용한다. 세 음절로 이루어진 멜라니(Melanie)는 16분음표 두 개와 8분음표 한 개를 사용한다. 한 명이 호명되면 모두가 그 사람을 가리키면서 바라보도록 한다. 이렇게 원을 두 바퀴 돌고 나면 이번에는 반대 방향으로 가보도록 제안한다(이 장의 두 번째 활동 '이름 리듬찬트' 참조). 실수로 이름을 잘못 불렀을 때 내가 장난스럽게 농담을 하고 제이미와 멜라니는 그런 나를 보며 웃는다.

그런 다음에 사라와 올리에게 우쿨렐레를 치우는 것을 도와달라고 부탁한다. 그룹에게 새로운 악기들을 나누어 줄 것이며, 모두 함께 연주할 것이라고 말한다.

인사활동의 목적

헬로송은 세션의 시작을 알린다. 주간 TV 프로그램이나 라디오 프로그램이 시작할 때 나오는 주제곡처럼 헬로송은 친숙함과 기대감, 안정감을 준다. 어떤 중증장애아동들은 말 언어를 이해하기 어렵거나 오늘이 무슨 요일인지 모를 수 있지만 헬로송을 듣는 즉시 무엇을 하려는지 알 수가 있다. 친숙한 노래는 아동의 주의집중을 유지하고 그룹 참여를 위한 동기를 부여하는 데 도움이 된다.

중증장애가 있는 많은 아동에게는 능동적으로 자신의 선택을 할 수 있는 기회가 필요하다. '이름 리듬 찬트'는 수없이 이름을 반복함으로써 그룹 내에서 아동들이 서로를 인식하도록 도와준다. 가볍고 유머스러운 접근 방식을 통해 장난스럽고 재미있게 상호작용을 유지하도록 도와주며, 지속적인 참여와 집중을 위한 동기를 부여할 수 있을 것이다.

악기 배부

나는 롤라의 휠체어 테이블 위에 작고 납작한 스네어드럼을 뒤집어서 올려놓는다. 롤라는 특히 이 악기를 좋아하는데, 손으로 드럼을 두드리거나 금속 줄을 튕기면 꽤 큰 소리를 낼 수 있기 때문이다. 제이미에게는 긁거나 두드릴 수 있는 커다란 오션드럼을 윌과 함께 공유하도록 한다. 멜라니를 위해서는 넓적한 끈으로 윈드차임을 천장에 매달아 주었다. 몇 주 전에 학교의 물리치료사가 우리 그룹을 방문했을 때 제니가 딸을 위해 윈드차임을 들고 있느라 힘들어하는 모습을 본 적이 있다. 그 치료사는 물리치료 세션을 할 때 천장에 설치하는 장치를 활용하여 윈드차임을 연결해 보자고 제안했다. 이렇게 하면 멜라니가 차임을 연주할 수 있게 위치를 조정할 수 있고, 제니는 손이 자유로워져서 직접 연주도 하고 멜라니를 비롯한 다른 아동과 쉽게 교류할 수 있을 것이라고 설명해 주었다.

올리는 자리에서 일어나 큰 북과 말렛을 선택한다. 나는 연주 도중에 롤라에게 건넬 수도 있는 몇 개의 두꺼운 말렛을 올리에게 준다. 사라는 스탠드형의 심벌즈와 말렛을 선택한다. 제니는 멜라니의 차임에 맞춰 부드럽게 연주할 수 있는 징글벨을 선택한다. 카멘은 우드블럭과 작은 말렛을 선택하고, 윌은 제이미와 오션드럼을 공유하기로 한다.

악기 배부에 관한 설명

중증 신체장애 아동의 경우 연주할 수 있는 악기와 연주해 보고 싶은 악기를 찾아 선택하는 것이 어려울 수 있다. 때로는 각 아이에게 맞게 악기를 변형해야 하며, 비전통적이고 새로운 연주 방식이 등장할 수도 있다. 이 점을 신중하게 고려해야 하고, 필요하다면 스탠드, 테이블 또는 다른 추가적인 재료를 사용하여 악기 설치에 충분한 시간을 할애해야 한다. 클라크와 채드윅(Clakr & Chadwick, 1980)의 저서 『복합 장애인을 위한 악기의 임상적 적용(Clinically Adapted Instruments for the Multiply Handicapped)』이 유용한 참고 자료가 될 수 있다. 아동의 부모가 창의적인 제안을 하는 경우가 종종 있으며 물리치료사나 작업치료사의 도움을 받는 것도 좋을 것이다.

솔로 연주와 전체 연주의 주고받기

모두가 악기를 갖게 되면 나는 피아노로 가서 앉는다. 그룹을 향해 "다 같이 연주합시다!"라고 말한 다음 모차르트의 〈터키행진곡〉의 주제부를 활기차게 연주한다. 연주하는 아이들을 바라보니 윌이 제이미의 연주를 도와주면서 박자를 맞추는 모습이 눈에 들어왔다. 나는 악구를 하나 삽입해서 "제이미와 윌, 제이미와 윌, 둘이 함께 박자 맞춰 연주를 하네……"라고 몇 차례 즉흥적인 노래를 한다. 제이미는 아버지와 함께 연주하는 것을 재미있어하며 웃음을 짓는다. 올리가 크고 리듬감 있게 연주를 한다. 나는 올리를 바라보며 "크게 쿵, 크게 쿵, 올리의 드럼"을 노래한 다음 다시 원래의 음악적 주제로 돌아간다.

나는 명확하게 음악을 마쳤고, 사라도 극적인 심벌즈 소리로 끝을 맺는다. "멋지다, 사라! 다시 한번 해 볼까? 여러분 모두 사라를 봐 주세요!"라고 말한다. 나는 마지막 여덟 마디를 다시 연주했고, 사라는 처음보다 더 큰 소리로 심벌즈를 연주한다. 모든 아이가 사라를 바라보고, 멜라니는 큰 소리로 웃는다. 나는 제이미에게 사라의 아이디어를 따라 해 보자고 제안한다. 사라는 연주하던 심벌즈를 제이미 앞에 가져다 놓았고, 윌은 제이미의 오른손에 쥐어 줄 말렛을 찾는다. 내가 마지막 여덟 마디를 다시 연주하기 시작했을 때 제이미는 내가 악구를 끝내기도 전에 심벌즈 소리를 낸다. 나는 곧바로 멈추고 "어머나, 연주를 끊어 버렸네……. 그래도 멋진 심벌즈였어."라고 말한다. 제이미는 이 상황을 굉장히 재미있다고 생각하는 듯이 웃는다. 우리는 다시 한번 시도했고, 이번에는 윌의 도움으로 타이밍이 완벽했다. 이번에는 멜라니 앞에 심벌즈 한 개를 가져다 놓고, 롤라 앞에도 또 다른 심벌즈를 가져다 놓는다. 카멘은 롤라가 말렛을 잡을 수 있도록 도와주고 멜라니는 도움 없이 스스로 연주한다. 또 한 번 마지막 악구가 끝났을 때 심벌즈로 마무리했고, 우리는 박수를 친다.

나는 전원이 함께 연주하자고 제안하고, 〈터키행진곡〉을 원래대로 피아노 연주한다. 내가 분명하게 음악을 마무리 지었지만 올리는 계속해서 드럼을 크게 친다. 나는 굉장히 놀란 것처럼 그를 바라보며 "어머나, 드럼이 끝나지를 않네……."라고 말했고 올리는 개구쟁이같이 웃는다. 나는 올리가 우리의 대장이 될 거라고 그룹에게 말한다. 우리는 그의 연주를 따라야 하는데, 그가 연주하면 연주하고 그가 멈추면 멈춰야 한다. 올리가 연주를 시작하자 나는 "올리를 따라가. 올리를 따라가. 올리는 우리의 대장, 올리는 우리의 대장……"이라고 노래하며 피아노로 그를 따라가는 모습을 강조한다.

올리가 멈추었을 때 나는 극적으로 음악을 멈추고 다른 아이들도 따라서 멈추도록 부모들이 도와준다. 몇 번의 시작과 멈춤을 반복한 후 나는 올리의 리듬을 계속 따라가되 피아노로 분명한 음악적 종지를 만들어서 다 같이 음악을 마칠 수 있게 한다.

나는 다시 한번 〈터키행진곡〉으로 돌아가서 모두에게 참여를 권유한다. 그런 다음 롤라와 내가 피아노에서 솔로 연주를 하는 동안 다른 사람들은 잠시 쉬면서 경청하자고 제안한다. 나는 롤라의 휠체어를 피아노의 오른쪽에 세우고 내 손을 롤라의 손 아래에 받친 다음 "솔로 연주하는 롤라와 아멜리아……"라고 노래하면서 규칙적인 리듬을 연주한다. 곧 롤라는 혼자 양손을 사용하여 검은 건반 위주의 연주를 시작하고, 나는 롤라의 활기찬 템포에 나의 연주를 맞춘다. 부모님들도 박수를 치며 동참하고, 제이미도 드럼을 두드린다. 롤라는 에너지가 폭발하는 이 순간을 즐기는 듯이 활짝 웃는다. 1~2분 후에 롤라가 연주를 멈추자 모두 박수를 친다. 롤라는 신이 나서 몸을 앞뒤로 흔든다. 나는 마지막으로 〈터키행진곡〉을 한 번 더 연주하며 그룹 전체가 연주하도록 한다. 롤라는 계속해서 피아노 앞에서 몸을 흔든다. 또 연주할 수 있게 롤라의 손을 잡아 주려고 했지만 이제는 연주보다는 움직임을 원한다. 나는 최종적으로 명확하게 음악을 끝내고 사라와 올리에게 악기 정리를 도와달라고 다시 한번 부탁한다.

솔로 연주와 전체 연주 주고받기의 목적

〈터키행진곡〉처럼 쉽게 인식할 수 있는 리듬적인 곡을 사용하여 주제와 변주 형식으로 활동을 구성하는 것은 아이들이 리듬적으로 계속 연주하기 어렵거나 오랫동안 조용히 경청하지 못하더라도 모두가 함께 연주할 수 있도록 동기부여하는 좋은 방법이다. 자녀와 함께 세션에 참석한 부모들도 연주에 동참함으로써 전체 연주의 분위기를 더해 줄 수 있다. 많은 아이가 즐겁게 연주하는 부모의 모습을 보면서 즐거워할 수 있고, 신체적 어려움의 극복을 위해 열심히 연주 과제를 수행한 아동들에게는 잠시 쉬는 시간이 될 수도 있다. 전체 연주 도중에 한 명의 아동 또는 한 아동과 부모가 짝을 이루어서 솔로로 연주하는 것은 크고 혼란스러울 수 있는 전체 연주와 명백한 대조를 이루면서 색다른 분위기와 에너지를 제공할 수 있다. 이 세션에서 롤라에게 그랬던 것처럼, 가끔은 내가 솔로 연주자를 지정해서 제안하기도 한다. 하지만 사라와 올리의 경우처럼, 그룹에서 발생하는 음악적 상황에 따라 자연스럽게 솔로 연주자가 정해질 수도 있다.

이 활동을 위해 연주할 때 나는 에너지와 열정을 계속 유지하려고 한다. 하지만 그룹에서 피로감이나 집중력 저하의 조짐이 보이기 시작하면 나는 연주를 마무리한다.

움직임 통합하기

나는 클라리넷 케이스를 꺼내서 무릎 위에 올려놓고 그룹을 향해 열어서 보여 준다. 악기를 조립하면서 사라와 올리에게 다른 아이들이 클라리넷을 알더라도 자주 못 봤을 수 있다고 말한다. 나는 아이들에게 클라리넷이 몇 개의 조각으로 이루어져 있는지를 기억하는지 물어보고, 부모님들에게는 답을 말하지 않도록 요청한다. 윌이 제이미가 알고 있다고 하여 그에게 질문을 하자 일곱 개라고 대답한다. 정답을 맞췄다고 내가 말했을 때 사라와 올리는 상당히 놀란 것 같았다. 이 활동 '자라나는 클라리넷'은 제3장에 설명되어 있다.

나는 느린 6/8 박자의 선율(♩. = 50)을 연주하면서 몸을 흔든다. 몇 마디가 지나고 같은 음악 스타일과 조성으로 "흔들어, 흔들어, 이제 모두 함께 흔들어"라고 노래한 후 다시 클라리넷으로 선율을 연주한다. 카멘이 어깨를 살짝 감싸서 도와주면 롤라는 어렵지 않게 몸을 좌우로 흔든다. 제이미는 아버지가 뒤에서 양쪽 어깨를 잡고 도와주는 것을 개의치 않지만 이 동작을 매우 어려워한다. 멜라니는 여전히 신체적인 도움을 받는 것을 좋아하지 않는다. 그러나 어머니와 사라가 음악에 맞춰 흔드는 모습을 보는 것은 즐거워한다.

다음에는 부모, 형제자매와 함께 팔을 흔드는 쉬운 동작을 하도록 한다. 이번에는 멜라니도 사라가 자신의 팔을 움직이는 것을 허락한다. 그다음에는 아이들에게 천천히 다리와 발을 흔들도록 한다. 이때 제이미와 멜라니가 킥킥거리며 웃는다. 나는 멜라니의 자리로 가서 아주 느린 연주를 했고, 제니는 음악의 템포에 맞춰 멜라니의 다리를 움직인다. 그리고 템포를 조금씩 높여 가는데, 멜라니가 불편한 기색을 보이면 다시 템포를 늦춘다. 멜라니가 가장 편안해 보이는 템포로 몇 분간 연주를 지속한다.

움직임 통합하기의 목적

중증 신체장애 아동에게 움직임은 대부분 어려운 것이기 때문에 음악과 움직임을 놀이처럼 결합할 방법을 찾는 것이 중요하다. 각 아동에게 맞는 동작을 적용해야 한다. 또한 아동 스스로 움직이도록 독려하는 것과 함께 움직이고 도와주면서 즐거운 경험이 되도록 하는 것 사이의 적절한 균형을 찾아야 한다. 아동들은 다른 사람의 움직임을 보면서 쉴 수 있는 시간을 원할 수도 있다. 음악은 어려운 움직임을 시도하게 하는 강력한 동기 유발제이다. 즉흥연주로 아동의 움직임에 동행하는 것은 평소 다른 사람의 요구에 부응하는 데 어려움이 있는 아동들에게 보람과 인정받는 느낌을 줄 수 있다.

놀이와 유머의 사용, 아동에게 통제권 주기

우리는 휠체어를 1~2m 정도 뒤로 움직여서 의자 사이에 공간을 만들고 그룹의 원을 더 크게 만든다. 나는 일어나서 원 중앙으로 이동한다. 그리고 이전에 연주했던 6/8 박자의 흔들기 노래를 느린 템포로 변주하면서 박에 맞추어 원 주위를 걷는다. 부모들과 사라, 올리는 음악에 맞추어 손뼉을 친다. 나는 "아멜리아가 방 안을 돌아다닙니다. 보세요. 보세요. 어디로 가고 있나요?"라는 노래를 부른다. 의자 사이와 원 안팎을 오가면서 클라리넷 연주와 가창을 번갈아 가며 한다. 악구가 끝났을 때 나는 한 휠체어 뒤에 조용히 숨는다. 부모들은 손뼉을 멈추고 "아멜리아 선생님이 어디 있지?"라고 말하며 아이들이 나를 찾아내도록 유도한다. 이때 사라와 올리에게는 조용히 있어 달라고 한다. 그때 내가 클라리넷으로 몇 개의 음을 소리 낸다. 그러자 내가 어디에 있는지 제이미가 찾아낸다. 사라가 멜라니에게 내가 롤라의 휠체어 뒤에 숨어 있다는 것을 알려 주자 멜라니가 웃는다. 올리는 롤라에게 휠체어 뒤에 숨어 있는 나를 보라고 가리킨다. 나는 올리에게 같이 숨자고 제안한다. 나중에는 사라도 우리와 함께 걸어다니고 숨는 역할에 동참한다. 멜라니와 롤라는 이제 우리가 어디에 있는지를 처음보다 더 빨리 찾아낸다.

내가 클라리넷을 들고 음악치료실을 돌아다니기 전까지 조교 로지는 한쪽 구석에서 조용히 눈에 띄지 않게 세션을 녹화하고 있었다. 때로는 조금씩 움직이면서 다른 각도에서 아이들의 연주를 촬영하기도 했다. 내가 롤라의 휠체어 뒤로 사라지자 로지는 원의 중앙으로 이동해서 나를 찾는 아이들을 촬영한다. 제이미가 로지를 발견하고 미소를 지었고 로지도 미소로 답하며 "카메라에 제이미가 찍혔네."라고 말한다. 제이미는 킥킥 웃으면서 카메라 밖으로 고개를 돌리는 척한다. 로지는 카메라로 제이미의 움직임을 흉내 낸다. 그렇게 얼굴을 가렸다가 까꿍하는 식의 카메라 놀이를 잠깐 동안 한 후에 로지는 다시 그룹 전체를 촬영하기 위해 물러난다.

놀이와 유머를 사용하고 아동에게 통제권을 주는 목적

언어 사용이 어렵고 주의집중을 유지하기가 어려운 경우에도 클라리넷이 삑삑거리거나 내가 걷다가 넘어지는 척을 하면 아이들은 웃을 것이다. 즉흥적인 음악 만들기는 유머러스한 효과를 연출하는 데 쉽게 활용될 수 있다. 예상치 못한 멈춤과 시작이나 템포와 분위기의 변화를 독특하게 반영할 수 있을 뿐 아니라 이러한 변화를 각 아동의 다양한 요구와 능력 수준에 맞출 수가 있다. 예를 들어, 숨어 있는 어른을 찾아야 하거나 피아노 앞에서 잠든 척하는 음악치료사를 깨워야 하는 유머러스한 게임은 평소에 자신의 삶을 거의 통제할 수 없는 아이들이 잠시나마 주도권을 갖고 상황을 조절할 수 있게 하는 작은 방법이 될 수 있다.

세션 촬영자와 아이들 사이의 장난스러운 교류는 분위기를 밝게 만들고, 함께 작업하고 있다는 사실을 강조하면서도 아이들이 관찰되거나 평가받는다는 느낌을 줄일 수 있을 것이다.

그룹 가창/액션송/게임

그룹이 다시 작은 원형으로 돌아갈 수 있게 의자를 이동한다. 나는 사방이 약 30cm가량 되는 밝은 색상의 펠트 조각들을 가져온다. 사라와 올리에게 각각 다른 색깔의 펠트 조각을 두 개씩 나눠 주고는 멜라니와 롤라가 두 개 중 한 개를 선택하게 해 달라고 부탁한다. 내가 제이미에게 어떤 색을 원하는지 묻자 "빨간색!"이라고 답한다. 세 아이와 사라, 올리, 그리고 나까지 모두 펠트 조각을 갖게 되면 나는 기타를 들고 앉아 펠트 조각을 머리 위에 올려놓고 모두가 따라 하게 한다. 이 놀이를 해 본 적이 있는 롤라와 제이미는 또한 번 이 활동을 하며 즐거워한다. 제이미는 펠트 모자를 쓴 아버지의 모습이 재미있는지 웃는다. 예전에 이 게임을 했을 때 멜라니는 머리에 닿는 펠트 소재의 느낌을 좋아하지 않았다. 그래서 머리 대신 무릎에 올려놓는다. 멜라니는 레깅스를 입었기 때문에 펠트가 닿는 느낌을 불편해하지 않는다. 나는 기타 반주를 하며 "다른 색깔 모자를 썼네"라고 노래하기 시작한다(이 장의 뒷 부분에 있는 〈흔들어!〉 노래 참조). 그리고 "휙 휙 흔들어!"를 노래하는 순간에 펠트 조각이 떨어질 때까지 머리를 흔든다. 올리는 머리를 세게 흔들어서 펠트 조각을 원 중앙까지 날려 보낸다. 제이미는 펠트 조각을 떨어뜨리기 위해 몇 차례 시도하면서 움직임을 꽤 잘 조절하고 있다. 멜라니와 롤라의 경우에는 약간의 도움이 필요하다. 하지만 멜라니는 어머니와 사라가 고개를 흔드는 모습을 재미있게 지켜본다.

이 게임을 몇 차례 반복한 다음 이번에는 펠트 조각을 어깨와 팔, 다리, 발 위에 올려서 점퍼, 소매, 바지, 양말이 되도록 한다. 그다음에 흔들어서 떨어뜨린다. 롤라는 팔에 있는 펠트 조각을 힘껏 털어

내고 멜라니는 발에 있는 펠트 조각을 걷어차는 데 성공한다.

▎그룹 가창/액션송/게임의 목적

〈흔들어!〉와 같은 액션송이나 게임은 세션 마지막 부분에서 그룹을 하나로 모으는 좋은 방법이다. 이때 사용하는 노래는 대체로 친숙해야 하고, 동작은 너무 힘들거나 어렵지 않아야 한다. 이 활동은 아동과 부모가 적극적으로 참여할 수 있는 기회를 제공하는 동시에 그룹의 다른 사람들을 지켜보고 경청하게 한다. 스스로 자신의 선택을 할 수 있게 하고, 잠깐 동안 그룹의 집중적인 관심을 받는 기회를 제공할 것이다.

마무리활동

나는 펠트 조각을 살랑살랑 흔들면서 기타 반주에 맞춰 즉흥적인 노래를 만들자고 아이들에게 제안한다. 제이미와 롤라는 펠트 조각을 손에 들고 조금씩 펄럭거리게 할 수 있지만 멜라니의 경우에는 도움이 필요하다. 우리는 펠트 조각을 높이 흔들다가 낮게 흔든다. 부모들과 형제자매들은 멜라니, 롤라, 제이미의 얼굴 앞에서 펠트조각을 조심스레 흔든다. 올리가 제이미에게 그렇게 했을 때 제이미는 큰 웃음을 터뜨렸다. 언제나 그렇듯이 제이미는 올리와의 상호작용을 즐거워한다. 제니는 펠트 조각을 멜라니의 머리와 얼굴 가까이에 가져가지만 실제로 닿게 하지는 않는다. 우리는 여러 신체 부분에서 이 게임을 했는데, 우연히 멜라니가 발로 펠트 조각을 찼고 펠트 조각이 공중으로 날아오른다. 이것은 우리가 다 같이 펠트 조각을 공중으로 날리게 되는 계기가 된다. 우리가 날린 여러 개의 펠트 조각이 롤라의 머리 위에 내려앉았고, 롤라는 앞이 보이지 않자 웃음을 터뜨린다. 의도치 않게 멜라니의 얼굴에 펠트 조각이 떨어지자 제니는 "오, 아니야! 일부러 그런 게 아니야!"라며 재빨리 떼어낸다. 멜라니는 웃음을 지었고, 천 소재가 얼굴에 닿아도 전보다 잘 견디고 있다. 마지막으로 우리 모두는 펠트 조각을 흔들면서 손 인사를 한다. 나는 처음에 불렀던 〈흔들어!〉와 비슷한 굿바이송을 즉흥적으로 노래한다.

마무리활동의 목적

모든 음악치료 그룹에서와 마찬가지로 분명한 종료를 갖는 것이 중요하다. 세션 내내 아이들이 집중하고 도전 과제를 수행하도록 요구했다면 이 시점에서는 제한점 극복을 위한 압박감 없이 긴장을 풀 수 있는 기회를 주고 싶다. 그룹을 하나로 모아 주면서도 세션이 끝났다는 것을 명확하게 알리는 활동을 하려고 한다.

비공식 세션 검토

로지는 카메라를 내려놓고 밖으로 나가서 우리 모두를 위한 음료를 가져온다. 이번 학기의 마지막 세션이라서 제니가 케이크를 만들어와 함께 나누어 먹는다. 우리는 사라와 올리가 함께 해서 얼마나 즐거웠는지에 대해 이야기하고, 그 둘에게 무엇이 가장 좋았는지 물어본다. 올리는 곧바로 드럼이라고 말하고 제이미를 도왔던 것도 좋았다고 한다. 내가 제이미를 바라보며 제이미의 팬이 한 명 더 생겼다고 말하자 올리와 제이미 모두가 좋아하는 것 같다. 윌은 제이미가 집에서 올리 얘기를 한 적이 있다면서 특히 세션에서 올리를 만나는 것을 좋아하는 것 같다고 한다. 사라는 강렬한 심벌즈 마무리로 그룹을 이끄는 것과 노래 부르는 것이 즐거웠다고 한다. 사라는 집에서 멜라니에게 헬로송을 불러 준다고 말했고, 어머니 제니는 고개를 끄덕이며 가끔 가족이 함께 부른다고 덧붙인다.

사라와 올리도 그 자리에 함께 있었고, 다음 주에 세션 영상 리뷰가 예정되어 있었기 때문에 우리는 평소의 세션 검토와 달리 아이들의 개별적 진보에 대해 많이 언급하지 않는다. 하지만 카멘은 롤라가 피아노 솔로 연주를 정말 잘 해냈고, 이렇게 적극적으로 참여하는 경우가 드물다며 기쁨을 표현한다. 윌과 제니는 물론 로지도 롤라의 연주가 놀라웠고 감동을 받았다고 입을 모아 말한다. 로지는 그 순간을 영상으로 남긴 것이 기쁘다며 롤라의 담임교사에게 보여 준다면 무척 놀라고 감명받을 것 같다고 한다.

모두가 음악치료실을 떠나기 전에 부활절 연휴가 끝날 때까지 3주간 모이지 않는다고 아이들에게 상기시켜 준다. 함께 참여해 준 사라와 올리에게 다시 한번 고마움을 표현하고, 부모들과 로지에게는 다음 주에 있을 세션 영상 리뷰에서 만나자고 말한다.

비공식 세션 검토의 목적

비공식적인 세션 검토를 통해 부모들은 세션 활동에 대해 어떻게 생각하는지를 이야기하고 제안과 질문을 할 수 있는 기회를 갖게 된다. 종종 부모들이 서로를 지지하고 격려하는 시간이 될 것이다. 로지는 학교와의 직접적인 연결고리를 제공한다. 아이들의 교실활동에 관한 질문에 답변을 하고, 음악치료 세션에서의 진보가 교실에서도 일반화되고 있는지를 알려 줄 수 있다. 또한 학교에서 아이들이 서로 어떻게 관계를 맺고 있는지와 관계상의 변화가 있는지에 대해서도 말해 줄 수 있다.

부모들은 때때로 자녀에 대한 걱정과 우려에 대해 공유한다. 나는 이러한 주제들을 잘 기억해서 매 학기 마지막에 하는 세션 영상 리뷰에서 더 깊이 탐색해 보려고 한다.

세션 영상 리뷰

세션 영상 리뷰를 앞둔 이전 주간에 나는 로지가 촬영한 그룹 동영상을 여러 차례 살펴본다. 가족들에 대해 골똘히 생각하면서 우리가 아이들을 위해 설정한 목표들과 어떻게 부모들과 잘 협력해서 최적의 지원을 할 수 있을지에 대해 고민한다. 나는 화질이 좋은 짧은 영상 클립들을 선택한다. 아이들이 연주하면서 다른 사람들과 교류하는 장면, 부모들이 직접 연주에 참여하는 장면, 그리고 음악 만들기가 색다른 방식으로 아이들과 부모들의 소통을 유도하고 동기부여하는 장면일 것이다. 나는 구성원들이 잘 참여하지 않거나 산만한 장면보다는 성공적이고 긍정적인 순간을 선택하는 경향이 있다. 아이와 부모가 소통에 실패한 순간에 집중하기보다는 긍정적인 장면을 보면서 자신감과 희망을 얻을 수 있다고 생각한다. 흥미로운 의견과 토론을 이끌어 내기 위해서 미리 영상 클립을 선택하고 준비하기는 하지만 특정 순간을 보고 싶다는 부모들의 요청에 대해서도 나는 언제나 열린 마음이다.

영상 속에서 사라와 올리를 포함한 모든 아이와 어른이 헬로송에 잘 반응하고 있다. 그리고 나는 멜라니와 롤라가 9월에 그룹을 시작할 당시 보다 헬로송에 더 잘 집중하고 있는 것 같다고 언급한다. 제니는 멜라니가 학기 초에 많이 아팠지만 이제 완전히 회복되었고, 전보다 더 좋은 집중을 보이는 것 같다고 한다. 나는 집에서 멜라니와 함께 노래를 부른다는 사라의 말을 상기시켰고, 제니는 이것이 멜라니의 집중력이 높아진 이유 중 하나 같다고 한다. 제니는 헬로송에 멜라니와 사라 모두가 반응했을 때 매우 감동받았다며 둘이 함께 즐길 수 있는 활동이 거의 없기 때문이라고 말한다. 나는 다른 사람들에게도 음악 그룹에서 했던 활동을 집에서 하는지 물어본다. 윌은 자신과 아내가 제이미와 함께 계속해서 발성과 노래를 하고, 할아버지와 할머니도 따라 하고 있다고 이야기한다. 카멘은 롤라에게 액션송을 불러 주고 비슷한 발음으로 라임도 하고 있다고 한다. 올리는 롤라가 지켜보는 동안 장난감 드럼 키트를 연주하는 것을 좋아하지만 롤라와의 교감을 어려워한다고 한다. 카멘은 올리가 음악 그룹에서 제이미를 잘 도와줘서 다행이라고 말하며 자신의 여동생인 롤라와도 그렇게 놀아 주었으면 좋겠다고 한다. 우리는 올리가 남자아이라서 어떤 면에서 제이미에게 호감을 갖는 것인지 혹은 제이미가 많이 좋아해 주기 때문에 좋아하는 것인지 궁금해한다. 윌은 제이미가 확실히 올리를 좋아한다고 확인해 주면서 아마도 제이미가 또래의 남자아이들을 많이 알지 못하기 때문일 수 있다고 추측한다. 제이미의 사촌들은 모두 나이가 많고, 대부분 여자아이라고 한다.

그룹 전체가 연주하는 영상을 시청한다. 제니는 〈터키행진곡〉이 몸을 움직이고 발을 구르고 싶게 해서 좋다고 한다. 멜라니가 그 느낌을 리듬적인 동작으로 표현하지 못하더라도 이 음악은 우리 모두에게 똑같이 영향을 줄 수 있다고 나는 설명한다. 어쩌면 이것이 멜라니가 어머니의 움직임을 바라보는 것을 좋아하는 이유일 수 있다. 이것은 재미있게 연주하는 부모의 모습을 아이들이 지켜보는 것이 얼마나 중요한지에 대한 대화로 이어진다. 우리는 아이들의 연주를 도와주는 것과 스스로 연주할 수 있도록 독려하는 것 사이의 균형에 대해서도 이야기한다. 세 명의 부모 모두 이제는 아이들과 연주할 때 이 두 가지 사이에서 자연스럽게 균형을 잡고 있으며, 크리스마스 직전에 했던 첫 번째 영상 리뷰 때보다 이 부분에 대한 걱정이 줄었다고 말한다. 윌은 제이미가 오른팔을 더 잘 조절하고 있고, 전보다 더 오래 말렛을 쥐고 있을 수 있으며, 더 크게 연주하는 것 같다고 느낀다. 이제는 내가 제이미의 움직임에 맞추어 연주하는 것이 아니라 분명히 제이미가 음악의 박에 맞춰 움직인다는 데 우리는 의견을 같이한다.

카멘이 롤라와 내가 피아노 솔로 연주를 하던 순간을 로지가 촬영했는지 묻는다. 나는 그렇다고 대답한 후 함께 영상을 본다. 롤라가 피아노 연주에 얼마나 잘 참여했는지 지켜보는 것은 정말로 신나는 일이다. 롤라가 연주를 굉장히 좋아하는 것으로 보이지만 언제 또 이렇게 잘 참여할 수 있을지 예측하기 어렵다는 좌절감에 대해서도 이야기를 나눈다. 분명히 롤라에게 기회를 더 제공하겠지만 일관되게 반응하지 않더라도 어쩔 수 없다는 것을 받아들여야 할 것 같다고 나는 말한다. 그럼에도 불구하고 우리는 부활절 이후에 롤라와 카멘이 이와 같은 피아노 교류를 재현할 수 있을지 알아보기로 한다. 윌은 아이와 부모가 짝을 바꾸어 듀엣 연주를 하면 아이들이 어떻게 반응할지 궁금해한다. 우리는 다음 세션에 이 활동을 포함시키기로 한다. 제니는 멜라니가 힘들어할 수도 있지만 어머니나 치료사가 아닌 다른 어른과 교류하며 자신감을 얻는 것이 좋을 것 같다고 한다.

우리는 세션 마지막에 펠트 조각을 흔들다가 그룹 주변으로 던졌던 영상 클립을 시청한다. 제니가 멜라니의 얼굴에 천 조각이 닿지 않게 흔드는 모습을 보면서 나는 이 방법이 얼마나 적절했는지를 언급한다. 제니는 신체 접촉으로 멜라니를 불편하게 하지 않으면서도 멜라니와 함께 즐길 수 있는 방법을 찾은 것이다. 나중에 멜라니가 우연히 천 조각을 발로 찼던 것은 그룹 전체가 천 조각을 날리는 아이디어로 발전했다. 부모가 자녀의 필요와 요구에 끊임없이 적응하고 맞춰야 할 뿐만 아니라 아이 자체가 새로운 아이디어와 제안점을 보여 줄 수 있으므로 그들을 잘 관찰하고 경청하는 것이 중요하다. 멜라니의 얼굴에 천 조각이 떨어졌을 때 제니의 장난스러운 농담으로 멜라니가 그 상황을 잘 넘겼다는 사실을 로지가 상기시킨다. 로지는 교실에서 멜라니가 이런 식으로 반응하는 것을 본 적이 없다고 이야기한다.

세션 영상 리뷰의 목적

각 아동의 진보 상황을 점검하는 것 외에도 부모가 그룹에서 자녀와 어떻게 상호작용을 하고 있는지 그리고, 그룹에서 발생하는 상황적 측면들이 가정이나 학교에서 어떻게 활용될 수 있는지에 대해 대화를 나눌 수 있다. 나는 음악치료 그룹의 목적, 음악 만들기를 통해 흥미 유발과 동기부여가 가능한 이유, 각 아동을 위해 설정한 목표를 달성하기 위해 세션을 활용하는 방법에 대해 상기시킬 수 있다.

그룹에서 자녀를 돌봐야 하는 의무감 없이 자유롭게 질문하고 걱정을 표현할 수 있는 부모 전용 시간을 가짐으로써 내가 부모들을 보다 효과적으로 지원하는 것이 가능할 것이며, 아동들의 필요를 해결하기 위해 우리는 잘 협력할 수 있을 것이다.

음악활동

다음은 중증장애아동과 함께 일하는 음악치료사에게 유용할 수 있는 활동들이다. 이 장의 앞 부분에서 여기에 소개한 아이디어들에 대해 설명했다. 일부는『피리 부는 사나이』(Bean & Oldfield, 1991)에 기술한 활동들과 유사하다. 음악활동을 위한 영감은 종종 세션 도중에 아이들로부터 오며, 사전에 세운 세션 계획은 그 순간에 변경되거나 확장될 수가 있다.

대략적으로 그룹세션에서 진행 가능한 순서대로 활동들을 다음과 같이 나열했다. 1회의 세션을 위해서 음악치료사는 이 중에서 몇 가지만 선택하도록 한다.

활동 목록

- 우쿨렐레 헬로송
- 이름 리듬찬트
- 흔들리는 기타
- 테마와 변주
- 합동 솔로 연주
- 클라리넷과 흔들흔들
- 휠체어 댄스
- 위아래
- 날아다니는 심벌즈
- 춤추는 어른들
- 점프하는 음악치료사

- 숨어 있는 클라리넷 연주자
- 소품을 사용한 액션송
- 흔들어!
- 비행하는 색깔들

우쿨렐레 헬로송[1)]

그룹 중증장애아동

세션 내 순서 세션을 시작할 때

목표

- 음악 그룹의 시작을 인식하도록 친숙함과 편안함 제공하기
- 그룹에서 자신과 타인에 대한 인식 높이기
- 경청기술 개발하기
- 선택 능력 향상시키기

도구

- 휠체어를 위한 공간, 아동과 성인이 앉을 수 있는 작은 의자
- 그룹의 인원수에 맞는 다양한 색상의 우쿨렐레

설명

- 그룹이 원형으로 모여 앉는다. 음악치료사는 우쿨렐레를 들고 노래의 첫 소절을 두 차례 부른다. 음악치료사는 소통적인 방식으로 아동들을 둘러보며 명확하면서도 자신 있고 즐겁게 노래해야 한다. 때로는 잠시 멈춰서 아동이 치료사를 바라 볼 시간을 주기도 한다. 아동이 알아보고 미소를 지으면 미소로 반응하며 "안녕!"이라고 말할 수 있다.

1) 『플루트, 아코디언 또는 클라리넷?(Flute, Accordion or Clarinet?)』(Oldfield, Tomlinson, & Loombe, 2015)의 공동 저자인 나의 동료 던 룸베(Dawn Loombe)가 그녀의 헬로송 활동을 여기에 사용할 수 있도록 허락해 주었다.

- 다양한 색의 우쿨렐레를 원 가운데 바닥에 모아 놓고 아동이 원하는 것을 선택하도록 안내한다. 일부 아동의 경우에 치료사 또는 부모, 도움교사가 두 가지 색상의 우쿨렐레를 아동에게 가져가서 양손에 하나씩 들고 보여 준다. 자신이 원하는 우쿨렐레를 응시하도록 아동을 독려한다.
- 그룹 구성원 모두가 우쿨렐레를 선택하면 음악치료사는 노래에 각 아동의 이름을 넣어 불러 준다. 도움교사와 부모는 지금 누구에게 노래를 불러 주고 있는지 손으로 가리키거나 바라보도록 아동들을 독려한다. 마지막에는 음악치료사가 다시 한번 모두에게 인사하는 것으로 마무리한다.

관찰

- 음악치료사는 "안녕……" 노래를 하고 잠시 멈춰서 자발적으로 인사하기를 원하는 아동 또는 어른이 있을 때까지 기다릴 수 있다.
- 우쿨렐레를 휠체어 테이블이나 아동이 닿을 수 있는 가까운 책상 위에 놓을 수 있다. 일부 아동을 위해 부모나 도움교사가 우쿨렐레를 들어 주어야 하고, 손이나 손가락으로 현을 튕기도록 독려해야 할 수 있다.
- 음악치료사는 세션이 시작되기 전에 모든 우쿨렐레를 조율하는 시간을 가진다.

변형

- 이 활동은 우쿨렐레 없이 진행할 수 있는데, 음악치료사가 기타로 반주하면서 각 아동에게 노래를 불러 주는 것만으로 진행할 수도 있다.

우쿨렐레 헬로송

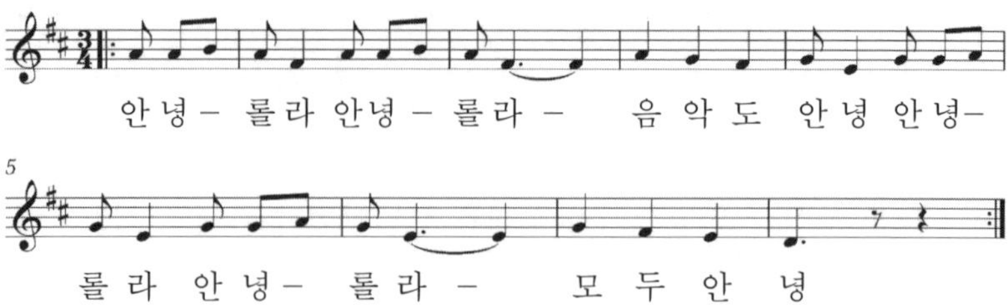
안 녕 – 롤 라 안 녕 – 롤 라 – 음 악 도 안 녕 안 녕–
5
롤 라 안 녕– 롤 라 – 모 두 안 녕

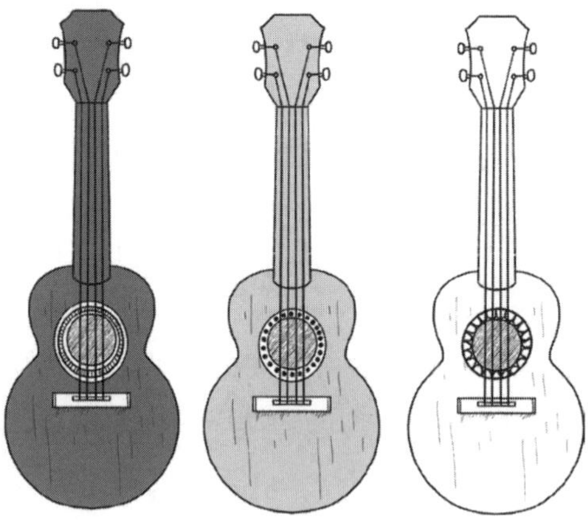

이름 리듬찬트

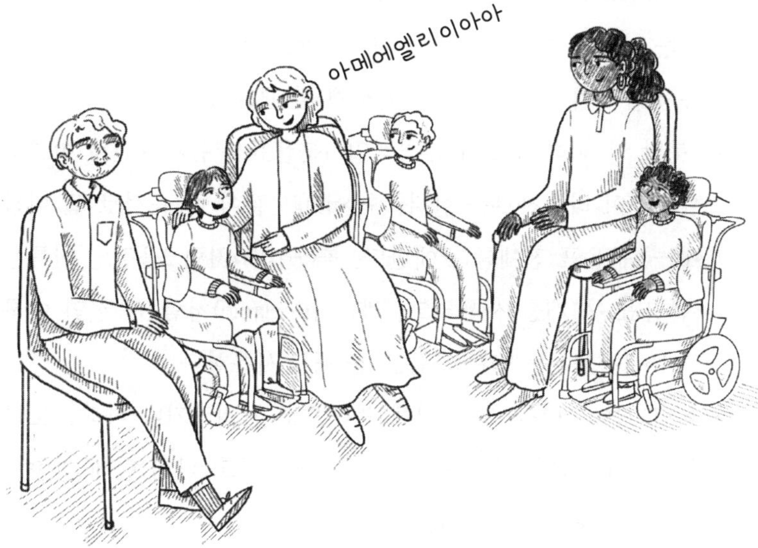

그룹 중증장애아동

세션 내 순서 세션을 시작할 때

목표

- 그룹에서 자신과 다른 사람에 대한 인식 높이기
- 경청기술 개발하기

도구

- 휠체어를 위한 공간, 아동과 성인이 앉을 수 있는 작은 의자

설명

- 그룹이 원형으로 앉는다. 음악치료사는 오른쪽에 있는 사람을 가리키며 천천히 이름을 명확하게 말한다. 그 사람의 오른쪽에 있는 사람의 이름도 똑같은 방식으로 불린다. 원을 한 바퀴 돌아서 음악치료사의 이름을 말하게 될 때까지 계속한다.
- 1분당 약 50박 정도의 규칙적인 4분음표를 유지하면서 이름을 사용하여 리듬찬트를 한다. 수(Sue)와 같이 한 음절로 된 이름에는 4분음표 전체를 할애한다. 롤라(Lola)처럼 2음절인 이름은 8분음표 두 개를 사용하고, 멜라니(Melanie)처럼 3음절인 이름은 16분음표 두 개와 8분음표 한 개를 사용한다.
- 호명되는 사람을 그룹 전체가 손으로 가리키거나 바라보도록 독려한다. 음악치료사는 원을 두 바퀴 돌고 나면 반대 방향으로 돌아가도록 제안한다.

관찰

- 이름의 리듬이 항상 음절 수와 정확하게 맞는 것은 아니며 이름에서 강세가 어디에 있는지에 따라 영향을 받을 수 있다. 예를 들어, 아멜리아와 엘리자베스와 같이 4음절인 경우에는 첫 음절보다는 두 번째 음절에 강세가 있다. 따라서 첫 음절(아멜리아는 아, 엘리자베스는 엘)은 가볍게 소리 내고, '멜리아'와 '리자베스'는 16분음표 두 개와 8분음표 하나를 차지하게 된다.
- 음악치료사는 되도록 정확한 박을 유지하면서 아동들을 관찰하되 아동들이 이름을 따라하는 방식에 맞추기 위해 노력한다.
- 목소리를 살짝 높여서 각각의 이름을 강조할 수 있다.

변형

- 음악치료사는 천천히 시작하여 점차 속도를 높이거나 템포를 몇 차례 바꿀 수 있다.
- 음악치료사는 일부러 이름을 섞어 부르거나 완전히 새로운 이름을 만드는 등의 실수를 하여 아동들이 알아차렸는지를 확인하기 위해 멈출 수 있다.
- 원 안에서 어른이나 아동의 위치를 변경할 수 있고, 새로운 배치에 따라 이름의 순서도 바뀐다.
- 음량이 큰 메트로놈을 추가적으로 사용할 수 있다.

흔들리는 기타

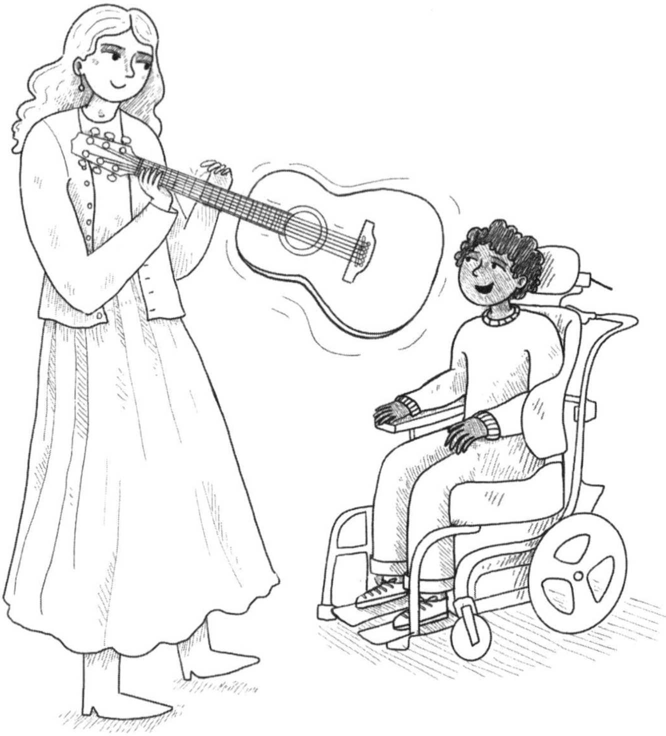

그룹 중증장애아동

세션 내 순서 세션 초반부

목표

- 그룹 내의 자신과 다른 사람에 대한 인식 키우기
- 경청기술 개발하기

• 개별 연주를 위한 자신감 키우기

도구

• 휠체어를 위한 공간, 아동과 성인이 앉을 수 있는 작은 의자
• 음악치료사를 위한 기타

설명

• 그룹은 가운데 공간을 두고 큰 원형으로 앉고, 음악치료사는 기타를 가지고 원 안으로 간다. 기타가 바닥에서 50cm가량 떨어진 상태로 지판 상단의 목 부분을 오른손으로 잡는다.
• 음악치료사는 왼손으로 개방현을 튕긴 후에 기타를 시계추처럼 좌우로 부드럽게 흔들어서 크게 공명하도록 한다. 원 주변을 천천히 돌면서 계속 현을 튕기고 기타를 흔든다. 또한 기타의 개방현 음정(E, A, D, G, B)을 사용하여 펜타토닉 음계로 즉흥적인 노래를 만들어 부른다. “소리가 들리나요? 디리링 디리링. 기타 소리가 들리나요?”라고 노래한다.
• 몇 분 후에 이번에는 기타를 조금 더 높이 흔들어서 한 아동의 무릎에 살짝 닿도록 한다. 음악치료사는 그 아동에게 기타줄을 치도록 독려하고, 기타 중앙의 빈 공간에 대고 아동의 이름을 불러서 반향이 울려 퍼지도록 한다. 음악치료사는 원 가운데로 돌아가서 다시 기타를 흔들고 개방현 연주를 하면서 펜타토닉 음계로 노래를 부른다. 이번에는 다른 아동의 무릎에 기타가 살짝 닿게 한다. 이 과정은 모든 아동에게 자기 차례가 한 번씩 올 때까지 계속된다.

관찰

- 아동마다 기타를 치는 데 필요한 도움의 수준이 다를 것이므로 음악치료사는 각 아동에게 맞게 조정하도록 한다.
- 때로는 아동이 기타가 자신의 무릎에 닿는 것을 힘들어 하거나 원하지 않을 수 있다. 따라서 음악치료사가 아동 대신에 기타를 들고 있거나 단순히 노래만 불러 주어야 할 수도 있다.
- 음악치료사가 부모나 도움교사에게 먼저 노래를 불러 주고 기타를 치도록 함으로써 어떻게 하는지 시범을 보여 준다면 아동이 안심할 수 있을 것이다.

변형

- 음악치료사는 아주 조용하고 느리게 기타 연주와 흔들기를 시작해서 점차 속도를 높이고 음량을 더 크게 할 수 있다.

테마와 변주

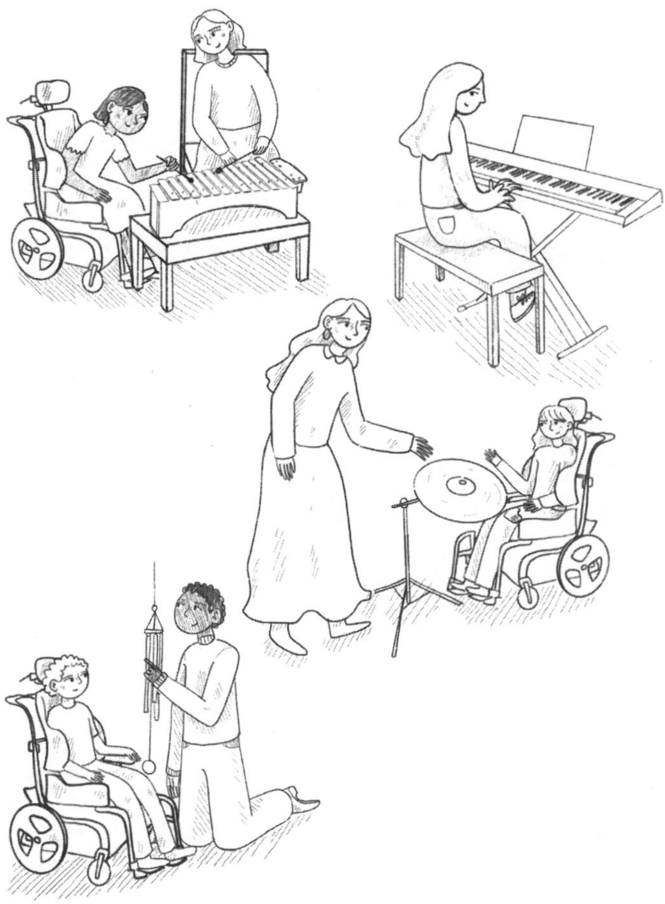

그룹 중증장애아동

세션 내 순서 세션 초반부 도입활동 이후

목표

- 아동이 연주와 그룹 음악 만들기에 참여하도록 동기부여하기
- 악기 연주에서의 신체적 어려움 극복과 운동기술 향상시키기

도구

- 휠체어를 위한 공간, 아동과 어른이 앉을 수 있는 작은 의자
- 각 그룹 구성원을 위한 악기들
- 음악치료사를 위한 피아노 또는 좋은 음질의 키보드

설명

- 각 그룹 구성원이 연주할 악기가 있고, 악기가 모든 아동의 손에 쉽게 닿을 수 있도록 배치되면(예: 아동의 휠체어 옆 높은 테이블에 실로폰 놓기, 윈드차임이나 심벌즈를 천장에 매달기) 음악치료사는 피아노로 가서 전체가 함께 연주하도록 독려한다. 이때 모차르트 〈터키행진곡〉의 시작 부분(이 장의 앞부분 설명 참조)이나 〈주정뱅이 선원〉[2)]또는 〈캉캉〉과 같이 리듬감 있고 활기차면서 아동들이 쉽게 알 수 있는 곡을 연주한다. 몇 분간 그룹 연주를 진행한다.
- 음악치료사는 그룹을 뒤돌아보며 한 아동이 연주하는 방식에 맞춰 피아노로 변주를 한다. 예를 들어, 템포를 늦추거나 점점 빠르게 또는 더 작게 연주한다. 음악치료사는 "따라 해요, 존을

---

2) 역자 주: 아일랜드 민요 〈주정뱅이 선원〉의 영어 제목은 〈Drunken Sailor〉 또는 〈What Shall We Do with the Drunken Sailor?〉이다. 도리안 모드의 리듬적이고 경쾌한 노래로, 절도 있는 동작의 아일랜드 로버 댄스에 자주 사용된다. YouTube 등의 스트리밍 웹사이트에서 관련 영상을 쉽게 찾아볼 수 있다.

따라 해요, 우리 모두 존을 따라 해 볼까? 드럼 치는 존을 따라 해요"라고 노래한다. 몇 분간의 변주 후 원래의 음악적 주제로 돌아왔다가 또 다시 다른 아동에게 맞춰 변주를 한다. 이러한 연주의 구조를 노래로 명확하게 안내하면서 그룹의 참여를 유도한다. 끝으로 간단한 버전의 원곡을 연주하고 음악을 분명하게 마친다.

관찰

- 음악치료사가 특정 아동을 반영하여 연주하고 있다는 사실을 인식하지 못하는 아동이 있을 수 있고, 그 아동의 방식을 따라서 연주하는 것이 어려울 수도 있다. 그러나 그룹이 따라 하도록 지목된 아동이 자신이 무대의 주인공이고, 그룹에서 특별한 역할을 하고 있다는 것을 알아차린다면 이것은 문제가 되지 않는다. 그룹이 누구를 따라서 연주해야 할지는 부모나 도움교사가 직접 알려 줌으로써 해결할 수 있다.
- 부모나 도움교사가 한 아동을 도와주며 같이 연주하고 있다면 음악치료사는 두 사람의 이름 모두를 가사에 넣어 노래를 부른다.

변형

- 때로는 두 명의 아동이 큰 오션드럼이나 윈드차임과 같은 악기를 공유하면서 연주할 수 있다. 음악치료사는 함께 연주하며 그룹을 리드하는 두 명의 아동에 대해 노래한다.

합동 솔로 연주

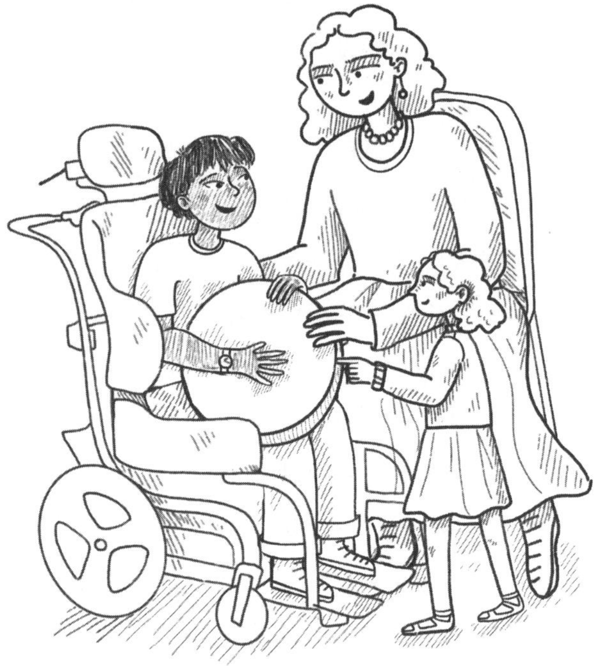

그룹 중증장애아동

세션 내 순서 세션 초반부의 '테마와 변주' 이후 또는 동시에 적용

목표

- 악기 연주에서의 신체적 어려움 극복과 운동기술 향상시키기
- 그룹에서 자신과 다른 사람에 대한 인식 키우기
- 부모/도움교사의 도움으로 무대의 주인공이 되는 것을 즐기기
- 경청기술 개발하기

도구

- 휠체어를 위한 공간, 아동과 어른이 앉을 수 있는 작은 의자
- 그룹 구성원을 위한 악기들. 필요시 아동의 접근이 용이하게 배치하거나 연주가 가능하도록 개조함. 부모 또는 도움교사와 아동이 악기를 공유하면서 연주할 수 있음.
- 음악치료사를 위한 피아노 또는 좋은 음질의 키보드

설명

- 음악치료사는 그룹 전체 연주를 유도하며 피아노를 연주한다(앞의 '테마와 변주' 참조). 음악을 명확하게 마치면서 그룹도 연주를 멈추도록 독려한다.
- 누가 솔로로 연주하고 싶은지 물어보고 아무도 자원하지 않으면 아동과 부모/도움교사 한 쌍이 음악치료사의 피아노 연주에 맞추어 솔로 연주를 하도록 유도한다. 이와 같은 합동 솔로 연주를 하는 동안 다른 구성원들은 연주하지 않도록 한다. 음악치료사는 아동과 부모/도움교사의 합동 솔로 연주에 잘 어울리는 곡을 연주하기 시작하고 그들의 연주 방식에 맞추어 음악을 변주한다. 음악치료사는 각 아동의 그룹 목표와 이전의 연주 방식, 강점과 어려움에 따라 각각의 솔로 연주 팀에게 어떻게 지시하고 격려해야 할지 알 수 있을 것이다.
- 합동 솔로 연주를 명확하게 마치고 음악치료사와 그룹의 구성원들은 솔로 연주자들에게 박수를 보낸다. 가능하다면 아동과 도움교사가 고개 또는 허리를 숙여 인사할 수 있다.
- 음악치료사는 그룹 전체 연주를 위한 음악적 주제(앞의 '테마와 변주' 참조)로 돌아간다. 다시 다른 한 쌍을 합동 솔로를 위해 초

대하는 방식으로 활동이 계속된다. 그룹의 전체 연주로 활동을 마무리한다.

관찰

- 아동과 부모가 악기를 가지고 이동하는 것이 가능하다면 합동 솔로 연주를 위해 원 가운데로 가서 아동이 무대의 주인공임을 더 확실히 알 수 있게 한다. 나머지 그룹 구성원이 그들의 연주를 경청하도록 유도한다.
- 네 명 이상의 아동이 있는 경우라면 모두가 솔로 연주의 기회를 갖기에는 시간이 부족할 수 있다. 음악치료사는 솔로 연주에서 제외된 아동이 세션의 다른 부분에서 그룹을 이끌 수 있는 기회를 제공해야 한다.

변형

- 솔로의 중요성을 강조하기 위해 독주자를 레드카펫이나 작은 매트 위로 초대할 수 있다.

클라리넷과 흔들흔들

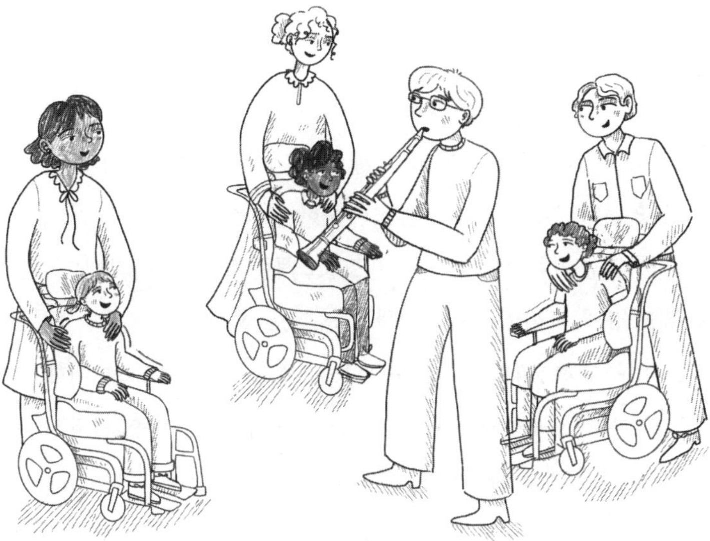

그룹 중증장애아동

세션 내 순서 움직임과 음악

목표

- 신체적 긴장을 풀고 부모/도움교사의 물리적 지원 허용하기
- 운동 조절 향상시키기
- 음악에 맞춰 의욕적으로 몸을 움직이고 즐기기

도구

- 휠체어를 위한 공간, 아동과 어른이 앉을 수 있는 작은 의자, 성인이 이동할 수 있는 공간을 확보하고 의자와 휠체어 배치하기

- 음악치료사가 이동하며 연주할 수 있는 클라리넷 또는 다른 단선율 악기

설명

- 그룹이 원형으로 앉는다. 음악치료사가 클라리넷을 들고 원 가운데로 간다. 6/8 박자의 경쾌한 선율을 연주하면서 몸을 좌우로 흔든다. 계속 움직이면서 비슷한 음악적 스타일로 "우리 모두 흔들 흔들, 다 같이 흔들어"라고 노래를 부르기 시작한다.
- 부모/도움교사가 아동 앞에서 좌우로 흔드는 동작을 시범으로 보여 주도록 한다. 그다음 부모/도움교사가 아동의 어깨를 가볍게 잡아 주는 등 몸을 흔들 수 있게 돕는다. 음악치료사는 계속 움직이면서 클라리넷 연주와 노래를 번갈아 가며 한다. 아이들과 함께 어른들도 몸을 움직인다.
- 팔과 머리, 다리, 발의 순으로 흔드는 동작을 진행한다.

관찰

- 각 아동에 대해 잘 알고 있고, 적합한 방식으로 신체 움직임을 도와줄 수 있는 어른이 물리적인 지원을 하도록 한다.
- 어떤 아동은 도움이 전혀 필요 없고, 어떤 아동은 많이 필요할 수 있다. 따라서 다양한 수준의 도움과 독려가 요구된다.

변형

- 음악치료사는 흔드는 움직임의 속도를 다양하게 조절하고, 아동들의 자연스러운 리듬에 맞출 수 있다.

휠체어 댄스

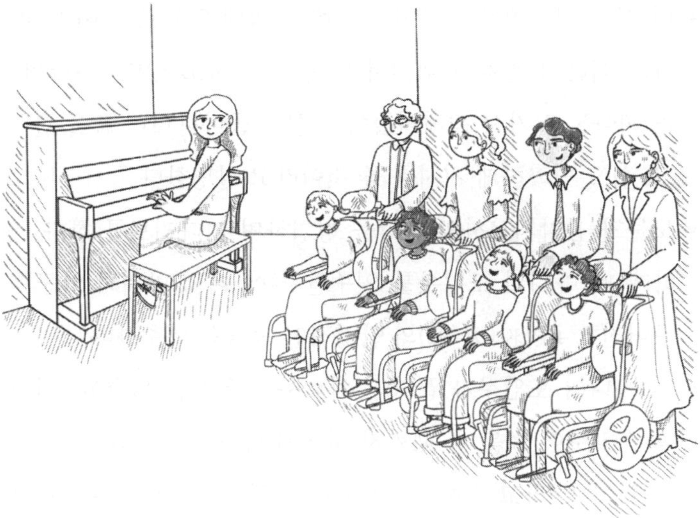

그룹 중증장애아동

세션 내 순서 움직임과 음악

목표

- 그룹에서 자신과 다른 사람에 대한 인식 키우기
- 구조적인 춤곡의 다양한 악구를 인식하고 즐기기
- 숫자 세기 연습하기

도구

- 레크리에이션 홀과 같이 넓고 정돈된 공간, 모든 아동을 위한 휠체어, 음악치료사를 제외하고 휠체어 수만큼의 성인

- 음악치료사를 위한 피아노 또는 좋은 음질의 건반

설명

- 네 개의 휠체어가 음악치료실 한쪽 벽에 일렬로 놓여 있다. 각각의 어른이 휠체어 뒤에서 밀 준비를 하고 있다. 음악치료사는 피아노로 가서 휠체어들이 교실을 돌아다니며 춤을 출 것이고, 쉽고 명확하게 지시를 줄 것이라고 설명한다.
- 모두가 음악치료사의 음악을 청취하며 기다리도록 한다. 명확하게 네 마디의 도입부를 연주한 후에 여덟 마디의 악구로 이루어진 2/4 박자(♩=92)의 안정적인 춤곡을 연주한다.
- 네 마디의 도입부가 끝나면 치료사는 음악을 멈추고 "이제 음악에 맞추어 '8'을 셀 때까지 천천히 앞으로 갑니다. 그리고 멈출 거예요."라고 말한다. 각 마디의 첫 번째 박에 큰 소리로 숫자를 세면서 첫 여덟 마디를 연주한다. 여덟 마디가 끝나면 "멈춰."라고 외친 후 "이제 반대 방향으로 돌아 주세요."라고 한다. 모두가 방향을 바꿀 때 음악치료사는 피아노로 큰 음량의 글리산도를 연주한다. 그다음 다시 춤곡을 연주한다. 또 다시 여덟 마디를 세면 모든 휠체어가 뒤돌아 원래의 자리로 간다. 이 과정을 계속 반복한다.
- 두 대의 휠체어가 교실을 가로질러 양쪽 끝으로 가도록 하고, 나머지 사람들은 손뼉을 친다. 교실의 양 끝에 도착한 휠체어가 뒤로 돌면 음악치료사는 "숫자 8을 세는 동안 두 대의 휠체어는 중간에서 만날 때까지 천천히 앞으로 갑니다."라고 말한다. 두 휠체어가 교실 한가운데에 도착하면 다시 숫자 8을 세는 동안 아이들끼리 손뼉을 마주치거나 서로의 휠체어를 두드릴

수 있다. 그다음 두 휠체어가 바깥쪽을 향해 돌아서고 숫자 8을 세는 동안 처음에 있던 위치로 돌아간다.

• 이번에는 다른 두 아동의 휠체어가 교실의 양쪽 끝으로 이동하여 앞의 과정을 반복한다.

관찰

• 앞의 설명은 4명의 아동을 기준으로 한 것이다. 충분한 공간과 휠체어를 밀어 줄 인원이 확보된다면 2~8명의 아동과 진행이 가능하다.

• 짝수의 아동과 시행하는 것이 수월하지만 두 대의 휠체어가 반대 방향에서 오는 한 대의 휠체어와 만나도록 응용할 수 있다.

• 어른들과 아이들이 숫자를 크게 세고 휠체어의 방향을 전환할 때 목소리로 글리산도를 표현하도록 독려한다.

• 아동들이 손뼉을 마주치는 데 도움이 필요할 수 있다. 대신에 다른 상호작용 방법을 활용할 수도 있다.

변형

• 다양한 동작을 넣을 수 있지만 아동들과 어른들이 따라 할 수 있을 만큼 쉽고 반복적이어야 한다.

• 다양한 음악적 변화와 템포 변화를 만들 수 있으나 박자와 악구 구조는 명확하게 유지해야 한다.

위아래[3)]

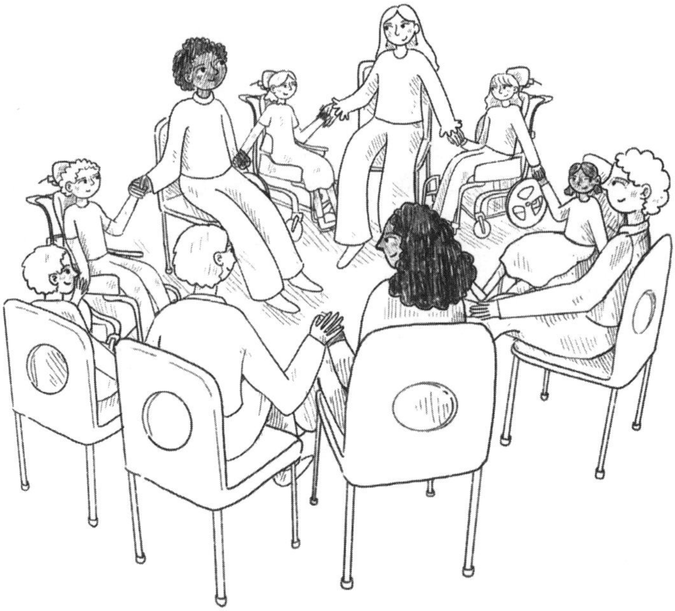

그룹 중증장애아동

세션 내 순서 움직임과 음악

목표

- 운동 조절과 공간 인식 향상시키기
- 목소리 사용 독려하기
- 위, 아래 개념 인식하기

3) 이 활동은 『피리 부는 사나이』(Bean & Oldfield, 1991)에 포함되어 있다.

도구

- 휠체어를 위한 공간, 아동과 어른이 앉을 수 있는 작은 의자

설명

- 그룹이 원형으로 앉고 어른들은 아동들 사이에 자리한다. 음악치료사는 모두가 서로 손을 잡도록 제안하고 조용해질 때까지 기다린다. 음악치료사는 낮은 음정에서 큰 목소리로 "우" 소리를 내기 시작해서 천천히 양손을 올리면서 상행하는 글리산도를 만든다. 손이 완전히 위로 올라가면 "우" 소리는 "위"라는 단어로 바뀐다. 그룹 전체가 음악치료사의 동작을 따라 하며 목소리를 사용하도록 독려한다.
- 모두 손을 위로 올린 채 음악치료사는 높은 음정에서 "우"를 소리 내기 시작하여 아래로 내려오는 글리산도를 만들고, 마지막에 "아래"라는 단어를 말한다. 이때 음악치료사는 얼굴을 무릎에 대고 두 손을 최대한 낮춰서 움직임의 방향을 강조한다. 이 일련의 동작을 여러 차례 반복한다. 음악치료사는 움직임과 목소리의 빠르기에 변화를 줄 수 있다.
- 그다음 〈하늘의 뱃노래〉[4]와 같이 상행하는 선율의 느린 노래를 부른다. "우리는 위로 올라가요, 이제는 내려가요"와 같은 가사로 변형한다.

---

4) 역자 주: 〈하늘의 뱃노래〉는 〈Sky Boat Song〉이라는 제목의 스코틀랜드 민요로 많은 작가와 음악가에 의해 다양한 가사와 음악으로 재탄생했으며, TV 및 영화 등의 매체를 통해 세계적으로 잘 알려져 있다. 버전에 따라 6/8 박자 또는 3/4 박자로 기보된 악보를 찾아볼 수 있다. 이 음악활동에서는 한 옥타브(장 8도)를 연속적으로 상행한 후 유유히 하행하는 이 노래의 선율 윤곽의 특징을 활용하여 "우리는 위로 올라가요. 이제는 내려가요"와 같은 가사의 즉흥적인 노래를 하도록 안내한다.

관찰

- 일부 아동은 손을 잡거나 팔을 올리는 것이 어려워서 동작을 변형해야 할 수 있다. 양팔 대신 한쪽 팔만 약간 올릴 수도 있다.
- 아동의 팔 움직임의 속도를 조절하며 활동을 진행할 수 있다. 음악치료사는 아동의 움직임을 따라 하되 그룹의 누구도 해당 동작에 대한 불편감이 없도록 주의를 기울인다.

변형

- 팔이 위로 올라갔을 때 '머리 톡톡 두드리기', 그리고 팔이 아래로 내려갔을 때 '발가락 간지럽히기'와 같은 동작을 추가할 수 있다.
- 아동들이 서로 손을 잡고 팔을 올리는 대신 큰 훌라후프나 원형으로 연결한 두꺼운 로프 또는 탄력밴드를 잡게 할 수 있다.

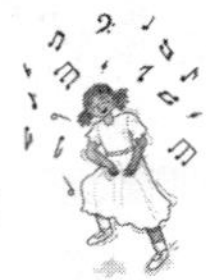

날아다니는 심벌즈[5)]

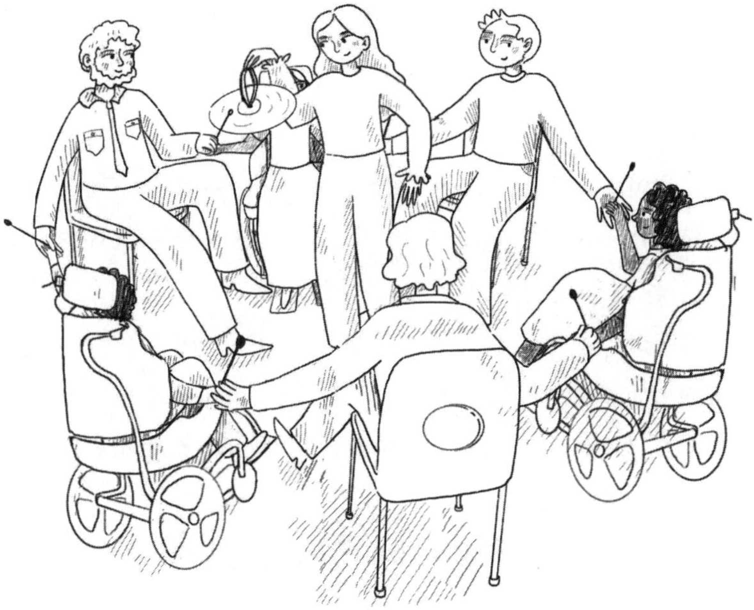

그룹 중증장애아동

세션 내 순서 움직임과 음악

목표

- 집중력 향상시키기
- 운동 조절 향상시키기

5) 이 활동은 『피리 부는 사나이』에 소개된 '날아다니는 접시'의 한 가지 변형과 유사하다 (Bean & Oldfield, 1991).

도구

- 휠체어를 위한 공간, 아동과 어른이 앉을 수 있는 작은 의자
- 줄이나 손잡이가 있는 큰 심벌즈, 아동당 2개 이상의 말렛과 여유분

설명

- 그룹이 원형으로 앉고 어른들은 아이들 사이에 앉는다. 음악치료사는 모두가 손을 잡도록 제안하고, 옆 사람과 맞잡은 손으로 한 개의 말렛을 함께 쥐도록 한다. 일부 아동의 경우 어른이 아동의 손을 부드럽게 감싸서 말렛을 잡는 것이 쉬울 수 있다.
- 음악치료사는 심벌즈의 손잡이를 잡고 아동들의 말렛이 쉽게 닿을 수 있는 높이로 들고 서 있는다. 그리고 원을 따라가며 심벌즈를 한 말렛에서 다음 말렛의 위치로 천천히 옮겨 간다.
- 그다음에는 원을 가로지르며 심벌즈를 공중으로 높이 올리면서 목소리로 글리산도와 "우" 등의 소리를 낸다. 심벌즈는 계속해서 날아다니면서 모든 아동에게 연주할 기회를 여러 차례 제공한다.

관찰

- 아동은 옆 자리의 어른으로부터 다양한 정도의 도움이 필요할 것이다. 아동이 심벌즈를 향해 스스로 움직이도록 도와주거나 약간의 신체적 지지를 제공하고 방향을 잡아 줄 수도 있다.
- 아동이 쉽게 심벌즈를 연주할수 있다면 음악치료사는 심벌즈가 그 아동을 미끄러지듯 빨리 지나가도록 하여 도전적인 과제로 만들 수 있다. 반대로 활동을 쉽게 변형해야 할 수 있는데,

아주 작은 움직임만으로도 소리가 나도록 심벌즈를 아동의 말렛 아래쪽에 들고 있는다.

변형

- 어른의 도움을 받으면서 한 아동이 심벌즈를 직접 들고 원을 한 바퀴 돌 수 있다. 이때 어른이 그 아동의 휠체어를 밀어 준다.

춤추는 어른들

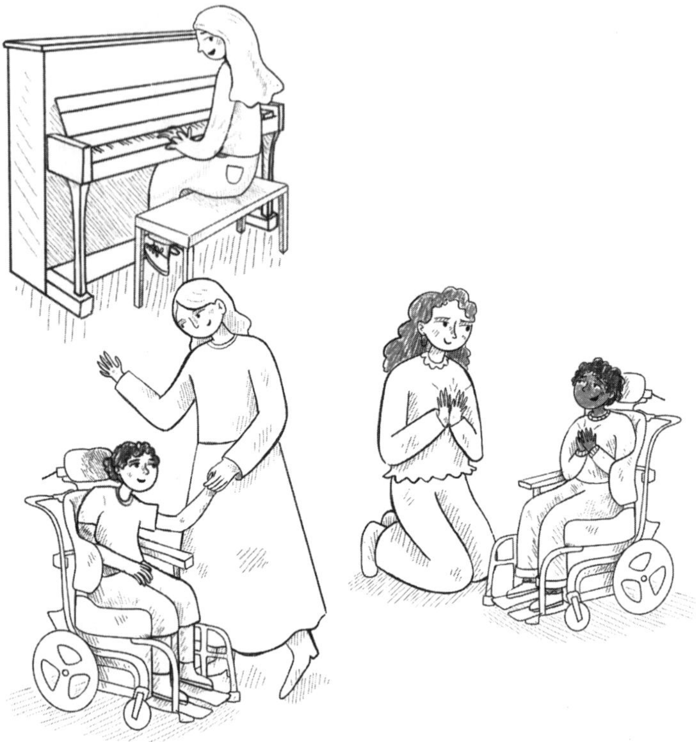

그룹 중증장애아동

세션 내 순서 움직임과 음악, 아동에게 주도권 부여하기

목표

- 집중력과 관찰력 향상시키기
- 어른들이 움직임을 시작하고 조절하는 것을 즐기기

도구

- 아동의 휠체어를 위한 공간, 아동용 의자
- 음악치료사를 위한 피아노 또는 좋은 음질의 키보드

설명

- 아동들은 2m 간격으로 앉고, 어른들은 아동들 사이에 서서 큰 원을 만든다. 음악치료사는 부모 또는 도움교사가 담당한 아동의 휠체어 주위를 걸을 수 있도록 피아노로 행진곡을 연주할 것이라고 설명한다. 음악이 멈추면 행진을 멈추고, 음악이 다시 시작되면 방향을 바꾸어 반대쪽으로 걷는다. 몇 분간 이 과정을 반복한다.
- 이번에는 빠르고 혼란스러운 스타일의 음악을 연주할 것이라고 안내한다. 이때 어른들은 원을 가로질러 뛰어다니면서 춤을 추고, 음악이 멈추면 가장 가까이에 있는 아동에게 가야 한다고 설명한다.
- 처음과 같은 방식으로 다시 행진곡을 연주하면 각각의 어른은 새로운 아동의 주변을 걷는다. 그리고 한 번 더 '혼돈의 달리기'를 한다. 그다음에 새로운 아동의 주변을 걷는 과정을 반복한다. 음악치료사는 음악을 마치고 어른들이 원래 담당한 아동에게 돌아가도록 요청한다.
- 그다음에 어른이 아동의 주변을 걸으면서 아동의 머리나 어깨 또는 손을 부드럽게 두드려 준다. 음악이 멈추면 음악치료사는 손뼉으로 어른의 움직임을 지시하는 법을 아동에게 설명한다. 근처에 있는 어른의 걸음 방향을 바꾸고 싶을 때 아동은 손뼉을 치거나 의자를 두드리도록 한다. 몇 분간 이런 방식으로 진

행한다. 음악이 완전히 끝나면 그룹은 춤을 춘 어른들에게 박수를 보내고, 어른들은 인사로 답례한다.

관찰

- 이 활동에는 음악치료사를 제외하고 아동의 수만큼 어른이 참여하는 것이 이상적이다. 하지만 인원이 부족하다면 한 명의 어른이 두 명의 아동 주변을 걸어다닐 수 있다.
- 아동의 주변을 춤추며 돌아다닐 때 어른 참여자는 아동과 소통하도록 한다. 음악이 멈출 때 놀란 표정을 짓거나, 크게 숨을 쉬거나, 아동의 바로 앞에 있을 때는 인사를 나눌 수 있다.
- 아동들이 어른들의 움직임을 통제한다는 것을 이해하지 못할 수 있으므로 처음에는 방향을 지시하기 위해 손뼉이나 의자를 두드릴 때 물리적인 도움이 필요할 수 있다.

변형

- 어른들이 뛰어다니고 자리를 바꾸는 단계를 생략하여 활동을 진행할 수도 있다.
- 음악치료사는 '혼돈의 달리기' 대신에 어른들이 천천히 이동할 수 있도록 느리고 평화로운 느낌의 왈츠를 연주할 수 있다.

점프하는 음악치료사

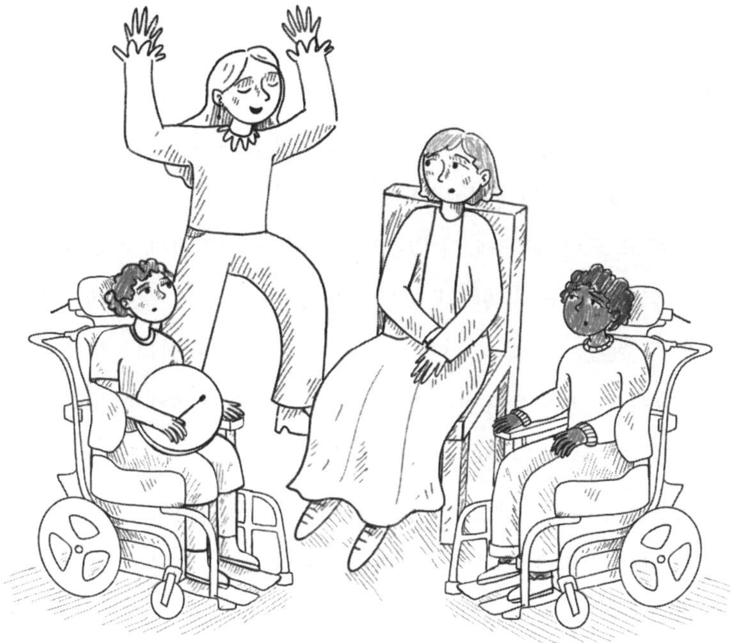

그룹 중증장애아동

세션 내 순서 움직임과 음악, 아동에게 통제권 부여하기

목표

- 운동 조절 향상시키기
- 어른들의 움직임을 지시하고 조절하는 것을 즐기기

도구

- 휠체어를 위한 공간, 아동과 어른이 앉을 수 있는 작은 의자
- 아동을 위한 큰북과 말렛, 큰 탬보드럼, 탬버린 또는 오션드럼

설명

- 그룹이 원형으로 모여 앉으면 어른들은 아동들 사이에 앉는다. 음악치료사는 한 어른 참여자 앞에 커다란 스탠딩드럼을 가져다 놓고 드럼 뒤쪽에 서 있는다. 그 어른 참여자에게 말렛을 주면서 드럼을 크게 한 번 치도록 요청한다. 드럼 소리에 치료사가 공중으로 펄쩍 뛰어오르기를 몇 차례 반복한다. 부모와 도움교사는 크게 웃으면서 방금 일어난 상황에 대해 아동들이 관심을 갖도록 유도한다.
- 드럼을 한 아동 앞으로 옮긴다. 말렛을 받은 아동이 드럼을 크게 쳐서 음악치료사를 점프하도록 만든다. 몇몇 아동에게 한 번씩 시도해 보도록 한다.
- 음악치료사는 큰 탬보드럼을 어른의 어깨 높이보다 조금 낮게 옆으로 들고, 한 어른 참여자가 손으로 탬보드럼을 치도록 한다. 그 참여자가 탬보드럼을 치면 음악치료사는 탬보드럼을 시계추처럼 반원으로 회전했다가 제자리로 돌아오게 한다. 그 참여자가 더 세게 탬보드럼을 치면 음악치료사는 탬보드럼을 크게 한 바퀴를 돌려서 제자리로 돌아오도록 한다.
- 이번에는 아동이 탬보드럼을 치면 음악치료사가 탬보드럼을 회전하도록 한다.

관찰

- 일부 아동은 탬보드럼 연주를 위해 특별히 개조된 말렛이 필요할 수 있다.
- 음악치료사는 탬보드럼의 높이와 위치를 조정하여 아동이 쉽게 연주할 수 있도록 돕는다.
- 어떤 아동은 어른의 도움이 필요할 수 있다. 도움교사와 함께 탬보드럼을 칠 수 있다.

변형

- 음악치료사가 동작을 시범 보인 후에 부모와 도움교사가 아동의 연주에 점프를 하거나 탬보드럼을 회전시킬 수 있다.

숨어 있는 클라리넷 연주자

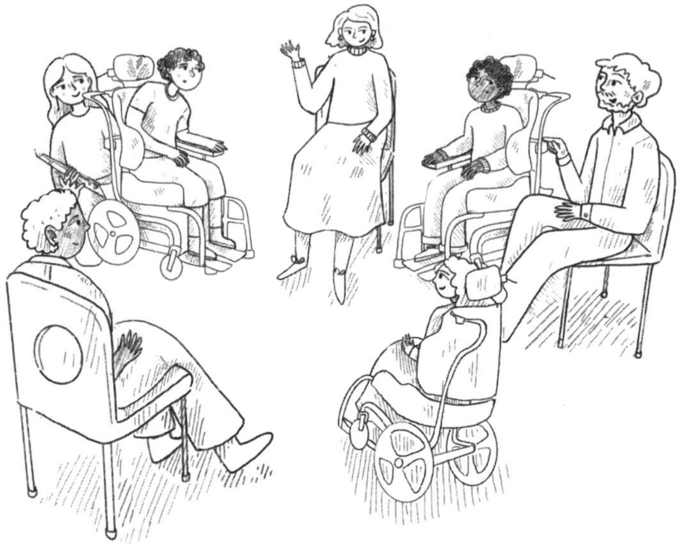

그룹 중증장애아동

세션 내 순서 아동에게 통제권 부여하기

목표

- 인식 및 관찰기술 개발하기
- 집중력 향상시키기

도구

- 휠체어를 위한 공간, 아동과 성인이 앉을 수 있는 작은 의자

- 음악치료사가 이동하며 연주할 수 있는 클라리넷 또는 다른 단선율 악기
- 아동이 쉽게 잡고 흔들 수 있는 몇 개의 종

설명

- 그룹이 큰 원형으로 모여 앉으면 어른들은 아동들 사이에 앉는다. 의자 사이로 한 명이 지나갈 수 있는 충분한 공간이 있고, 원 바깥쪽에도 최소 1.5m의 공간이 있어야 한다. 원 가운데에서 음악치료사가 클라리넷으로 행진곡을 연주하기 시작한다. 그런 다음 같은 조성과 음악적 스타일로 "행진해요, 행진해요, 교실을 행진합니다, 보고 있죠? 보고 있죠? 이제 멈출 거예요" 라며 노래를 부른다. 그리고 한 아동과 어른 사이에 멈춰 서서 모든 아동이 음악치료사가 어디에 있는지를 알고 주목할 때까지 기다린다. 다시 연주와 노래를 번갈아 하면서 아동들 사이와 원 안팎을 돌아다닌다.
- 이번에는 음악치료사가 한 아동의 뒤에 숨어서 아동들이 찾기를 기다린다. 그룹에 있는 다른 어른들이 "어디로 가셨지?" 하며 아동들이 음악치료사를 찾도록 독려한다. 음악치료사는 클라리넷으로 몇 개의 음을 소리 내서 찾기 쉽도록 한다. 이러한 숨바꼭질을 몇 차례 반복한다.
- 음악치료사가 원 가운데에서 행진곡을 연주하는 동안 도움교사가 직접 다른 사람 뒤에 숨거나 아이 중 한 명이 숨을 수 있게 도와주도록 한다. 음악치료사는 연주와 행진을 하다가 멈추고는 사라진 사람이 어디로 갔는지 그룹에게 물어본다. 그리고 숨어 있는 어른이나 아동이 가지고 있던 종을 울려서 그룹이

찾을 수 있도록 돕는다.

관찰

- 어떤 아동은 클라리넷 연주자나 숨어 있는 사람을 찾는 것이 매우 쉬울 수 있고, 어떤 아동은 어른의 도움이 필요할 수 있다. 쉽게 찾는 아동에게는 더 찾기 어렵게 하고, 어려워하는 아동에게는 찾기 쉽게 만든다.

변형

- 그룹의 규모가 크고 공간이 충분히 넓다면 여러 명의 어른 또는 아동이 동시에 숨을 수도 있다.

소품을 사용한 액션송

그룹 중증장애아동

세션 내 순서 세션 후반

목표

- 운동 조절 향상시키기
- 목소리 사용 독려하기
- 기초적인 숫자 세기

도구

- 휠체어를 위한 공간, 아동과 성인이 앉을 수 있는 작은 의자
- 음악치료사를 위한 기타
- 개구리 장갑 인형, 개구리 봉제 인형, 아동이 삼키지 않을 크기의 안전한 플라스틱 개구리 장난감

설명

- 그룹이 원형으로 모여 앉으면 어른들은 아이들 사이에 앉는다. 한 명의 어른과 아동이 짝을 지어 개구리 소품을 갖고 있는다. 음악치료사는 개구리 노래를 부를 것이고, 참여자들은 개구리가 노래 속의 동작을 할 수 있게 도와줘야 한다고 설명한다.
- 음악치료사는 기타로 반주하며 천천히 표현적으로 노래를 부른다. 아동들이 가사에 맞는 율동을 하면서 음악치료사와 함께 목소리를 내고 노래하도록 독려한다. 개구리가 "냠냠냠" 소리

를 내는 부분에서는 먹는 듯한 몸짓을 하면서 배를 문지르도록 한다. 그리고 개구리의 수를 세는 것을 도와준다.

관찰

- 어떤 아동은 휠체어 팔걸이 위에 놓인 다섯 개의 플라스틱 개구리를 한 개씩 차례대로 자신의 무릎 위로 점프시킬 수 있다. 어떤 아동은 이러한 동작을 수행할 수 없더라도 개구리 인형이 자신의 무릎에 올라오는 것을 좋아할 것이다.

변형

- 숫자 세기를 위한 액션송 〈다섯 마리 아기오리 수영 갔네〉[6]와 〈침대에서 뛰노는 다섯 아기원숭이〉를 오리와 원숭이 등 적합한 소품을 사용하여 진행할 수 있다.

---

6) 역자 주: <다섯 마리 아기 오리 수영 갔네> 노래의 원제목은 <Five Little Ducks Went Swimming One Day>이고, <침대에서 뛰노는 다섯 아기 원숭이>의 원제목은 <Five Little Monkeys Jumping on the Bed>이다. 두 노래 모두 <Hush Little Bady>라는 영어권에서 잘 알려진 자장가와 동일한 선율을 사용하며, YouTube 등 스트리밍 웹사이트에서 쉽게 들어볼 수 있다.

통나무 위 다섯 개구리

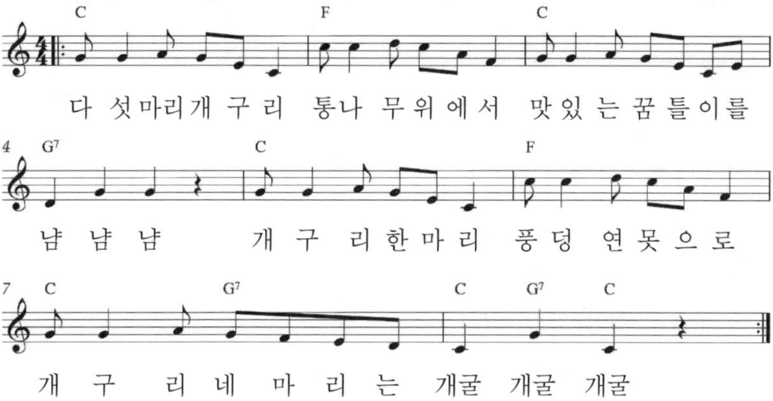
C F C
다 섯마리개 구 리 통나 무 위 에 서 맛 있 는 꿈 틀 이 를
4 G7 C F
냠 냠 냠 개 구 리 한 마 리 풍 덩 연 못 으 로
7 C G7 C G7 C
개 구 리 네 마 리 는 개굴 개굴 개굴

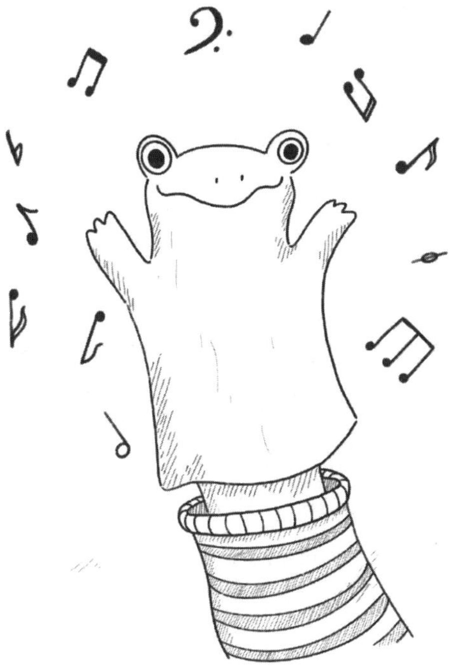

흔들어![7]

그룹 중증장애아동

세션 내 순서 세션 후반의 마지막 활동 '비행하는 색깔들'과 연결

목표

- 운동 조절 향상시키기
- 청취기술 향상시키기
- 기대감과 인내심 키우기

도구

- 휠체어를 위한 공간, 아동과 성인이 앉을 수 있는 작은 의자
- 다양한 색상의 약 25cm 정사각형 펠트 조각 20개 이상(빨강, 노랑, 초록, 파랑, 하양, 검정, 주황, 보라, 분홍)
- 음악치료사를 위한 기타

설명

- 그룹이 원형으로 둘러앉고 어른들은 아이들 사이에 앉는다. 음악치료사는 참여자들에게 각각 다른 색깔의 펠트 조각을 선택하도록 요청한다. 일부 아동에게는 두 가지 색깔의 펠트 조각을 제시하고, 그중 하나를 응시하는 것으로 선택하게 한다.
- 음악치료사를 포함한 모든 사람이 펠트 조각을 갖게 되면 모자

7) 이 활동은 『피리 부는 사나이』(Bean & Oldfield, 1991)에 포함되어 있다.

처럼 머리에 올려놓도록 한다. 그리고 음악치료사는 천천히 명료하게 노래를 부른다. “휙 휙 흔들어”라는 가사가 나올 때 모두가 머리를 흔들어서 펠트 조각이 떨어지도록 한다. 새로운 색의 펠트 조각을 선택하도록 하면서 노래를 반복한다.

- 이번에는 신체의 다른 부위에 펠트 조각을 올려놓도록 한다. 예를 들어, 어깨, 팔, 배(아동의 상의와 다른 색깔), 다리(아동의 레깅스나 바지와 다른 색깔), 발(아동의 양말이나 신발과 다른 색깔)에 있는 펠트 조각을 노래에 맞춰 흔들어서 떨어뜨린다.

관찰

- 아동들은 재미있는 모자를 쓴 어른들이 머리를 흔드는 모습을 보면서 자신이 직접 동작을 하는 것만큼 즐거워할 수 있다.
- 일부 아동은 펠트 조각을 떨어뜨리는 데 도움이 필요할 수 있다. 너무 빨리 떨어뜨리지 않도록 도와야 하는 아동도 있을 수 있다.

변형

- 가벼운 스카프나 밀짚모자를 펠트 조각 대신에 사용할 수 있다.
- 여러 개의 펠트 조각을 아동의 머리와 몸의 여러 부분에 올려놓을 수 있다.

흔들어!

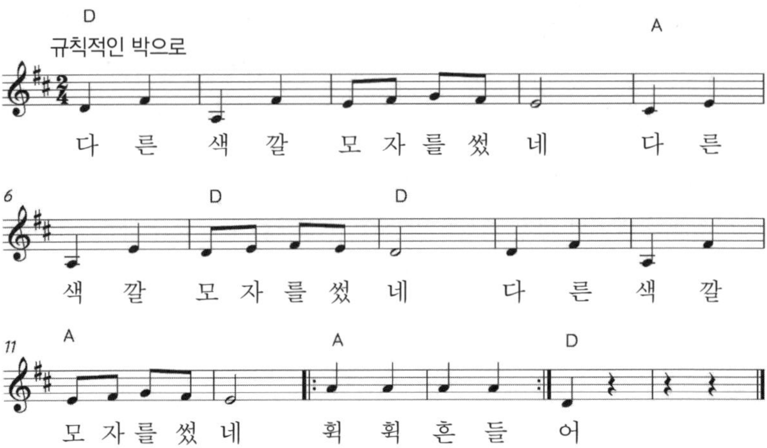
규칙적인 박으로
D A
다 른 색 깔 모 자 를 썼 네 다 른
6 D D
색 깔 모 자 를 썼 네 다 른 색 깔
11 A A D
모 자 를 썼 네 휙 휙 흔 들 어

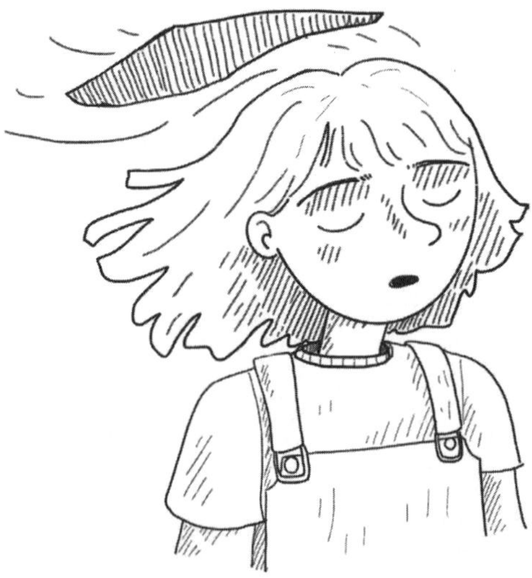

비행하는 색깔들

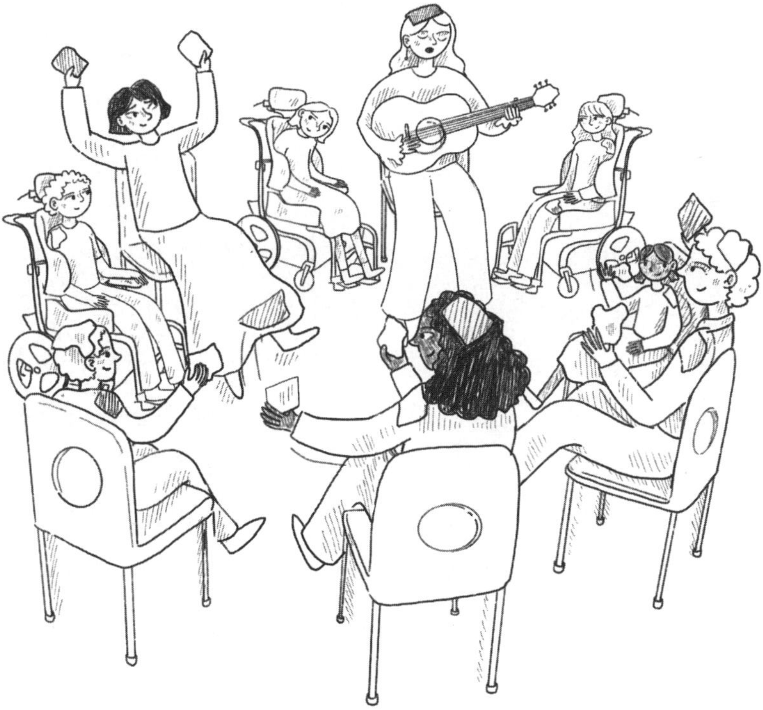

그룹 중증장애아동

세션 내 순서 세션 마지막의 〈흔들어!〉 직후

목표

- 운동 조절 향상시키기
- 예상하지 못한 상황을 즐기기
- 작별 인사를 하고 세션을 종료하는 느낌 알아차리기

도구

- 휠체어를 위한 공간, 아동과 어른이 앉을 수 있는 작은 의자
- 다양한 색상의 약 25cm 정사각형 펠트 조각 20개 이상(빨강, 노랑, 초록, 파랑, 하양, 검정, 주황, 보라, 분홍)
- 음악치료사를 위한 기타

설명

- 그룹이 원형으로 모여 앉으면 어른들은 아동들 사이에 앉는다. 음악치료사는 〈흔들어!〉 활동을 명확하게 끝낸 후, 모두가 펠트 조각을 손으로 잡고 흔들도록 제안한다. "손을 손을 손을 흔들자, 손을 손을, 손을 흔들자, 손을 손을, 손을 흔들자, 손을 흔들자"로 전체 가사를 바꾸어 〈흔들어!〉 노래를 한다.
- 그런 다음 "이제 펠트 조각을 날릴 거예요."라고 한다. "모두 날려, 모두 날리자, 모두 날려, 모두 날리자, 모두 날려, 모두 날리자, 모두 날리자"라고 노래한다. 모든 어른이 펠트 조각을 아동들 쪽으로 날리고 아동들도 어른들에게 날릴 수 있게 돕는다.
- 음악치료사는 펠트 조각을 흔들면서 헤어지는 인사를 하자고 제안한다. 〈흔들어!〉를 굿바이송으로 바꾸어 부른다. 음악치료사는 노래를 분명하게 끝내고 그룹에게 감사를 표현하면서 헤어지는 인사를 한다.

관찰

- 어떤 아동은 펠트 조각이 자신에게 떨어지는 것을 좋아하는 반면, 어떤 아동은 그렇지 않을 수 있다. 따라서 아동의 다양한 필요와 반응에 민감하게 대처해야 한다.

- 펠트 조각을 날리면서 아동들은 매우 흥분할 수 있다. 다음 순서로 펠트 조각을 흔들며 손 인사를 하기 위해서 도움이 필요할 수 있다.

변형

- 펠트 조각을 날리는 과정을 생략하고 손을 흔드는 작별인사 부분을 위해서만 펠트 조각을 사용할 수 있다.
- 각 아동을 위해 개별적으로 인사 노래를 할 수 있다.

되돌아보며

중증장애아동 그룹과 함께 작업할 때는 많은 도전과 요구가 뒤따른다. 그럼에도 불구하고 아동의 움직임과 발성을 유도하기 위해 수개월의 노력을 기울인 끝에 새로운 몸짓이나 목소리가 나올 때는 아이와 부모, 음악치료사 모두에게 엄청나게 큰 보람이 될 수 있다.

이러한 세션을 준비하면서 음악치료실을 정비하고 가구를 옮기고 각각의 아이에게 필요한 소품과 그들에게 맞춰 개조한 도구들을 기억하는 데 많은 에너지와 시간을 써야 한다. 다른 한편으로는 세션이 시작되기 전에 내적인 평온함을 찾도록 노력함으로써 세션의 속도를 늦추고 차분하게 아이들을 경청하고 살펴보고 교류할 수 있을 것이다. 이 그룹의 아이들은 반응하는 데 시간이 많이 걸리므로 서두르도록 재촉할 수 없다. 그렇다고 해서 이 그룹에서 크고 빠르고 활기찬 음악을 연주하지 않는다는 의미는 아니다. 강렬한 리듬은 다른 사람들의 경우와 마찬가지로 중증장애아동의 집중과 참여를 촉진하는 동일한 효과가 있기 때문이다.

조용하고 편안한 분위기를 조성하기 위해 계속 부드러운 발성으로 느리게 연주하다 보면 아이들과 어른들이 졸려 하거나 심지어 잠이 드는 경우가 가끔 있다. 이럴 때 나는 음악 만들기의 목적과 각 아동을 위한 목표에 더욱 집중하려고 노력한다. 주의를 기울이지 않으면 마음이 산만해질 수 있고 현재 내가 하고 있는 작업보다, 예를 들어 쇼핑 목록을 생각하고 있는 나를 발견할 수도 있다. 이것이 세션에서 활기찬 순간이 필요한 또 하나의 이유이다. 또한 다른 어른 참여자들이 현재의 순간에 집중하고 참여하는 데 도움이 될 것이다.

중증장애아동과의 작업에서 한 가지 특징은 아동들이 연주할 수 있는 범위나 적극적으로 기여할 수 있는 정도가 매우 제한적이라는 것이다. 물론 우리는 아이들이 할 수 있는 것을 최대한 극대화하려고 노력하고, 작은 움직임과 몸짓, 얼굴 표정, 목소리도 알아차리고 포함시킬 방법을 찾고자 한다. 하지만 현실적인 관점에서 볼 때, 음악치료사는 아동의 요청이나 자발적인 음악 만들기에만 의존해서 후속 음악 반응이나 활동을 결정할 수가 없다. 그래서 나는 '숨어 있는 클라리넷 연주자' '춤추는 어른들' '휠체어 댄스'처럼 어른이 동작을 수행하지만 아동과의 밀접한 접촉을 유지하게 하는 활동을 때때로 넣는다. 많은 아이에게 운동장애를 극복하는 것은 대단히 힘든 일이고, 이러한 활동은 아이에게 휴식과 편안함을 줄 수 있다. 부모나 도움교사가 장난스럽게 춤과 음악을 즐기는 모습을 보는 동시에 그들과의 의미 있는 상호작용을 지속할 것이다.

다른 아동 음악치료 그룹과 마찬가지로 사전에 계획된 활동과 그 순간에 나타나는 반응이 혼합되어 새로운 방식의 교류와 그룹 연주가 탄생한다. 이 그룹의 아동들은 집중을 유지하는 데 어려움이 있을 수 있기 때문에 활동의 균형과 타이밍이 특별히 중요하다. 음악치료사는 발생하는 현상을 잘 경청하고 반응해야 한다. 가능하다면 아이들이 피로를 느끼는 순간을 예측하고 흥미를 잃기 직전에 활동을 마무리하도록 한다.

나는 음악치료 세션에서 부모와 자녀가 함께 작업하는 것의 중요성과 장점에 대해 글을 쓴 적이 있다(Oldfield & Flower, 2008; Oldfield, 2011, 2016, 2017). 교육용 동영상 〈조슈아와 배리: 뇌성마비와 약시가 있는 어린 소년과의 음악치료〉[8](Oldfield & Nudds, 2002)는 음악치료사와 부모 간의 긴밀한 파트너십이 음악치료 진행에 얼마나 큰 도움이 되었는지를 잘 보여 준다. 이 영상을 통해 조슈아의 아버지 배리가 음악치료 세션에서 얻은 아이디어를 조슈아의 삶 전반에서 어떻게 활용했는지, 그리고 배리 자신도 세션을 통해 얼마나 많은 혜택을 받았는지를 알 수 있다. 또한 음악치료 세션에서 물리치료 관련 조언이 얼마나 중요한지도 이 영상에서 강조된다.

최근의 한 다큐멘터리 영화(Oldfield & Thompson, 2017)에서 나는 17년 전에 음악치료를 받았던 10명의 가족을 인터뷰하여 당시의 음악치료에 대해 어떻게 기억하는지, 그리고 어떤 도움을 받았다고 생각하는지를 조사했다. 모든 가족이 음악치료에 대한 긍정적인 기억을 가지고 있었으며, 아이들만큼 부모에게도 중요하다고 여기고 있었다. 일부 가족은 음악치료가 아동에게 어떻게 도움이 되는지에 대해 좀 더 명확한 안내가 당시에 있었다면 도움이 되었을 것이라고 했다. 이것이 내가 치료 과정에 분기별로 세션 영상 리뷰를 넣는 이유 중 하나이다. 이 영화 〈오퍼레이션 싱코페이션〉[9)]은 자폐 진단을 받고 24년 전인 3세 때 가족 음악치료에 참여했던 맥스 톰슨(Max Thompson)이 감독을 맡았다. 이 영화와 조슈아와 배리에 관한 동영상은 모두 YouTube에서 찾아볼 수 있다.

이 그룹의 또 하나의 중요한 측면은 형제자매가 때때로 참여할 수 있다는 것이다. 이 장의 앞부분에서 소개한 그룹세션의 장면은

---

8) 역자 주: 이 책의 저자 아멜리아 올드필드의 음악치료 사례 영상으로, 앵글리아러스킨 대학교의 공식 YouTube 채널에서 시청할 수 있다. 영상의 영문 제목은 『Joshua and Barry: Music Therapy with a Partially Sighted Little Boy with Cerebral Palsy』이다(https://www.youtube.com/watch?v=cd4W7IfCt-A).

9) 역자 주: 〈Operation Syncopation〉은 이 책의 저자인 아멜리아 올드필드가 자폐 진단을 받은 10명의 아동과 진행했던 음악치료를 회고적으로 다룬 다큐멘터리 영화로, 2017년에 캠브리지 다큐멘터리 페스티벌에서 최고의 다큐멘터리상을 수상했다. 이 영화는 YouTube에서 시청할 수 있다(https://www.youtube.com/watch?v=gaVtUHOk_RM).

형제자매의 존재가 그룹에 미치는 긍정적인 효과와 그들의 그룹 참여가 부모에게 갖는 중요성, 그들이 그룹에서 경험하는 즐거움에 대해 잘 보여 준다. 정기적이 아닌 가끔 참여하는 것이 더 특별하고 예외적인 경험일 수 있고, 의미가 더 크다고 생각한다. 형제자매가 참여할 때는 그들도 충분한 관심을 받을 수 있도록 한다. 또한 악기 배부 및 회수와 같은 일을 부여함으로써 그룹에 도움이 된다고 느끼도록 한다. 집에서 장애를 가진 형제자매와 노래나 음악 게임을 다시 해 보려고 할 것이고, 이것이 부모에게는 기쁨일 것이다.

이 음악치료 그룹의 성장 과정에 대해 설명하면서 학교 측이 아이들의 진보를 긍정적으로 여기고 이듬해에 파트타임 음악치료사를 고용하기로 했다고 언급했다. 그동안 음악치료가 없는 학교에서 자원봉사나 단기 연구 보조금을 받고 일했던 음악치료사들이 이후에 정규직으로 채용되는 사례를 많이 보았다. 이런 일은 음악치료 세션에 직접 참여하거나 음악치료사와 세션 영상 리뷰에 참여해서 치료 과정을 목격한 열성적인 부모들에 의해서 종종 이루어진다.

이 장에서 언급하지는 않았으나 중증 지체장애인을 위한 전자악기나 컴퓨터 보조 도구의 사용은 음악치료사들이 탐구해 볼 수 있는 영역이다. 내가 미처 연구하고 개발하지 못한 분야이지만 많은 아동이 이러한 기술적 전문성을 통해 혜택을 받을 수 있다고 생각한다.

중증장애아동과 음악치료 그룹을 운영할 때는 세션에 참여한 어른과의 긴밀한 협력이 절대적으로 중요하며, 이 그룹의 경우에는 아동의 부모들과 조교인 로지였다. 또한 교실과 장비 사용에 문제가 없도록 교사나 학교 시설 관리자와 협력하는 것도 중요하다. 이러한 조건이 갖추어졌을 때 음악치료사의 작업은 창의적이고 즐거울 뿐만 아니라 믿을 수 없을 만큼 보람 있는 일이 될 것이다.

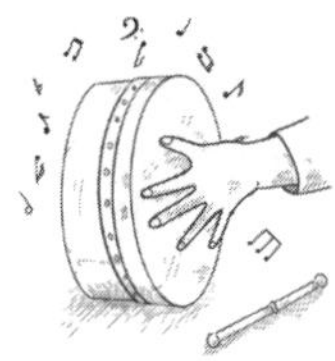

제5장

소아 가족 정신과 병동에서의 국가보건서비스 음악치료 그룹

배경 및 설명

나는 소아 가족 정신과 병동에서 파트타임 음악치료사로 30년 동안 근무했다. 대부분의 기간 동안 입원 아동이나 통원 아동을 위한 개방형 음악치료 그룹을 매주 운영했다.

이 정신과 병동에서 아동과 가족을 대상으로 진행한 다학제 치료작업에 대한 상세한 설명은 홈스, 올드필드와 폴리크로니아디스(Holmes, Oldfield, & Polichroniadis, 2011)가 자세히 다루었다. 대부분 만 6~12세의 아동들이 가족과 함께 월요일부터 금요일까지 병동에서 지내면서 그룹에 참석했고, 주말에는 집으로 돌아가는 방식이었다. 아동들은 아스퍼거증후군, 주의력결핍 과잉행동장애, 애착장애, 섭식장애, 정서장애 등의 진단이 있을 수 있고, 극단적인 행동을 보이거나 심하게 위축되거나 불안한 상태일 수 있었다. 또한 많은 가족이 입원할 당시에 종종 위기 상황에 처해 있었다. 일반적으로 외래 치료나 지역사회 기반 중재를 먼저 시도한 다음에 입원 의뢰가 가능하며, 더 집중적인 치료가 필요하다고 판단되는 경우에 입원하게 된다.

음악치료 그룹은 아동 주간 프로그램의 일부였다. 아동들은 치료센터에 마련된 병원 학교나 병동의 다학제 치료팀이 진행하는 다른 치료 그룹에 출석하는 것과 같은 방식으로 음악치료 그룹에 참여했다. 보통 6~8주 동안 단기간의 집중적인 평가와 치료를 위해 가족과 함께 입원하지만 간혹 4~6개월까지 장기 입원하는 아이들도 있었다. 이것은 새로 입원하거나 곧 퇴원할 아이가 많다는 것을 의미한다. 이처럼 아동이 들고 나는 것은 음악 그룹의 중요한 특징이었고, 우리는 이런 상황을 인정하고 대비해야 했다. 보통 3~8명의 아동이 그룹에 참석했으나 매주 누가 올 것인지는 알 수 없었다.

이 장에서 소개할 음악 그룹을 운영하는 것 이외에도 나는 이 병동에서 근무하는 동안 개별 음악치료 진단평가(Music Therapy Diagnostic Assessment: MTDAs)를 연구 및 개발했다. 그리고 병동에 입원한 대부분의 아동에게 이 MTDAs 척도를 실시했다. 일부 아동과 그들의 가족을 위해 단기 개별 음악치료를 진행하기도 했다. 당시의 작업에 관해서는 『아동 및 가족 정신과에서의 상호적 음악치료: 임상, 연구 및 교육(Interactive Music Therapy in Child and Family Psychiatry: Clinical Practice, Research and Teaching)』이라는 책에서 자세히 기술했다(Oldfield, 2006b). 그 그룹에 관한 내용은 해당 도서의 3장(Oldfield, 2006b, pp. 47−69) 외에도 다른 몇몇 출판물(Carter & Oldfield, 2002; Oldfield, 2018)에서 소개되었다.

정신과 병동에는 전용 음악치료실이 있었다. 이 방은 두 개의 외벽으로 둘러싸인 건물에 있었는데, 병동 구역이나 다른 치료실에서 충분히 멀리 떨어져 있어서 음악 만들기가 다른 활동을 방해하는 일은 없었다. 방 한쪽 면에는 커다란 미닫이문이 달린 수납장이 있었다. 크고 작은 악기들을 보관할 수 있을 뿐만 아니라 악기들을 꺼내 쓰기에 용이했다. 또한 방에는 업라이트 피아노가 있었다. 그 외에도 한쪽 구석의 높은 벽에 카메라가 설치되어 있었고 다른 방의 모니터와 연결되어 있었다. 필요하다면 세션을 관찰하거나 녹화하는 데 사용할 수 있었다. 유일한 단점은 방이 그리 크지 않아서 (약 5×6m) 아동 그룹의 규모가 큰 경우에 움직임이 많은 활동은 하기 어려웠다.

이 아동 그룹에 대한 자세한 설명을 하기에 앞서 그룹에 참여한 다섯 명의 아동에 대해 짧게 소개한다. 비밀보장을 위해 모든 아동의 이름과 나이, 그 외에 많은 세부사항을 변경했으므로 해당 아동과 가족을 식별할 수 없을 것이다.

이 그룹은 간호팀 일원인 낸시(Nancy)와 내가 함께 진행했다. 낸시는 이 그룹에 대해 헌신적이었고, 세션이 진행되는 수요일 오전마다 참여할 수 있도록 자신의 근무 일정을 조정했다. 음악치료 실습생인 웬디(Wendy)도 지난 8주 동안 이 그룹에 계속 참석했다. 웬디와 나는 세션 전에 음악치료실을 정비하며 의자를 원형으로 배치했다. 세션 시작 15분 전에 낸시가 도착하면 우리 세 명은 함께 계획을 세우기 시작했다. 병동의 팀원들이 아동들을 세션에 데려오고, 세션이 끝나면 우리 세 사람이 병동 구역까지 아이들과 동행했다. 그다음에 우리는 음악치료실 옆에 있는 내 사무실로 돌아가서 그룹세션에 참석한 각 아동에 대해 논의하며 병동의 다학제 치료팀과 공유하는 컴퓨터 시스템에 의무 기록을 작성했다.

그룹의 다섯 아동

애비

애비(Abi)는 11세이고, 4개월째 이 병동에 입원해 있다. 심한 불안 증세가 있고, 강박장애 진단이 있으며, 환청을 호소해서 입원하게 되었다. 애비의 어머니는 애비가 자폐스펙트럼장애나 주의력결핍 과잉행동장애도 있을 가능성이 높다고 생각하며 의료진에게 추가적인 검사와 진단을 요청했다. 입원 후 몇 주가 지나고 의료진들은 애비가 자폐스펙트럼장애나 주의력결핍 과잉행동장애가 없다고 판단했으나 애착장애가 있다는 합의에 이르렀다. 애비와 어머니 모두 이 문제를 다루기 위해서 상담세션과 가족치료를 받았다. 점진적으로 애비의 자신감이 높아졌고, 불안과 강박 증상이 감소했으며, 환청도 사라졌다. 어머니는 애비의 애착문제에 대해 인식하고 다룰 수 있었다. 딸에게 전보다 많은 자율성을 주었고, 애비의 문제와 장애 증상에만 초점을 두기보다는 함께 있는 시간을 즐기는 법을 배우게 되었다. 이 그룹세션 당시에 애비는 일주일에 이틀 동안은 원래 다니던 학교에 나갔고, 3일 동안만 정신과 병동에 있었다. 애비의 퇴원은 3주 후로 예정되어 있었다.

그룹에서 애비를 위한 목표는 또래와의 음악 만들기를 즐기기 위한 자신감과 능력을 키우는 것 그리고 증상이나 장애가 있는 아이가 아닌 평범한 아이로서 경험하는 것이었다.

던컨

던컨(Duncan)은 9세이며, 음악치료 그룹에 참여하기 이틀 전에 입원했다. 그는 또래 친구들에게 폭력을 행사하고 공격적인 행동을 해서 세 번째로 다닌 초등학교에서 퇴학당한 지 얼마 되지 않았다. 가벼운 학습장애가 있었는데, 유창한 말솜씨와 좋은 어휘력을 가지고 있지만 이해력은 낮은 편이었다. 자존감이 매우 낮고 친구를 사귀는 데 어려움이 있었으며, 속상하거나 화가 나면 폭력을 휘둘렀다. 던컨은 아기였을 때 매우 자상하고 마음 좋은 부모에게 입양되었는데, 커 가면서 점점 강해지고 폭력적인 행동을 보임에 따라 부모도 던컨을 감당하는 데 어려움을 겪고 있었다.

던컨을 위한 첫 음악 그룹의 목표는 자신이 환영받고 인정받는 느낌을 갖게 하는 것이었고, 따라서 음악치료실에 오래 머무르면서 어떤 식으로든 음악 만들기를 시도하게 하는 것이었다.

에스더

에스더(Esther)는 12세이며, 6주 동안 병동에 입원해 있었다. 에스더는 거식증 진단을 받았는데, 1년 전부터 섭식문제가 있었다. 입원 전에 에스더는 튜브로 영양 공급을 받아 왔으며, 저체중에 대한 우려 때문에 입원하게 되었다. 병동에 왔을 때는 더 이상 튜브영양법을 사용하지 않았지만 여전히 음식 섭취에 어려움이 많았고, 체중이 잘 늘지 않았다. 에스더의 부모는 험난하고 고통스러운 이혼 과정을 겪고 있었고, 에스더의 오빠는 대학 진학을 위해서 얼마 전에 집을 떠난 상태였다. 아프기 전까지 에스더는 학교 성적이 우수했는데, 몇 년 동안 피아노 레슨을 받으면서 연주를 즐길 정도로 성취도가 높은 아이였다. 그룹치료 당시 에스더는 매우 더딘 진보를 보였고, 여전히 식습관 개선과 체중 증가가 필요해서 6주 동안 더 입원하게 되었다. 그녀의 부모도 이제 막 가족치료 세션을 받기 시작했기 때문에 그들도 더 많은 치료작업이 필요했다. 음식에 관한 끊임없는 갈등이나 부모 사이의 복잡한 관계에 대한 스트레스에서 벗어나 자유롭게 음악을 연주하며 긍정적이고 편안한 시간을 갖도록 할 필요가 있었다. 우리는 에스더와 에스더의 어머니를 위해 4회의 가족 음악치료 세션을 계획했다

음악 그룹에서 에스더의 목표는 음악 만들기에 참여하여 이전에 즐기던 관심사를 되찾고, 음식을 둘러싼 어려움에만 집착하기보다는 타인을 도울 수 있는 자신의 능력을 긍정적으로 여기도록 돕는 것이었다.

타이론

타이론(Tyrone)은 8세의 소년으로, 어머니와 2세인 이복동생과 함께 5주 동안 이 병동에 입원해 있었다. 타이론은 아스퍼거증후군과 주의력결핍 과잉행동장애 진단을 받았다. 타이론은 학교에서 괴롭힘을 당한 적이 있고, 친구를 사귀기 어려워하며, 늘 기분이 가라앉아 있는 것처럼 보인다. 대부분의 시간을 컴퓨터 게임으로 보내면서 자신을 고립시키는 것으로 보여 입원하게 되었다. 타이론은 어머니, 새아버지, 어린 이복동생과 함께 살았고, 친아버지가 정기적으로 타이론을 만나기 위해 방문했다. 가족 내 모든 어른이 타이론에게 관심을 갖고 지지적이었으며, 서로 비교적 원만하게 잘 지냈다. 입원 기간 동안에 타이론과 어머니, 아버지가 함께 가족치료 세션에 참여했다. 타이론이 2세 때 부모가 헤어졌음에도 불구하고 타이론은 그들의 결별이 자신의 아스퍼거증후군과 문제행동 때문이며, 어느 정도 자기에게 책임이 있다고 생각하고 있었다. 이러한 문제를 잘 다루고 주의력결핍 과잉행동장애 증상의 완화를 위한 새로운 약을 복용하면서 타이론의 기분과 자신감이 개선되었다. 아버

지와 어머니 그리고 양아버지도 타이론을 더 잘 도울 수 있게 되었다. 타이론과 그의 가족은 열흘 후에 퇴원할 예정이다.

음악치료 그룹에서 타이론의 목표는 또래와의 음악활동을 즐기고 교류에 대한 자신감을 키우며 다른 사람을 경청하고 기다리는 방법을 배우는 것이었다.

❙ 쉐인

쉐인(Shane)은 12세의 소년으로, 3주 동안 이 병동에 있었다. 쉐인은 싱글맘인 어머니와 함께 살았으며, 쉐인이 태어나기 전에 집을 나간 아버지에 대해서는 전혀 알지 못했다. 8~11세가량에 어머니가 동거하던 남자 친구에게 신체적으로 학대를 당하는 것을 3년 동안 목격했고, 이후 외상후 스트레스장애를 가지게 되었다. 극심한 불안감과 자살 충동을 느꼈으며, 어머니를 보호하기 위해 집에 있어야 한다는 생각 때문에 등교를 거부했다. 그러나 가학적인 어머니의 남자 친구가 사라진 이후에도 쉐인은 여전히 학교에 가거나 집 밖에 나가는 것을 거부하고 있다. 쉐인은 병동에서의 어떤 그룹이나 활동에도 참여하지 않으려고 했다. 병동 직원들은 쉐인이 병원 학교에 15분 동안 머물고 오후 활동에 5분이라도 참여하게 하는 것을 목표로 노력하고 있다. 그러나 쉐인은 운동장에서 병원 직원들과 최대 30분 동안 축구를 했으며, 어른 한 명과 잠깐 산책을 하는 것은 잘 받아들였다.

음악 그룹에서의 목표는 쉐인이 그룹세션의 일부 동안 또래들과 함께 음악치료실에 같이 있는 것과 연주나 음악 만들기에 어떤 방식으로든 참여하도록 독려하는 것이었다.

그룹세션에 대한 자세한 소개

그룹 준비

그룹은 오전이 끝날 무렵인 11시 45분부터 오후 12시 30분까지 진행된다. 나는 보통 오전 9시 15분부터 11시 15분 사이에 아동들이나 가족들을 위한 몇 개의 개별세션을 한다. 하지만 나와 음악치료 실습생 웬디는 언제나 오전 8시 30분에 있는 간호사 업무 인수인계 회의에 맞춰 병동에 일찍 도착해서 각 가족의 최신 상황을 업데이트하려고 한다.

업무 인수인계 회의

업무 인수인계 시간에는 각 가족에 대한 간단히 논의가 이루어지고, 치료 예약 상황을 확인하며, 그룹이나 활동별로 담당자를 배정하는 등 그날의 업무를 계획한다.

간호팀의 한 직원의 보고에 의하면 에스더가 전날 오후에 가족과 함께 참석했던 회의에서 입원 기간을 6주 연장하기로 결정한 것 때문에 아침부터 매우 화가 나 있다고 한다. 에스더는 현재 병실에서 나오기를 거부하고 있다. 회의가 끝난 후 내가 에스더의 방에 가서 이야기를 나눠 보면서 평소 좋아한다고 했던 음악 그룹에 참석하도록 설득할 수 있을지 알아보기로 한다.

다음으로, 간호팀원들은 던컨이 병동에서의 첫 이틀을 비교적 순조롭게 지냈다고 보고한다. 던컨은 약간의 불안 증세를 보이고, 때때로 그룹 활동을 하지 않으려고 하지만 격려해 주면 잘 반응한다고 한다. 병원 학교 교사는 던컨이 학업에 있어서 상당히 뒤처져 있으며, 이것에 대해 스스로 부끄러워한다고 한다. 던컨은 병동에서 아직 자신의 진짜 문제를 드러내지 않는 것으로 평가되고 있다.

쉐인과 지난주에 합의한 사항에 대해서는 내가 오전 중에 다시 확인하기로 한다. 쉐인은 모니터가 연결된 다른 방에서 그룹을 지켜본 다음 그룹 음악 만들기 세션에 들어와서 쉐인이 할 수 있는 만큼 최대한 머물기로 했다.

애비는 전날 학교에서 병동 간호사 한 명의 도움을 받으며 하루를 아주 잘 보냈다. 다음날에는 한 간호사가 애비를 학교까지 데려다주고, 그 이후 시간에는 혼자서 학교생활을 할 예정이다. 애비는 기뻐하고 있으며 기대에 차 있다.

타이론에 대해서는 이번 주에 특별한 보고사항이 없다. 그는 안정적인 상태이며 다음 주가 병동에서 보내는 마지막 주라는 것을 인식하고 있다.

에스더, 쉐인과의 만남

인수인계 회의가 끝난 후 에스더의 병실 문을 두드린다. 몇 분 후에 방 안에서 조용히 "네."라는 대답이 들려온다. 나는 안으로 들어가서 의자에 앉는다. 그리고 에스더에게 던컨이 첫 세션에서 편안하게 느낄 수 있도록 도와주면 좋겠다고 제안한다. 던컨이 첫 그룹에서 긍정적인 경험을 한다면 이후에 음악 만들기에 잘 참여할 수 있을 것이며, 또래 친구들의 지지가 어른들이 해 줄 수 있는 그 어떤 것보다 더 중요할 수 있다고 설명한다. 에스더는 예상치 못한 일이라는 듯 놀란 표정을 짓는다. 나는 물론 에스더가 직접 세션에 참여하기를 언제나 원하지만 이번에는 에스더의 존재가 던컨에게 큰 도움이 될 것이라고 덧붙인다. 나는 던컨이 입원한 이래 두 사람이 친하게 지내는 것을 알고 있다. 에스더는 생각해 보겠다고 말한다. 나는 고맙다고 말하고 설득되었기를 바라는 마음으로 병실을 나온다.

잠시 후 병실에서 도움교사와 학교 공부를 하고 있는 쉐인을 만나러 간다. 잠시 이야기해도 괜찮을지 물어보았고, 도움교사는 문제에 대한 답안을 작성할 때까지 기다려 달라고 한다. 다 작성했을 때 나는 쉐인에게 이미 알고 있겠지만 병동의 어른들은 쉐인이 다른 아이들과 더 많은 시간을 보내고 그룹 활동에도 참여하기를 응원한다고 말한다. 쉐인은 고개를 끄덕인다. 나는 지난주에 우리가 합의한 내용을 상기시켜 준다. 지난주에 쉐인이 헬로송 인사 활동을 쑥스러워했고, 주목받는 것을 좋아하지 않았기 때문에 음악치료 그룹의 시작 부분을 실시간 비디오로 지켜보기로 했다. 그다음에 음악치료실로 들어와서 지난주에 괜찮았던 그룹 연주에 참여할 수도 있고, 원하는 만큼 머무를 수 있으며, 나가고 싶다면 다음 활동이 시작되기 전에 알려 주기로 했다. 쉐인은 웅얼거리며 알아들었다는 신호를 보내고 다시 학교과제를 하기 시작한다. “고마워, 쉐인! 나중에 보자.”라고 말하며 나는 방을 나선다.

음악치료실 준비와 사전 미팅

웬디와 나는 모든 악기를 미닫이문이 있는 수납장에 넣어 정리한다. 드럼 세트와 커다란 스틸드럼은 옆방으로 옮기고 나의 클라리넷과 웬디의 바이올린은 아이들의 손이 닿지 않는 높은 선반 위의 기타 옆에 둔다. 이렇게 최대한 공간을 넓게 확보하고 악기를 안전하게 보관한다. 작은 의자 7개를 원형으로 배치하고, 피아노 의자도 원의 일부가 되도록 방향을 돌려놓는다.

그룹이 시작되기 15분 전에 간호사 낸시가 합류한다. 우리는 오늘 아침에 아이들이 어땠는지 물어본다. 에스더가 학교 가기를 힘들어했지만 결국 30분 만에 갈 수 있었다고 한다. 그러나 여전히 속상하고 화가 나 있는 것 같다고 한다. 던컨은 운동장에서 쉐인과 재미있게 축구를 하고 있었는데, 타이론과는 같이 하지 않겠다면서 성질을 부리고 짜증을 냈다고 한다. 그러자 타이론도 화를 냈고, 어른들이 그들을 갈라놓고 타이론의 주의를 다른 데로 돌려야 했다. 애비는 꽤 안정된 것 같지만 다른 아이들과 약간 거리를 두는 것 같다고 한다. 주로 학교 생각을 하고 있으며, 퇴원을 위한 마음의 준비를 하고 있는 것 같다.

던컨과 타이론 사이의 갈등을 피하기 위해서 나란히 앉거나 마주보지 않도록 우리가 아이들의 자리를 결정하기로 한다. 던컨은 첫 세션이므로 내가 도와줄 수 있도록 옆자리에 앉히려고 한다. 나의 부탁으로 와 준 에스더를 던컨의 다른 편에 앉게 할 것이다. 쉐인을

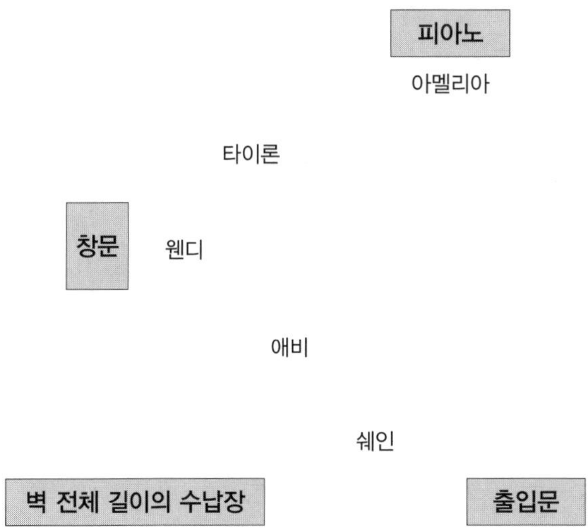

그림 5-1 그룹 좌석 배치 계획

문 근처에 앉도록 해서 쉽게 들어오고 나갈 수 있도록 했다. 간호사 낸시가 그 옆에 앉아서 쉐인이 언제쯤 그룹에 참여할 수 있을지 내다볼 것이다. 음악치료 실습생 웬디는 타이론 옆에 앉아서 그가 던컨에게 괴롭힘을 당할 것 같으면 도와주기로 한다.

내가 처음에 피아노에서 리드하면 그룹 구성원들은 서로 다른 악기를 가지고 다 같이 연주하기로 한다. 그다음에 그룹 전체가 원을 돌아다니면서 피아노 연주로 그룹을 리드할 수도 있고, 다른 악기들을 시도해 볼 수 있는 기회를 가질 것이다. 이것은 던컨과 쉐인에게 악기들에 대해 소개하는 좋은 방법이 될 수 있다. 에스더에게는 이전에 배웠던 피아노를 연주해 볼 수 있는 기회가 될 수 있다. 또한 아이들이 좋아하면서도 개인별 기능에 맞게 응용이 가능한 '종 방향 바꾸기' 게임도 넣을 생각이다. 시간이 된다면 웬디와 내가 바이올린과 클라리넷을 함께 연주할 것을 그룹에게 제안할 것이다. 우리는 특히 애비와 에스더가 이런 오케스트라용 악기 연주를 좋아할 것 같다고 생각한다.

사전 준비의 목적

병동 아동들의 필요에 맞추기 위해 음악치료사는 해당 주간과 당일 아침에 아이들이 어땠는지를 알고 있어야 한다. 소아 가족 정신과 병동에서 좋은 팀워크는 성공적인 치료 업무의 핵심이며, 직원들이 서로에게 귀를 기울이고 서로의 역할과 업무를 존중하고 가치 있게 여기도록 한다.

음악치료실을 정비하고 아이들이 앉을 위치를 면밀하게 계획하는 것은 그룹 운영이 얼마나 수월할지 또는 어려울지를 결정할 수 있다. 또한 각 아동이 갖는 어려움, 그리고 좋아하는 음악과 싫어하는 음악을 파악하는 것이 개인별 목표를 더 잘 달성하도록 할 뿐만 아니라 아동들의 세션 참여와 몰입 정도에도 영향을 미친다. 그리고 활동을 계획할 때는 세션이 진행됨에 따라 계획이 변경될 수 있고, 원래의 의도와 달리 그룹의 특정한 요구나 상황에 반응해야 할 수 있다는 사실을 늘 염두에 두도록 한다.

소개말

문을 두드리는 소리가 들린다. "들어오세요."라고 하자 타이론, 애비, 에스더, 그리고 문 앞까지 간호사와 같이 온 던컨이 음악치료실로 들어선다. "어서 오세요." 나는 인사를 하며 각 아이가 앉아야 할 자리를 분명하게 알려 준다.

모두가 자리에 앉으면 "모두 만나서 반가워요. 음악 그룹에 처음 온 던컨한테 뭔가 특별한 환영 인사를 해야 하는데……. 누가 던컨에게 우리 그룹에 대해서 말해 줄 수 있나요?"라고 묻는다. 애비가 "재미있어요."라고 하더니 장난스러운 얼굴로 "우리는 시끄럽게 연주해요."라고 말한다. 나는 "학교 음악시간이랑 비슷한가요?"라고 물었다. 타이론과 애비는 "아니요."라며 고개를 젓는다. 에스더는 "노래를 배우거나 리코더를 연주하지는 않지만 다 같이 연주해요."라고 한다. 간호사 낸시가 "어려운가요?"라고 묻자 에스더, 애비, 타이론은 모두 고개를 좌우로 흔든다. 던컨은 입실할 때보다 걱정이 덜 해 보이고 안심하는 듯한 표정이다.

이번 주에 퇴원하는 사람이 없으니까 누구에게도 마지막 세션이 되지 않을 것이라고 나는 분명하게 말한다. 하지만 다음 주에는 타이론과 작별 인사를 해야 한다고 알려 준다. 그러자 애비가 자신도 곧 퇴원한다고 한다. 나는 애비가 이번 주에 학교생활을 즐겁게 잘 하고 있다는 것을 전해 들었다고 말한다. 그리고 3주 후에는 애비의 특별한 마지막 음악 그룹 세션이 될 것이라고 덧붙인다.

나는 비어 있는 쉐인의 의자를 가리키며 쉐인의 참여를 돕기 위해 우리가 지난주에 한 결정에 대해 기억하는지 물어본다. 타이론은 쉐인이 영상 화면으로 세션을 보고 있다는 사실을 기억해 낸다. 나는 던컨에게 음악치료실 벽 높은 곳에 있는 카메라 덕분에 쉐인이 우리의 세션을 지켜볼 수 있다고 설명해 준다. 우리는 카메라를 향해 손을 흔들며 쉐인에게 "안녕."하고 인사를 한다. 그리고 나는 카메라를 바라보며 잠시 후 그룹에서 직접 만나길 바란다고 쉐인에게 말한다.

소개말의 목적

나는 세션 초반에 너무 많은 말을 하지 않으려고 하지만 아이들은 환영받는다고 느끼기를 원한다. 또한 아이들이 치료실에 들어오자마자 각각 어디에 앉아야 할지를 신속하고 정확하게 알려 주는 것으로 최적의 위치에 아이들과 어른들을 배치하고, 세션 중에 발생할 수 있는 갈등을 피하게 하려고 한다.

이 병동의 많은 아이가 힘든 트라우마와 이별의 경험을 가지고 있을 것이고, 새로운 시작을 하는 데 어려움이 있을 수 있다. 따라서 그룹에 새로 참여하는 아이들을 있는 그대로 인정하고 지원하는 것이 중요하다. 또한 이 아이들이 병동에서의 마지막 음악 그룹에 대해서도 잘 받아들이도록 하는 것이 필요하다.

던컨처럼 새로 온 아동이 음악 그룹에서 불안해 보인다면 아동이 신뢰하기 어려워할 수 있는 어른들의 말보다는 다른 아이들이 안심시키는 것이 더 큰 도움이 될 수 있다.

인사활동

나는 큰 탬보드럼으로 1분당 약 80박 정도의 규칙적인 4분음표 리듬을 연주하기 시작한다. 이 활동을 해 본 적이 있는 아이들은 즉시 무릎을 두드리며 내가 연주한 리듬을 모방한다. 던컨도 금방 무슨 일인지 눈치채고 동참한다. 그리고 갑자기 연주를 멈추며 아이들이 나를 따라 멈추기를 기다린다. 나는 몇 차례 리듬을 바꾸어 연주하고 틀리게 연주한 사람들을 보며 미소를 짓는다. 이어서 탬보드럼의 안정적인 박에 맞추어 〈인사해요〉라는 노래를 부른다(이 장의 뒷부분 참조). 애비, 에스더, 타이론이 나의 노래를 따라 부른다. "안녕 안녕 인사해요 타이론"이 나오는 마지막 부분에서 나는 "인사해요오오"를 길게 노래하면서 주위를 둘러보고 "분홍 레깅스"라고 노래한다. 그리고 분홍색 레깅스를 입고 있는 에스더를 향해 탬보드럼을 굴린다. 그러면 에스더가 자유롭게 연주할 차례가 되고, 다른 사람들은 에스더의 리듬을 따라 한다. 1~2분가량의 연주 후 내가 다시 〈인사해요〉를 노래하면 에스더는 노래 끝부분에서 다음 사람을 지목한다. 애비가 던컨을 가리켰을 때 던컨은 자신에게 굴러온 탬보드럼을 들고 걱정스런 눈으로 나를 쳐다본다. "내가 도와줄 테니 걱정하지 마. 하고 싶은 대로 연주하면 사람들이 따라할 거야."라고 나는 말한다. 몇몇 아이와 어른이 리듬을 잘 따라 하지 못하는 것을 보며 던컨이 재미있어한다. 나는 이때 던컨이 리듬감과 악구에 대한 감각이 좋다는 것을 알아차렸다. 1~2분이 더 지나고 내가 다시 노래를 시작했고, 던컨은 아주 쉽게 나의 리듬에 합류한다. 마지막 차례는 낸시였는데, 노래가 끝내기 전에 멈춰서 그룹을 향해 "뭐였지? 오늘 쉐인이 무슨 옷을 입었는지 기억하는 사람?"이라고 말한다. 타이론이 "줄무늬 양말!"이라고 대답한다. 나는 카메라를 응시하며 "정답이면 좋겠다. 쉐인, 맞니?"라고 말한다. 낸시가 옆에 있는 쉐인의 빈 의자로 탬보드럼을 굴린 뒤 쉐인의 의자에 올려놓는다. 나는 빈 의자를 바라보며 "쉐인, 조금 있다가 만나길 바란다. 자, 이제 모두와 인사를 나눴으니 콩가를 가운데에 놓겠습니다."라고 말한다.

❙ 인사활동의 목적

시작부의 이러한 방식의 인사활동은 따라 하기 쉬우면서도 아동들이 그룹을 지휘하고 이끌 수 있는 기회를 제공한다. 리듬을 잘 따라 하지 못한 아동이나 어른을 찾아내는 유머러스한 측면이 있고, 다시 노래로 돌아가서 익숙한 리듬으로 그룹을 재통합함으로써 각 아동이 리더 역할을 잘 마칠 수 있게 한다. 아동이 탬보드럼을 굴릴 대상을 선택할 때 그 대상의 특징을 찾아내야 하는데, 이것은 즐거움과 작은 도전거리를 제공한다. 어떤 아이들은 시곗줄처럼 잘 보이지 않는 물건을 선택하거나 여러 명이 신고 있는 검은색 신발과 같이 다소 헷갈릴 수 있는 것을 선택할 수도 있다.

특별히 던컨의 경우처럼 언어 이해에 어려움이 있는 아동에게는 되도록 활동을 시연하는 것이 더 효과적이다. 이전에 해 본 적이 있는 아동이 시범을 보여 주는 것이 이해하기 어려운 말로 설명하는 것보다 바람직할 것이다.

우리가 함께 인사를 나눌 때 쉐인도 세션에 참여한다면 좋겠지만 쉐인이 지난주에 이 활동을 힘들어했던 것을 알기에 음악치료실로 들어오도록 권유하지는 않는다.

콩가 연주하고 지목하기

나는 쉐인의 의자에 있는 탬보드럼을 수납장에 가져다 넣고 커다란 스탠딩 콩가드럼을 꺼내서 원 중앙에 놓는다. 자리에서 일어나 재빨리 콩가를 두드린 후 웬디를 지목하고 내 자리로 돌아온다. 웬디도 똑같이 타이론을 지목하며 게임은 계속된다. 애비가 던컨을 가리켰을 때 던컨이 다시 애비를 가리키고 애비는 또다시 던컨을 가리킨다. 그 둘은 자신들이 게임을 독차지하고 있다는 것을 알고 웃음을 터뜨린다. 1~2분 후에 타이론이 "이건 불공평해."라고 말하자 간호사 낸시가 일어나서 "자, 이제 내 차례."라고 한다. 나는 애비와 던컨에게 제자리에 앉아서 낸시를 바라보도록 요청한다. 낸시는 잠깐 동안 드럼 솔로 연주를 한 후 웬디와 타이론을 동시에 지목한다. 두 사람이 일어나서 콩가 듀엣을 한다. 나는 듣고 있는 아이들에게 무릎을 두드리며 두 솔로 연주자를 따라 해 보자고 독려한다. 그다음에 웬디와 타이론이 각각 두 사람씩 지목했고, 결과적으로 네 사람이 동시에 드럼을 치게 된다. 곧 모든 사람이 둥그렇게 콩가에 모여 연주를 하게 된다. 전원이 함께 연주하는 동안 서로에게 조금씩 공간을 내어 주도록 어른들이 아이들에게 요청한다. 그리고 몇 분 후 내가 "하나, 둘, 셋, 끝!"을 크게 외치면 모두가 연주를 마친다.

콩가 연주하고 지목하기의 목적

이 활동은 매우 간단하고 대부분의 아동에게 쉽게 적용할 수 있다. 애비와 던컨 사이에서처럼 자발적인 듀엣이 일어난다면 그대로 계속 진행하는 것도 좋지만 다른 아이들이 소외감을 느낀다면 세션에서 낸시가 했던 것처럼 상황을 전환시켜야 할 수 있다. 콩가 연주자가 한 번에 여러 명을 가리킬 때는 장난스럽고 구조적인 혼란스러움이 발생한다. 누구도 소외되거나 불편하지 않도록 모든 아동을 잘 주시할 수 있다면 재미있고 창조적인 활동이 될 수 있다. 또한 한 번에 두 명을 지목함으로써 그 두 아동이 드럼으로 대화를 나누며 비언어적 교류를 하는 것이 가능할 것이다.

자리 바꾸기와 악기 바꾸기

나는 아이들에게 이제 다 같이 악기를 연주할 것이라고 설명한다. 그리고 카메라를 바라보며 지금쯤 쉐인이 들어와서 우리와 함께할 수 있으면 정말 좋겠다고 말한다. 내가 콩가를 수납장에 넣고 작은 악기들을 가져와 원 가운데 바닥에 놓는 동안 쉐인이 들어와서 자리에 앉는다. 나는 악기를 옮기면서 쉐인을 힐끗 본다. 그리고 "반갑다. 잘 왔어."라고 말하고는 악기를 마저 옮긴다. 모든 악기를 연주해 볼 기회가 있을 것이라고 아이들에게 말하고 우선 어떤 악기부터 시작하고 싶은지 선택하도록 한다.

모두가 서로 다른 악기들을 선택했지만 애비와 던컨은 둘 다 우쿨렐레를 갖고 싶어 한다. 던컨이 초조해 보인다. "그렇다면 고를 수 있는 몇 가지가 있단다. 둘 다 우쿨렐레를 원한다면 악기장에서 하나를 더 가져올 수 있어. 하지만 그렇게 하면 우리가 다 같이 원을 돌때 연주할 수 있는 악기의 종류가 줄어들 거야……. 두 사람은 어떻게 생각하니?"라고 나는 말한다. 던컨은 곧바로 "저는 지금 갖고 싶어요."라고 하고, 애비는 잠시 망설이다가 "저는 괜찮아요. 대신 오션드럼을 가져갈게요."라고 말한다. 나는 "도와줘서 고맙다,

애비."라고 답한다.

아이들에게 자신이 선택한 악기를 의자 밑에 놓도록 요청한다. 그런 다음 조용히 악기를 들어 무릎 위에 올려놓았다가 다시 소리가 나지 않도록 의자 아래에 내려놓으라고 제안한다. 아이들이 그렇게 하는 동안 나는 동시에 천천히 움직이는 동작을 시연한다.

피아노로 가서 4/4 박자의 활기찬 즉흥연주를 하며 아이들이 악기 연주로 합류하도록 유도한다. 1~2분가량 후 음악을 명확하게 끝내고 악기를 의자 밑에 천천히 내려놓는 동작을 시연한다. 모든 아이가 나를 따라 조용히 악기를 내려놓으려고 시도한다. 종을 가진 에스더는 소리가 났다고 생각했는지 다시 한번 내려놓으려 하고 우리는 그런 에스더에게 박수를 친다. 그러자 던컨도 우쿨렐레를 다시 조용히 내려놓았고 박수를 받는다. 나는 모두 다 같이 연주한 후 연주가 끝날 때쯤 미스터리 음악이 나올 것이라고 설명한다. 그리고 어떤 음악인지 맞춰야 한다고 말한다.

나는 다시 활기차게 연주하며 아이들이 연주하는 모습을 지켜본다. 타이론의 개구리 우드블록 리듬에 맞춰 연주를 하고, 뒤이어 〈스타워즈〉 주제곡을 즉흥연주에 삽입하여 연주한다. 타이론이 어떤 음악인지 금방 알아차린다. 웬디는 곧바로 얘기하지 말고 연주가 끝날 때까지 기다리라고 타이론에게 말한다. 나는 템포를 서서히 늦춘 다음 〈해리 포터〉 주제곡을 연주하면서 이번에는 쉐인의 봉고드럼 리듬에 맞춘다. 그러자 쉐인의 연주가 더 활발해지고 명확해지는 느낌이다. 이번에는 〈제임스 본드〉 영화의 메인 주제곡으로 자연스럽게 넘어간다. 그다음으로 〈인 더 정글〉 선율을 변주하고 분명하게 음악을 끝낸다.

모두가 악기를 내려놓은 후 몇 곡의 음악을 알아차렸는지 아이들에게 물어본다. 에스더는 네 곡, 애비는 세 곡, 타이론은 두 곡, 쉐인은 한 곡을 알아맞힌다. 던컨은 모르겠다는 표정으로 그 곡들을 알지만 제목은 모른다고 말한다. 나는 던컨에게 다른 아이들은 이전에 해 봤기 때문에 잘 알 수 있다고 이야기한다. 타이론이 〈스타워즈〉 주제곡을 맞춘 다음 나는 에스더에게 던컨이 알 만한 음악에 대해 제목을 말하지 않으면서 힌트를 줄 수 있는지 묻는다. 에스더는 해리 포터가 지팡이를 흔드는 몸짓을 했고 던컨이 의아한 표정을 짓자 "엑스펠리아르무스!"를 외친다. 던컨이 곧바로 "해리 포터!"라고 대답하고 우리는 박수를 친다. 쉐인은 〈제임스 본드〉 주제곡이 나왔는지 질문했고 나는 그렇다고 답한다. 애비는 그 곡을 몰랐다고 말한다.

그다음에 모두가 일어나서 악기를 제자리에 두고 왼쪽 의자로 한 칸씩 이동할 것이라고 설명한다. 이렇게 하면 타이론이 피아노 앞에 앉고 우리 모두가 새로운 악기를 연주하게 된다. 타이론은 피아노를 이전에 연주해 본 적이 있어서 주저하지 않는다. 그는 양손을 사용해서 무작위로 음들을 연주한다. 나는 타이론의 리듬을 파악해서 반영하려고 노력한다. 그리고 몸을 좌우로 흔들며 "타이론이 피아노를 연주해요, 타이론이 오늘 피아노를 연주해요"라고 노래하는 것으로 그룹을 음악적으로 지원한다. 타이론이 연주를 마치면 모두 악기를 내려놓고 한 칸씩 옆으로 이동하도록 안내한다. 타이론이 피아노를 치는 동안 애비는 불안해하며 그룹에서 벗어나 창가에 서 있는다. 이전 경험을 볼 때 애비가 세션을 방해하지 않는 한 모른 척하는 것이 가장 좋은 방법인 것 같다.

다음으로 음악치료 학생 웬디가 두 개의 미스터리 곡을 넣어서 피아노를 연주하고 아이들이 맞히도록 한다. 애비는 그룹 밖에 서 있으면서도 음악을 맞히는 게임에 끼어든다. 이때 나는 애비에게 그룹에 다시 합류하지 않으면 피아노를 칠 기회를 놓칠 것이라고 알려 준다. 그러자 애비가 자신의 자리로 돌아와 앉는다.

쉐인이 피아노로 이동할 차례가 오기 전에 피아노를 치고 싶은지 물어보자 쉐인은 고개를 젓는다. 곧바로 던컨이 연주하고 싶다며 피아노로 이동한다. 쉐인은 던컨의 자리에 앉는다. 던컨은 연주해 본 적이 없다고 말하지만 리듬적이고 창의적인 연주를 했으며, 한 음 또는 군집된 음들을 사용해서 상당히 음악적인 효과를 만들어 낸다. 던컨은 연주에 깊이 몰입한 것처럼 보인다. 그때 던컨이 두 개의 손가락으로 반복적인 반음을 연주한다. 나는 "그 미스터리 음악이 뭔지 알 것 같다. 영화 〈죠스〉에 나오는 곡이지?"라고 말한다. 그는 환하게 미소를 짓는다. 마지막 차례인 에스더가 이전에 배웠던 곡을 피아노로 연주한다. 아이들은 피아노 연주에 놀란 듯 박수를 친다. 에스더는 부끄러워하면서 "별로 잘한 건 아닌데……."라고 한다. 나는 "모두가 좋아하는 것 같은데? 그게 중요한 거야!"라고 반응한다.

악기를 다시 수납장에 넣으면서 쉐인에게 계속 활동에 참여하고 싶은지 묻는다. 쉐인은 모르겠다는 듯 어깨를 으쓱하지만 그대로 앉아 있었고 나는 조금 더 있고 싶다는 뜻으로 이해한다.

자리 바꾸기와 악기 바꾸기의 목적

활동 초반에 쉐인이 음악치료실에 들어온 것을 알았지만 주목을 받으면 당황하고 싫어한다는 것을 알기에 특별히 부각시키지 않는다.

여러 아이가 같은 악기를 갖기 원하는 경우 이 활동에서 했던 것처럼 아이들 스스로 문제를 해결하도록 요청하고 몇 가지의 대안을 제시한다면 갈등을 피할 수 있다. 이러한 방식으로 한 아이를 편애하거나 악기를 양보해야만 하는 상황을 피할 수가 있다. 또한 모든 아이가 다양한 악기를 연주할 수 있는 기회를 제공하기 때문에 심각한 분쟁이 일어날 가능성을 줄여 준다.

악기를 조심스럽게 올리고 내려놓는 연습은 악기를 소중히 다루어야 한다는 메시지를 전달하는 좋은 방법이다. 피아노 연주가 끝난 후 내가 어떤 사물을 천천히 내려놓는 동작을 시연하면 아이들은 악기를 조심스럽게 내려놓으라는 지시로 이해할 것이다. 조용히 하라고 애써 말하지 않아도 모두가 연주를 멈추고 조용한 휴지부를 만들어 내는 효과가 있다. 에너지가 높고 음량이 큰 연주를 한 후에는 차분한 시간을 갖는 것이 중요하다. 어떤 아이들은 시끄럽거나 혼란스러운 음악을 오랫동안 듣는 경우 불안해할 수 있기 때문이다. 각 곡에는 명확한 종지가 있고, 아무도 연주하지 않는 조용한 구간이 있다는 것을 안다면 안심이 될 것이다.

아이들이 피아노를 연주할 때는 대체로 조성감이 없고, 리듬적이지 않으며, 예측 가능한 규칙적인 리듬으로 그룹을 지지하거나 통합하는 느낌이 부족하다. 혼란스러운 연주가 오래 지속되는 것을 피하려면 피아노를 조금 칠 수 있는 어른이나 아동을 순서의 사이사이에 배치하는 것이 도움이 된다. 타이론이 피아노를 칠 때 내가 했던 것처럼 피아노에 맞춰 노래를 부르거나 리듬적인 동작을 하는 것으로 음악적인 안정감을 줄 수도 있다.

피아노 연주에 미스터리 음악을 삽입하면 아동들의 주의집중을 유지시킬 수 있을 뿐만 아니라 아이들이 어떤 곡이나 선율을 알고 있는지에 대해서도 파악하게 된다. 각 아동이 수행할 수 있는 도전 과제 수준에 따라 이 활동을 아주 어렵게 또는 아주 쉽게 조정할 수 있다. 어떤 아이들에게는 알고 있는 음악의 제목을 곧바로 외치지 않고 기다리는 것이 어려울 수 있으나 경청과 기다림은 아이들이 숙련해야 할 유용한 사회기술이다. 다른 아동이 음악을 맞힐 수 있도록 서로 힌트를 주는 것도 건설적인 그룹 상호작용과 토론을 촉진한다.

이쪽저쪽

이제 우리는 피아노 근처의 원형의 자리로 돌아간다. 나는 수납장에서 종들을 꺼내서 낸시에게 준다. 내 의자를 피아노 맞은편으로 옮겨서 타이론과 던컨이 서로 종을 전달할 수 있을 만큼 가까이 앉도록 한다. 지금까지 둘 사이에 갈등의 기미가 전혀 없었기 때문에 그들이 나란히 앉는 것에 대해 더 이상 걱정하지 않는다. 내가 피아노를 연주할 때 종을 옆으로 전달할 것이라고 설명한다. 나는 피아노의 높은 음역대에서 단3도의 하강 음정 도(C)−라(A)를 들려주고, 이 두 개의 고음이 들릴 때 종의 진행 방향을 바꾸어야 한다고 말한다. 피아노 저음부에서 반복되는 큰 소리의 화음이 들리면 모두 양손을 위로 올려야 한다. 나는 가단조의 단순하고 리듬적인 즉흥음악을 연주하고 그룹 구성원들은 종을 옆으로 전달한다. 모든 종이 한 바퀴를 돌아 다시 낸시에게 돌아왔을 때 나는 잠시 멈췄다가 높은 도(C)−라(A)를 분명하게 연주한다. 낸시는 전달을 멈추고 잘 보이도록 과장된 동작으로 진행 방향을 바꾼다. 이 게임을 해 본 적이 있는 애비에게 종이 왔을 때 같은 방식으로 신호를 주자 애비도 전달 방향을 바꾼다. 그다음에 내가 반복되는 낮은 화음들을 연주하자 모두가 손을 위로 번쩍 올린다.

모두 이 게임에 익숙해지면 나는 음악을 멈추지 않고 악구에 도(C)−라(A)를 직접 삽입하여 활동을 더 어렵게 만든다. 그다음에 도

(C)를 연주한 후 의도적으로 라(A) 대신 다른 음을 연주해서 아이들이 헷갈리도록 만든다. 에스더에게 종이 왔을 때는 도(C)−라(A)를 화음 안에 넣어 연주함으로써 더 어렵게 만든다. 에스더는 잠시 당황한 듯 보이지만 곧 알아차린다. 내가 반복적인 낮은 화음들을 점점 더 많이 삽입하자 아이들은 양손을 올리고 게임을 즐기면서 웃음을 터뜨린다. 이 게임을 해 본 적이 없는 던컨과 쉐인은 종이 원을 몇 바퀴 돌고 난 다음에서야 하는 방법을 이해했다. 나는 그들의 실수가 드러나지 않게 하려고 노력했고, 그들은 곧 나의 피아노 지시를 이해하는 것 같았다. 한 순간 쉐인이 지시를 놓쳤다는 것을 타이론이 눈치채지만 나는 타이론에게 상관없다는 신호를 보낸다. 그리고 반복되는 낮은 화음들로 타이론의 주의를 돌린다. 그리고 조금 까다롭게 도(C)−라(A)를 화음에 넣어 연주하여 타이론이 전달 방향을 바꾸도록 한다. 명확하게 피아노 연주를 마치고 정말 잘 한 우리 자신에게 박수를 치자고 제안한다.

쉐인에게 영상 화면으로 그룹을 참관하고 싶은지 다시 묻자 이번에는 "네."라고 대답하고 자리에서 일어난다. 나는 "쉐인, 와 줘서 고맙다. 네가 세션에 함께해서 좋았어."라고 말한다. 낸시가 모니터 연결이 되어 있는 방까지 쉐인과 동행하고, 그곳에는 다른 직원이 대기하고 있다. 그리고 낸시는 다시 우리 그룹으로 돌아온다.

이쪽저쪽의 목적

홍미롭지만 쉬운 이 활동은 아이들에게 대체로 인기가 많으며, 피아노 지시의 난이도를 각 아동의 능력에 맞출 수 있다는 장점이 있다. 타이론 같은 아이들은 다른 아이가 놓친 음악적 신호를 눈치 챌 수도 있지만 게임을 지속하기 위해서는 계속 집중해야 한다. 모든 사람이 완벽하게 규칙을 지키지 않는다고 해서 집착할 필요는 없다.

바이올린 팀과 클라리넷 팀

나는 아이들에게 두 팀으로 나누어 활동을 할 것이라고 설명한다. 웬디가 바이올린을 연주할 때는 타이론과 애비가 큰 메탈로폰을 연주할 것이다. 그리고 내가 클라리넷을 연주하면 던컨과 에스더, 낸시가 큰 나무 자일러폰을 연주한다. 음악치료실 한쪽의 타이론과 애비 앞에 메탈로폰을 가져다 놓고 반대편에 있는 던컨과 에스더, 낸시 앞에는 자일러폰을 가져다 놓는다. 웬디와 나는 각자의 팀 근처에 자리를 잡고 앉는다. 모든 아이와 낸시에게 말렛을 나눠준다. 나는 유율 타악기인 메탈로폰에 맞게 다장조로 즉흥연주를 시작하고, 나의 팀이 연주에 동참하도록 독려한다. 이때 웬디는 자기 팀에게 조용히 기다리라는 신호를 보낸다. 그런 다음 내가 연주를 멈추면 웬디가 비슷한 음악 스타일의 바이올린 즉흥연주로 이어받는다. 던컨은 연주를 멈추고 싶어 하지 않지만 에스더가 바이올린 팀의 차례라고 속삭이자 그 말을 따른다. 이런 식으로 몇 분 동안 교대로 연주한다. 그후 양팀의 연주가 겹치면서 마침내 그룹 전체가 함께 연주한다. 나는 음악을 끝맺으려고 한다. 하지만 던컨이 연주에 너무 몰두해 있어서 멈추라는 유도에도 불구하고 자신이 만든 라솔라(AGA) 패턴을 자일러폰으로 계속한다. 나는 그룹에게 방금 던컨이 만든 좋은 선율을 다 같이 시도해 보자고 말한다. 던컨에게 연주를 들려주도록 부탁했고 그룹은 곧바로 따라 한다. 이번에는 에스더가 자일러폰의 아래쪽에서 레도레(DCD) 음들을 연주한다. 나는 "여기 봐. 에스더가 던컨의 선율로 변주곡을 만들었네. 우리 함께 연주해 보자."라고 말한다. 그룹은 대단히 잘 연주한다. 이번에는 메탈로폰을 연주하는 팀이 선율을 만들기로 했고, 모두가 따라서 연주한다. 웬디와 나는 두 팀이 만든 두 가지의 음악적 주제를 바이올린과 클라리넷 음악에 넣어서 연주한다. 1~2분이 지나 음악을 마치고 나는 던컨에게 말렛을 수거해 달라고 부탁한 후 모든 악기를 수납장에 정리한다.

바이올린 팀과 클라리넷 팀의 목적

이렇게 두 개의 팀으로 나누어 진행하면 아이들은 서로의 소리에 귀를 기울이고 협동심을 키울 수 있다. 클라리넷과 바이올린 같은 오케스트라 악기의 특별한 음색은 흥미와 다양성을 제공하고 아이들이 계속 참여하도록 동기부여하는 데 도움이 될 수 있다. 앞의 그룹에서 볼 수 있듯이 단선율의 즉흥연주를 통해 아이들이 음악적 주제와 연주 방법을 탐색하도록 자극할 수 있다. 던컨이 자신감을 갖게 하고 새로운 그룹에서 편안함을 느끼도록 하는 데 특히 중요한 역할을 했다. 또한 음악치료 그룹에서 두 명의 음악가가 즉흥연주를 하는 동안 서로의 음악적 아이디어를 발전시키면서 흥미롭고 창조적인 연주를 할 수 있다. 두 사람이 번갈아 가며 연주하거나, 연주가 겹치는 부분을 만들거나, 동시에 합주하고 때로는 멈추었다가 한 명씩 연주하는 등의 방법으로 그룹 활동의 난이도를 높일 수 있다.

굿바이 랩

우리는 무릎 위에 손을 얹고 원형으로 앉아 있다. 나는 양손으로 무릎을 번갈아 가며 규칙적인 박(♩=112)을 두드린다. "오늘 세션을 마칠 시간입니다……. 이제 거의 점심시간이 됐어요……. 여러분은 무엇을 먹고 싶나요?"라고 리듬을 타며 말한다. 아이들과 어른들이 모두 나와 함께 리듬치기를 한다. 던컨을 제외하고는 매주 반복되는 이 활동에 모두 익숙하다. 타이론이 "치킨 너겟"이라고 외치면 나는 "치킨 너겟…… 치킨 너겟…… 타이론은 치킨 너겟……. 웬디가 원하는 건?"을 반복한다. 아이들과 어른들의 아이디어 그리고 모두의 참여로 랩이 계속된다. 에스더에게 묻자 불편한 표정으로 "아무것도 원하지 않아요."라고 말한다. "아무것도…… 아무것도…… 에스더는 아무것도 원하지 않아요. 그냥 좀 쉬고 싶어."라고 나는 반복한다. 이때 에스더가 "초콜릿 아이스크림"이라고 바꾸어 말했고 나는 랩 가사에 넣는다. 타이론이 쉐인을 빠뜨리면 안 된다고 말한다. 나는 리듬을 계속하며 아이들에게 쉐인이 무엇을 좋아할 것 같은지를 묻는다. 애비가 "베이컨 샌드위치"라고 말한다. 나는 카메라를 바라보며 "베이컨 샌드위치…… 쉐인을 위한 베이컨 샌드위치…… 우리가 제대로 골랐으면 좋겠어."라고 반복한다. 몇 차례의 랩 가사를 더 만든 후 나는 리듬치기를 끝내면서 "이제 세션이 끝났습니다. 모두 고마워요. 다음 주에 만나요."라고 말한다.

나는 오늘 세션에 처음 온 던컨부터 시작해서 에스더, 애비, 웬디, 타이론의 순으로 문 앞에 있는 낸시 뒤에 한 줄로 서라고 말한다. 우리는 복도를 따라 아이들을 맞이할 준비가 되어 있는 급식실로 조용히 걸어간다. 웬디와 낸시 그리고 나는 음악치료실 옆에 있는 나의 사무실로 돌아와 병동의 공용 컴퓨터 시스템에 세션에 대해 기록한다.

굿바이 랩의 목적

그룹에서의 시작 의식과 마찬가지로 끝맺음은 누구나 쉽게 참여할 수 있고, 그룹을 하나로 모아 줄 수 있는 간단한 리듬활동을 활용한다. 각 아동이 랩송 만들기에 기여할 수 있는데, 예를 들어 먹고 싶은 음식을 제안하게 하여 이후 시간의 일과와 연결고리를 만들 수 있다. 에스더가 “아무것도 원하지 않아요.”라고 말했을 때, 음식에 대해 말하도록 다시 요청하기보다는 있는 그대로 받아들여서 랩에 반영함으로써 에스더가 긍정적인 제안을 생각해 낼 수 있도록 한다. 랩을 하는 동안 쉐인이 물리적으로 세션에 있지 않더라도 우리가 쉐인의 존재를 생각하고 있다는 것을 보여 줌으로써 서로 연결된 느낌을 유지하도록 한다.

정신과 병동의 한 그룹세션에서 다른 그룹세션으로 이동할 때 종종 아이들이 동요할 수 있다. 이 순간에는 어른들의 도움이 필요하다. 신중하게 아이들을 줄을 세우고 몇몇 아이가 뛰려고 할 때 조심해서 가야 한다고 강조하는 것은 바로 이런 이유에서이다.

음악치료 그룹에 대한 기록 작성

우리는 그룹의 각 아동을 위해 설정한 치료목적을 유념하면서 개인별로 치료기록을 작성했다.

애비

목표

- 또래와 음악 만들기를 즐길 수 있는 자신감과 능력 향상시키기
- 자신을 증상과 장애가 있는 아이가 아닌 평범한 아이로 받아들이기

애비는 세션 전반에 걸쳐 잘 참여했고, 새로 온 또래 친구와 바람직한 방식으로 놀이를 할 수 있다고 기록한다. 몇 주 전과 달리 악기를 선택할 때 타협이 가능했다는 점이 대단히 인상적이다. 퇴원을 위한 마음의 준비를 하면서 학교생활에 대해 고민하고 있는 것 같다는 데 낸시와 나는 동의한다. 그룹을 벗어났을 때에도 조용히 눈에 띄지 않게 행동했으며, 소란을 피우거나 주의를 분산시키지 않고 다시 합류했다.

던컨

목표

- 환영받고 인정받는다고 느끼고, 음악치료실에 머무르기
- 어떤 방식이든 음악 만들기를 시도하기

우리는 던컨이 첫 세션에 얼마나 잘 참여했는지에 대해 깊은 인상을 받았다고 기록한다. 또한 그가 분명히 음악 만들기를 즐기고 있으며, 이런 활동 영역에서 자신감이 있다는 점에 주목한다. 던컨은 모든 활동에 잘 참여했고, 전체 세션 동안 이탈하지 않고 그룹에 머물렀다. 이전에 놀이터에서 있었던 다른 아동과의 마찰에 관한 문제에도 진전이 있었다. 때때로 어른들의 관심과 칭찬이 필요해 보이지만 약간의 도움으로 기다리고 경청하는 것이 가능하다.

에스더

목표

- 음악 만들기에 참여하고 이전의 관심사 되찾기
- 섭식문제에 집착하지 않고 다른 사람을 도울 수 있는 자신의 능력을 긍정적으로 여기도록 하기

몇 시간 전만 해도 그룹에 오기를 꺼렸던 에스더가 세션 내내 적극적으로 참여하고 몰두하는 모습이 매우 고무적이다. 에스더는 새로 온 또래 친구를 여러 차례 도와주었는데, 이 일은 에스더의 자신감과 자아의식 향상에 도움이 되는 것으로 보인다. 예전에 배웠던 피아노 곡을 기꺼이 연주했고, 잘 치지 못했다고 말하면서도 박수를 받은 것에 대해서는 기뻐하는 듯했다. 세션 마지막에 점심으로 먹고 싶은 음식에 대해 이야기할 때는 다소 불편한 표정으로 "아무것도 원하지 않아요."라고 말했다. 그러나 이러한 반응도 수용되고 활동에 반영되자 "초콜릿 아이스크림"이라는 더 일상적인 대답을 자연스럽게 했다.

타이론

목표

- 또래와의 음악적 교류를 즐기도록 하기
- 다른 아이들과의 교류 능력에 대한 자신감 갖도록 하기
- 타인을 경청하고 기다리는 데 도움이 되는 전략 개발하기

타이론은 자신감 있고 편안해 보였다. 자신이 활동에 기여하는 것을 즐기고 있었으며, 질문에 대한 답을 알고 있었고, 그룹에서 제일 먼저 의견을 내는 편이다. 타이론은 때때로 불공평하다는 느낌을 받기 때문에 다른 곳으로 주의를 돌려야 했고, 다른 아이들이 게임을 완벽하게 하지 못할 수 있다는 것을 받아들이도록 어른들의 도움이 필요했다. 하지만 이전 세션에서처럼 화를 내거나 이런 문제에 집착하지 않는다. 또한 약간의 도움으로 자기 차례를 기다리며 경청할 수 있다. 타이론은 다음 주가 병동에서의 마지막 음악세

션이라는 것과 우리가 그 시간을 특별히 여기고 기억하려는 것을 알고 있다.

❙ 쉐인

목표

- 잠시 동안 또래와 음악치료실에 같이 머무르기
- 연주 또는 음악 만들기에 어떤 방식으로든 참여하기

쉐인은 약 20분 동안 또래 친구와 함께 음악치료실에 머물렀다. 이 시간 동안 악기를 연주하고 교류했지만 쉐인은 아주 조용했고 그룹의 중심에 있고 싶어 하지 않았다. 그러나 나에게 〈제임스 본드〉 주제곡을 피아노로 연주했는지 자발적으로 질문했고, 자신이 답을 맞혔다는 것을 기뻐하는 것 같았다. 음악치료실에 없는 시간에는 연결된 영상을 통해 세션을 참관했다. 비록 음악치료실 안에 없더라도 쉐인이 원격으로 보고 있다는 사실에 대해 우리가 인식하고 이야기할 때 좋아하는 듯했다.

우리는 각 아동의 개별적 경험에 대한 기록을 작성한 후 오늘 그룹에서 했던 활동과 다음 주에 무엇을 할 지에 대해 논의한다. 웬디는 던컨이 자발적으로 피아노를 연주하는 모습이 인상적이었다며 다음 시간에 또 연주할 기회를 줄 수 있을지 알고 싶어한다. 낸시는 병동에서 종종 부정적인 행동에 고착되어 있는 에스더가 얼마나 음악활동에 잘 참여했는지를 언급하며 놀라움을 표현한다. 낸시는 에스더가 저녁 시간에 다른 또래 친구들을 도와줄 기회가 있을지, 그리고 이런 식으로 문제에 대한 집착에서 벗어날 수 있을지 궁금해

한다. 나는 간호팀 낸시와 음악치료 학생 웬디가 '자리 바꾸기와 악기 바꾸기' 활동에서 피아노를 연주해 주는 것이 얼마나 도움이 되는지와 그들이 안정적이고 구조적인 음악을 제공하고 있다는 점에 대해 이야기한다. 낸시는 자신의 연주에 대해 자신감이 없다. 하지만 나는 낸시를 안심시키며 그녀의 연주가 그룹 활동에 중요하고 도움이 된다고 말한다. 나는 낸시에게 쉐인을 영상 참관실로 데려가느라 세션에서 나가는 것이 괜찮은지 확인했고, 그녀는 괜찮다고 한다. 웬디는 그룹에서 자신의 바이올린 즉흥연주가 어땠는지를 묻는다. 나는 웬디의 연주가 정말 좋았고, 우리가 음악적으로 서로 주고받으며 즉흥연주를 잘 해낸 것 같다고 대답한다. 이번 주 후반에 임상 실습 슈퍼비전에서 만날 때 이 주제에 대해 더 자세히 다룰 것이라고 일러 준다.

음악치료 그룹에 대한 기록 작성의 목적

낸시와 웬디 그리고 내가 매주 후반에 있는 다학제 사례관리 회의에서 각 아동의 음악치료 그룹 경험에 대해 나누기는 하지만 세션 중에 일어난 일에 대해 공유 컴퓨터 시스템에 간단한 서면 기록을 남기는 것도 매우 중요하다. 작성 당일부터 몇 주 또는 몇 달 간 전체 치료팀과 부모들이 이 기록에 접속하는 것이 가능하다.

세션에서 너무 많은 일이 일어났기 때문에 한 사람이 모든 것을 기억하기는 어려울 것이다. 세 사람이 협력한다면 더 철저하면서도 수월하게 기록 작성을 할 수 있다. 그룹에서 함께 일하는 사람들이 의구심이나 불안을 털어놓으면서 업무 방식에 대해 공개적으로 상의하고 아동들에게 중요하다고 생각하는 측면에 대해 공유하는 것은 필수적이다. 세션 기록을 함께 작성하는 것은 세 사람이 효과적으로 협력하고 그룹 음악치료 세션의 질을 높이는 데 도움이 된다.

음악활동

여기에 소개하는 활동은 모두 내가 지난 30년 간 소아 가족 정신과 병동에서 음악 그룹을 운영할 때 빈번히 사용했던 것들이다. 일부는 앞의 절에서 자세히 설명하거나 언급했다. 그룹 사전준비에 관해 설명한 것처럼 활동의 선택은 그룹 내 각 아동의 개별적인 필요뿐만 아니라 아동의 연령, 입원 기간, 이전 세션에서 파악된 선호도에 영향을 받는다. 그룹에 바이올린을 연주할 수 있는 음악치료 학생이 있는 것도 활동을 결정하는 데 영향을 미친다. 또한 제1장과 제2장에서 설명한 대로 그룹의 전체 구조와 세션 내 활동 간의 균형을 고려해야 한다. 제3장과 제4장에서와 마찬가지로 다음의 활동들은 그룹세션에서의 대략적인 순서로 제시되었지만 한 세션에서 할 수 있는 것보다 훨씬 많은 활동이므로 몇 가지만 선택해야 할 것이다.

활동 목록

- 인사해요
- 콩가 연주하고 지목하기
- 미스터리 악기와 조용한 악기
- 자리 바꾸기와 악기 바꾸기
- 이 노래를 맞혀 봐
- 암호 연주

- 그룹 즉흥 이야기
- 기타 그룹과 솔로 연주
- 이쪽저쪽
- 몇 개의 음?
- 손가락 심벌즈
- 손가락 지휘
- 그룹 멜로디
- 눈으로 지휘하기
- 비밀의 파트너
- 딱 붙어 있는 무용수
- 클라리넷 팀과 바이올린 팀
- 졸린 탬버린, 냄새 나는 탬버린
- 굿바이 랩

인사해요

그룹 소아 가족 정신과 병동의 음악치료 그룹

세션 내 순서 세션 시작 시

목표

- 예측 가능하고 편안한 세션 시작부 제공하기
- 즉각적으로 음악 만들기에 참여하도록 하기
- 다른 사람들을 리드하고 도울 수 있다는 생각 강화하기
- 자신감 키우기
- 경청기술 개발하기

도구

- 아동과 성인이 원형으로 앉을 수 있는 작은 의자
- 큰 탬보드럼 또는 보드란드럼

설명

- 그룹이 원형으로 앉는다. 음악치료사는 보드란드럼을 무릎에 놓고 양손을 번갈아 가며 규칙적인 4분음표(♩=112)를 연주하기 시작한다. 아동들이 손으로 무릎을 두드리며 4분음표를 연주하도록 유도한다.
- 연주 도중에 치료사가 갑자기 멈추면 그룹도 따라서 멈추도록 한다. 다시 연주를 시작하고 템포와 리듬패턴에 변화를 주어 약간 어렵게 만든다. 아동들이 리듬을 구별하기 쉽도록 제시하는 리듬과 리듬 사이에서 잠시 멈추고 기다린다. 이 연주를 몇

분간 지속한다.

- 음악치료사는 처음의 규칙적인 4분음표를 연주하며 〈인사해요〉 노래를 한다. 아동들도 박을 두드리며 따라 부르도록 한다. 맨 마지막 부분의 "인사해요"에 이르면 음악치료사는 "요오오오"를 길게 계속 소리 내며 그룹을 둘러본 후에 "금테 안경 쓴 사람"이라고 노래하면서 안경을 쓴 아동에게 보드란드럼을 굴려 준다. 이렇게 하여 그 아동이 그룹 연주를 리드할 차례가 되고 모두가 리듬을 따라 한다. 그 아동이 몇 분간 연주를 리드한 후 음악치료사는 다시 노래를 부르다가 마지막 부분을 아동들이 직접 채워 넣을 수 있도록 비워 둔다. 모두가 자기 차례를 가질 때까지 계속한다.

관찰

- 처음에는 음악치료사의 연주가 아동이 따라 하기에 약간 어려운 정도이어야 하는데, 모방을 포기할 만큼 어렵지 않아야 한다.
- 아동이 자기 차례에 연주를 리드하고 싶어 하지 않는 경우 탬보드럼을 넘겨 주고 싶은 사람을 선택하도록 제안할 수 있다.
- 한 아동이 검은색 신발을 신은 사람에게 탬보드럼을 건네자고 제안했을 때 검은색 신발을 신은 아동이 여러 명 있다면 아동에게 "초록색 바지에 검은색 신발" 또는 "지퍼 달린 검은색 신발"이라고 구체적으로 말하도록 제안할 수 있다.

변형

- 손등, 손가락, 팔꿈치 등을 사용하여 드럼을 다양한 방법으로 연주할 수 있다.

인사해요

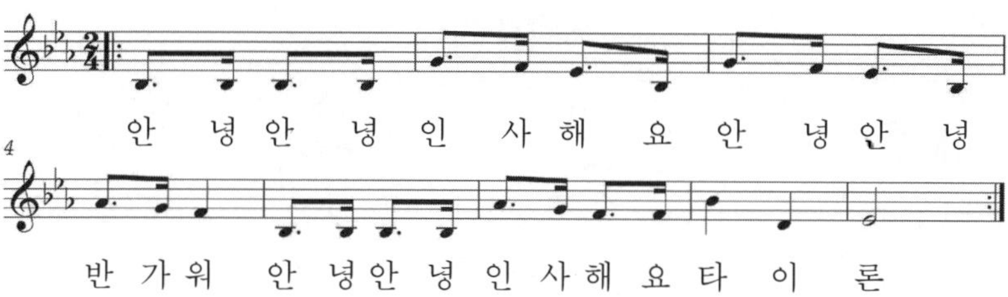
안 녕 안 녕 인 사 해 요 안 녕 안 녕
4
반 가 워 안 녕 안 녕 인 사 해 요 타 이 론

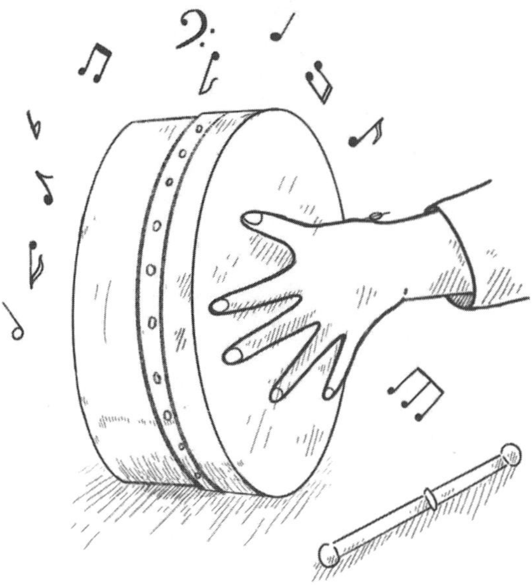

콩가 연주하고 지목하기

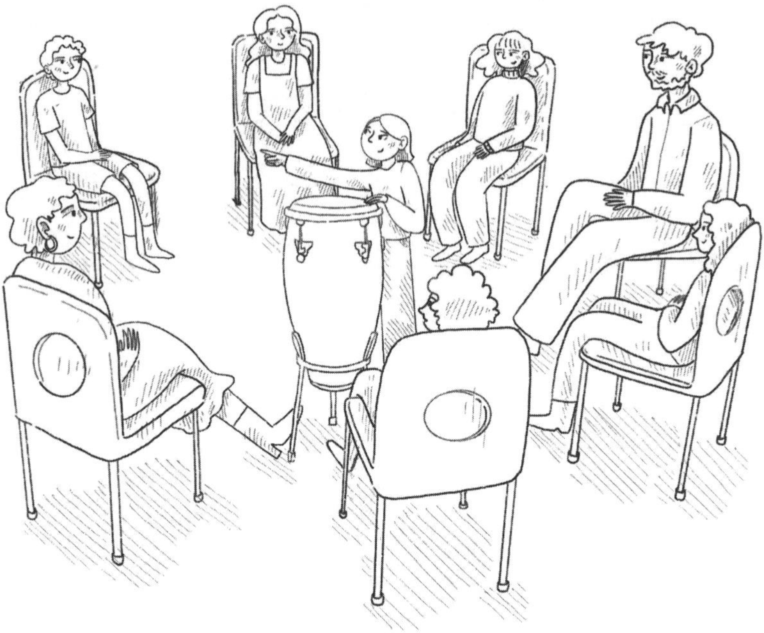

그룹 소아 가족 정신과 병동의 음악치료 그룹

세션 내 순서 웜업활동, 세션 초반의 구조적 상호작용

목표

- 상호적 음악 만들기에 참여하기
- 경청기술 개발하기
- 자신감 키우기

도구

- 아동과 성인이 앉을 수 있는 작은 의자
- 큰 콩가드럼 또는 스탠딩드럼

설명

- 드럼을 가운데에 두고 그룹이 원형으로 모여 앉는다. 음악치료사가 자리에서 일어나 드럼으로 가서 한 차례 연주를 한다. 그리고 원 안에 앉아 있는 한 명을 가리킨다. 그 사람도 같은 방식으로 연주하고, 다음 사람을 가리키며 활동이 계속된다.
- 1~2분 후 음악치료사가 다시 지목되면 이번에는 한 번에 두 명의 그룹 구성원을 가리켜서 그들이 함께 드럼을 연주하게 한다. 그런 다음 두 사람이 각각 두 사람씩 지목하면 곧 그룹 전체가 드럼 주위에 모이게 된다. 잠시 동안 모두 함께 연주하도록 독려한 후 연주를 마치고 자리에 앉도록 한다.
- 음악치료사는 다시 일어나 콩가를 연주하는데, 이번에는 짧은 리듬 악구를 명확하게 반복하면서 이전보다 오래 연주한다. 치료사는 조금이라도 자신과 비슷하게 연주하는 아동을 가리킨다. 그 아동도 같은 방식으로 연주하고 다른 사람을 가리킨다.
- 모두의 차례가 끝나면 음악치료사는 구성원들이 각 연주의 특징을 알아차렸는지, 그리고 누가 그런 식으로 연주했는지 묻는다. 구성원들은 다른 사람의 음악적 스타일로 연주한 후 누구의 연주였는지 기억하여 말하도록 한다. 음악치료사는 활동을 마무리한다.

관찰

- 전체가 연주할 때는 아이들이 서로 방해하지 않도록 한다. 서로의 소리에 귀를 기울이며 연주하도록 도와야 한다.
- 아동들은 드럼 주위를 걷거나 춤을 추며 연주하는 등 여러 가지 독창적인 연주 방법을 탐색할 수 있다. 손가락이나 주먹 또는 팔꿈치로 연주할 수도 있다.

변형

- 이 활동은 듀엣 형식으로 바꿀 수 있다. 두 사람이 함께 연주한 후 각자 다음 듀엣으로 연주할 한 명씩을 지목한다. 이는 그룹 내 아동 간에 타악기를 사용한 건설적이고 비언어적인 대화와 교류로 이어질 수 있다. 만약 듀엣을 하는 두 아동이 이런 방식에 잘 몰입하여 연주한다면 청취하고 있는 사람들이 리듬에 맞춰 손뼉을 치도록 제안할 수 있다.

미스터리 악기와 조용한 악기

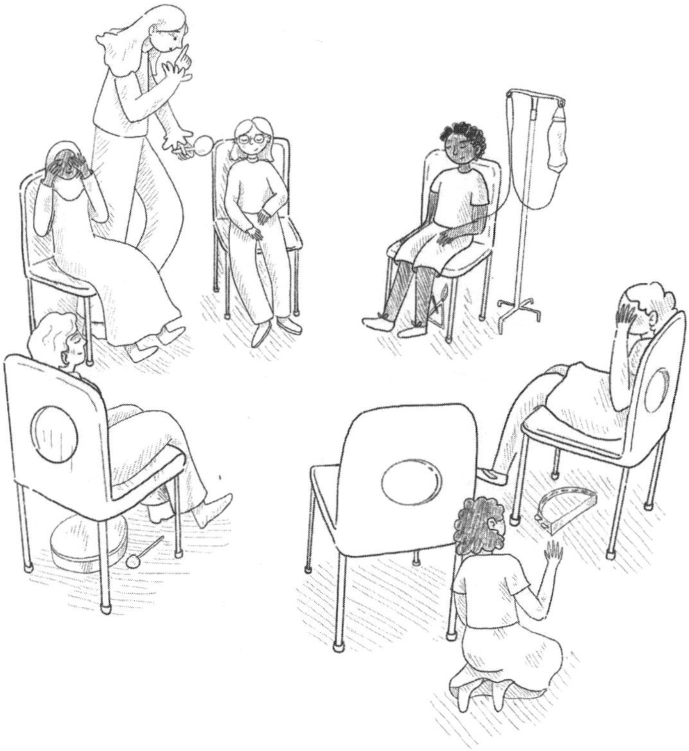

그룹 소아 가족 정신과 병동의 음악치료 그룹

세션 내 순서 세션 초반에 전체 연주를 하기 전

목표

- 그룹의 규칙을 지키며 경청하고 기다리기
- 다른 사람의 선택 받아들이기

- 맡은 책임을 수행하기
- 움직임 조절에 집중하기

도구

- 아동과 성인이 앉을 수 있는 작은 의자
- 아동의 의자 아래에 넣을 수 있는 리듬악기(개인별 한 개 이상)

설명

- 그룹이 둥글게 모여 앉는다. 아동들에게 눈을 감도록 요청하고, 음악치료사와 아동 한 명이 각 구성원의 의자 아래에 악기를 한 개씩 소리 나지 않게 내려놓는다. 모든 사람이 악기를 받을 때까지 미스터리 악기를 만지지 않도록 지시한다.
- 배부가 끝나면 아동들이 눈을 뜨고 악기를 조용히 무릎 위에 올려놓도록 한다. 이때 음악치료사는 바닥에서 무언가를 집어 무릎에 올려놓는 척하는 동작을 한다. 그다음 조용히 바닥에 내려놓는 듯한 동작을 하면 아동들도 악기를 조용히 내려놓는다.

관찰

- 이 활동 중에 눈을 완전히 감지 않는 아동이 많을 것이다. 그러나 비밀스럽고 긴장되는 분위기가 유지되는 한 문제가 되지 않는다.
- 이 활동은 누가 어떤 악기를 가질 것인지에 대한 갈등 없이 악기를 배분하는 좋은 방법일 수 있다.
- 천천히 악기를 올리고 내려놓는 동작은 악기를 주의해서 다루는 것을 시범을 보이는 좋은 방법이다.

- 이후에 그룹 연주를 마치고 악기를 내려놓아야 할 때 음악치료사는 악기를 천천히 내려놓는 척하는 동작을 함으로써 아동들에게 그러한 방법을 상기시킬 수 있다.

변형

- 오션드럼과 같이 쉽게 소리가 나는 악기의 경우에는 성공적인 수행을 위해 아동이 악기를 들었다 내려놓기를 여러 번 시도할 수 있다. 성공 시 그룹은 아동에게 박수를 보낸다.
- 두 명 이상의 아동이 협력하여 한 악기를 소리 없이 내려놓도록 할 수 있다.

자리 바꾸기와 악기 바꾸기

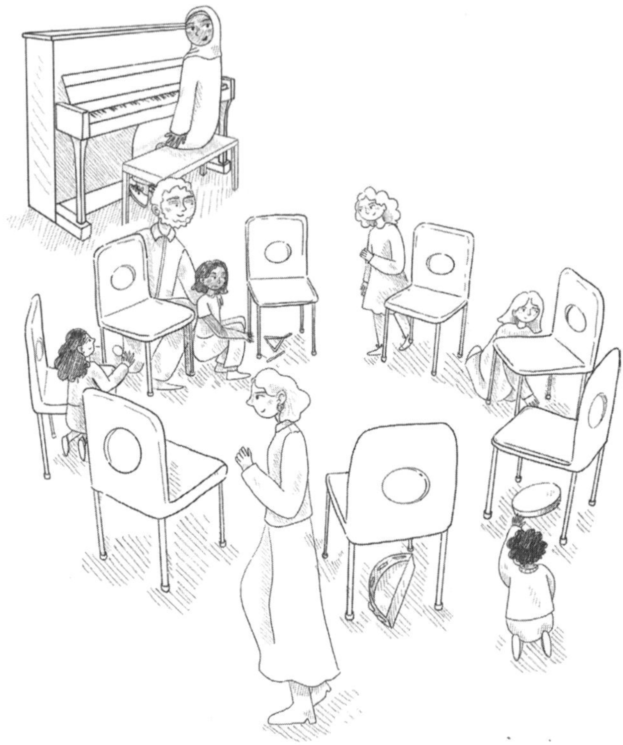

그룹 소아 가족 정신과 병동의 음악치료 그룹

세션 내 순서 세션 초반에 악기를 배부한 후

목표

- 상호적인 그룹 음악 만들기에 참여하기

- 기다리고 타협하는 능력 키우기
- 자신감 키우기

도구

- 아동과 성인이 앉을 수 있는 작은 의자
- 아동의 의자 아래나 근처에 놓을 수 있는 작은 크기의 다양한 리듬악기 또는 현악기[1](개인별 한 개 이상)
- 피아노 또는 좋은 음질의 키보드

설명

- 아동들이 원형으로 모여 앉아 있고, 의자 아래에는 한 개씩의 악기가 놓여 있다. 음악치료사는 피아노 연주를 하면서 “악기를 들고 다 같이 연주해 봅시다.”라고 말한다. 음악치료사는 리듬적인 곡을 연주하며 그룹을 관찰한다. 개별 아동들의 리듬과 연주 스타일에 맞춰 피아노를 연주하면서 각 아동을 음악적으로 지원한다. 음악치료사는 처음의 음악적 스타일로 돌아가 명확하게 음악을 끝낸다. 그룹을 향해 돌아 앉아 악기를 내려놓는 동작을 흉내 내면서 아동들이 조용히 악기를 의자 아래에 내려놓도록 독려한다.
- 음악치료사는 다시 피아노를 연주할 것이라고 말하고, 이번에는 음악이 멈출 때 악기를 의자 아래에 두고 일어나서 왼쪽 의자로 이동하라고 안내한다. 더 분명한 설명을 위해 “이제 존은 에바의 자리로 가고, 에바는 벤의 자리로 가고…….”라고 말할

1) 역자 주: 이 아동 그룹에서의 현악기는 우쿨렐레나 아동용 기타와 같이 작은 크기의 비오케스트라 현악기를 의미한다.

수 있다. 아동들이 원을 한 바퀴 돌아서 모든 악기를 연주할 때까지 이 과정을 계속한다.

관찰

- 피아노로 반주할 때 음악치료사는 특정 아동과 음악적으로 대화를 나누고 있다는 것을 그룹이 알수 있도록 특별히 강조하고, 나머지 그룹원들도 이 교류에 동행하도록 독려한다.
- 이전 활동 '미스터리 악기와 조용한 악기'에서와 같이 아동들이 악기를 조용히 내려놓는 데 시간이 걸릴 수 있다.

변형

- 음악치료사도 아동들과 함께 원을 따라 옆자리로 이동할 수 있다. 이 장의 앞부분에서 설명한 것처럼 모든 아동이 한 번씩 피아노를 연주할 기회를 가지면서 그룹의 리더가 될 수 있다.
- 원을 따라 옆자리로 이동하지 않고 아동들이 일어나서 자신이 선택한 의자로 갈 수 있다. 그러나 선호하는 악기를 둘러싼 갈등이 발생할 수 있고, 문제 해결이 필요할 수 있다.

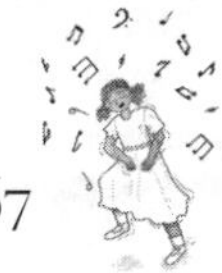

이 노래를 맞혀 봐

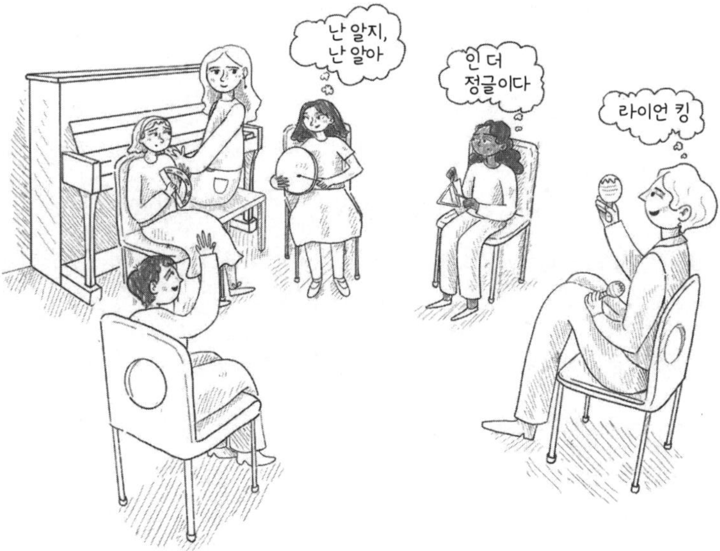

그룹 소아 가족 정신과 병동의 음악치료 그룹

세션 내 순서 세션 초반에 악기를 배부한 후

목표

- 경청기술, 집중력, 인내심 키우기
- 자신감 키우기
- 음악 개념과 인식 능력 개발하기

도구

- 아동과 성인이 앉을 수 있는 작은 의자

- 아동의 의자 아래나 근처에 놓을 수 있는 작은 크기의 다양한 리듬악기 또는 현악기(개인별 한 개 이상)
- 피아노 또는 좋은 음질의 키보드

설명

- 아동들은 원형으로 모여 앉아서 리듬악기 또는 현악기를 연주하고, 음악치료사는 피아노를 연주한다. 음악이 진행됨에 따라 음악치료사는 잘 알려진 서너 곡의 선율을 넣어서 연주하고, 아동들이 어떤 음악인지 인식하기를 기다린다. 음악을 정확히 알아차린 아동들이 있다면 제목을 말하지 않고 기다리도록 한다. 음악을 분명하게 마치고 아동들이 악기를 조용히 내려놓도록 독려한다.
- 아동들이 몇 곡의 음악을 알아차렸는지 이야기하되 제목을 말하지 않도록 한다. 아무것도 맞히지 못한 아동이 있다면 음악을 알고 있는 아동이 곡명을 제외한 그 외의 힌트를 주도록 한다. 이 장의 앞부분에서 〈해리 포터〉 주제곡과 연관된 상황에 대해 기술한 것을 참조한다.
- 모든 곡에 대한 대화를 마친 후에 이번에는 아동들에게 다른 악기로 연주해 보고 싶은지 질문한다. 그런 경우에 이 활동을 다시 반복한다. 대화 과정에서 이전에 연주한 적이 없는 곡이 언급되면 아동들이 맞춰야 할 음악 목록에 포함시킬 수 있다.

관찰

- 음악치료사는 아동들이 어떤 곡을 좋아하는지 파악할 수 있고, 각 아동의 능력과 도전 의지 수준에 따라서 음악의 일부를 연

주할 수도 있고 전체를 연주할 수도 있다.

- 어린 아동들이 동요를 인식하고 제목을 맞히는 경우에 나이가 있는 아동들이 유아용 노래를 유치하다고 여기지 않고 즐길 수 있는 좋은 기회가 된다.
- 이 장의 앞부분에서 소개한 '자리 바꾸기와 악기 바꾸기' 활동과 자연스럽게 혼합하여 진행할 수 있다.

변형

- 아동들은 음악이 시작되기 전에 음악치료사가 연주하기를 바라는 곡의 제목을 개별적으로 작게 말할 수 있다. 이 경우에 아동들은 제목과 함께 누가 이 곡을 제안했는지도 맞혀야 한다.
- 음악치료사가 아동들과 함께 원을 따라 이동하는 경우에 아동들이 미스터리 곡을 피아노로 연주할 수도 있다. 그룹이 음악을 맞히지 못하더라도 그 아동이 어떤 음악을 의도했는지 추측해 볼 수 있다.

암호 연주

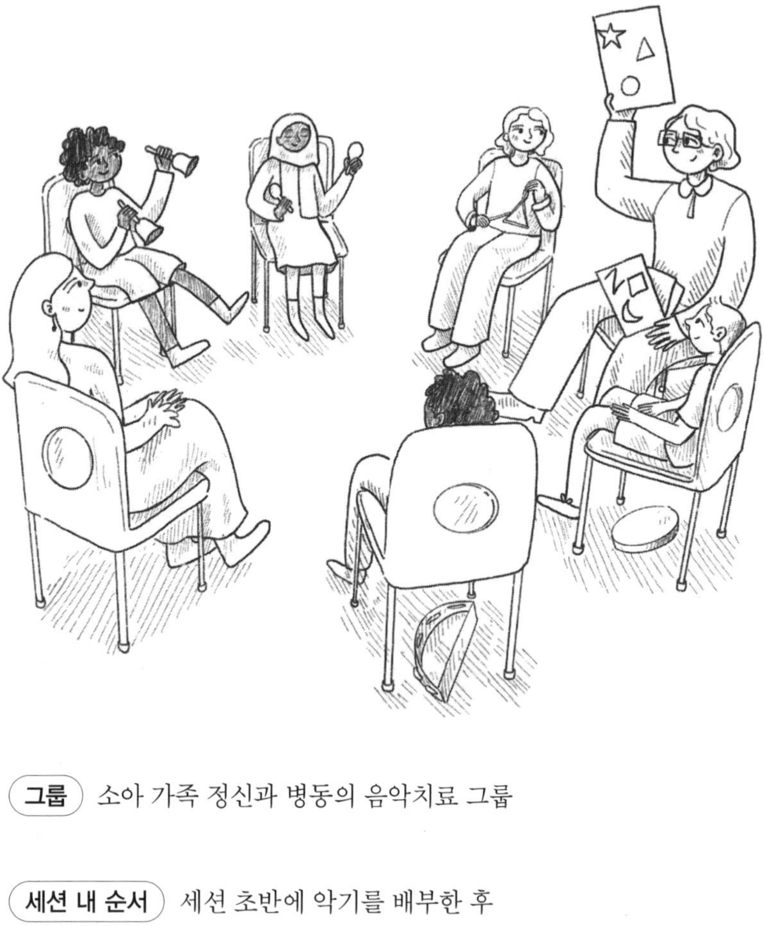

그룹 소아 가족 정신과 병동의 음악치료 그룹

세션 내 순서 세션 초반에 악기를 배부한 후

목표

- 경청기술과 집중력 키우기
- 관찰력과 기억력 향상시키기
- 그룹에서의 문제 해결에 참여하기

도구

- 아동과 성인이 앉을 수 있는 작은 의자
- 개인별 한 개 이상의 다양한 타악기와 현악기
- 삼각형, 별, 원, 지그재그, 사각형 등의 기호가 다양한 색으로 표시된 약 10cm 크기의 정사각형 종이(아동이 입실하기 전에 의자 위에 비치)와 앞의 기호들 중에서 세 가지를 조합하여 그린 A4 용지 20장(그룹 전체가 볼 수 있도록 선명하고 커야 함)
- 피아노 또는 좋은 음질의 키보드

설명

- 아동들이 음악치료실로 들어오면 어른들은 각 아동이 앉을 자리를 알려 준다. 음악치료사는 모든 사람의 의자에 암호가 놓여 있으며, 그 암호를 다른 사람에게 보여 주지 말고 눈에 안 띄게 해야 한다고 설명한다. 어른들이 아동들의 의자 아래나 근처에 악기를 배부한다. 음악치료사는 아동들에게 서로의 암호를 맞혀야 한다고 말한다. 만약 눈치를 챘다면 혼자만 알고 있어야 하며 그룹이 연주를 멈춘 후에 함께 상의할 것이라고 안내한다.
- 한 어른이 세 가지의 기호가 그려진 A4 용지 20장 중에서 하나를 들어서 보여 준다. 아동들은 그 종이에 자신의 기호가 있으면 악기를 연주한다. 음악치료사는 말없이 즉흥연주를 하며 그룹의 연주를 돕는다. 잠시 후 다른 기호들의 조합이 적힌 종이를 보여 주면 해당하는 기호를 가진 아동들은 연주를 한다. 준비된 20장을 모두 연주한 후에 음악을 마친다.
- 음악치료사는 누가 어떤 기호를 연주했는지 아는 사람이 있는

지 물어본다. 각 암호를 다른 아동이 골고루 맞히도록 하여 모든 아동이 토론 과정에 참여하도록 유도한다. 여전히 맞히지 못한 암호가 있다면 약 8장의 A4 용지만 가지고 다시 연주해 본다.

관찰

- 일부 아동은 암호의 비밀 유지를 위해 처음에는 어른의 도움이 필요할 수 있다.
- 어떤 아동은 이 게임을 바로 이해할 수 있지만, 어떤 아동은 이해하는 데 도움이 필요할 수도 있다.

변형

- 기호의 조합이 적힌 A4 용지를 아동 중 한 명이 그룹에게 보여 줄 수 있다. 앞서 이 역할을 했던 어른에게 자신의 암호와 악기를 넘겨 준다.

그룹 즉흥 이야기

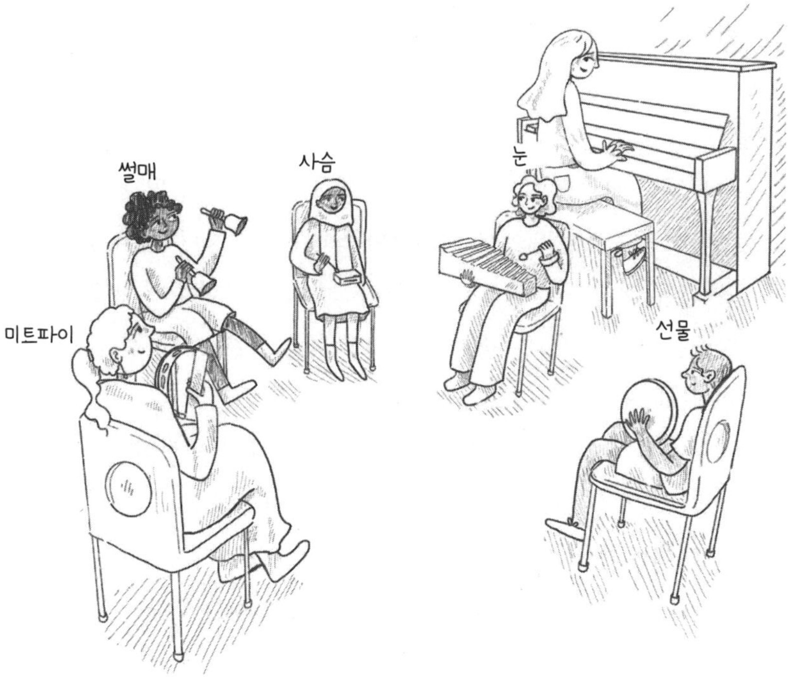

그룹 소아 가족 정신과 병동의 음악치료 그룹

세션 내 순서 세션 초반의 전체 연주

목표

- 경청기술, 집중력, 인내심 키우기
- 자신감 키우키
- 다른 사람들과 협력하기

도구

- 아동과 성인이 앉을 수 있는 작은 의자
- 개인별 한 개 이상의 다양한 타악기와 현악기
- 피아노 또는 좋은 음질의 키보드

설명

- 아동들이 원형으로 모여 앉아 있고, 음악치료사는 피아노 앞에 앉아서 3주 후로 다가온 크리스마스에 관한 이야기와 즉흥음악을 만들 것이라고 설명한다. 크리스마스와 관련하여 떠오르는 단어를 질문하자 아동들이 사슴, 썰매, 눈, 미트파이, 선물 등으로 대답한다.
- 그룹은 이 단어들과 어울리는 악기에 대해 상의한다. 사슴의 발굽 소리는 우드블럭, 썰매는 종, 눈은 메탈로폰, 미트파이는 작은 탬버린, 선물은 큰북으로 결정한다. 단어와 관련된 악기를 선택한 아동들 앞에 해당 악기를 가져다 놓는다.
- 음악치료사가 크리스마스라는 단어를 말하고 〈징글벨〉을 연주할 때 그룹 전체가 연주해야 한다고 설명한다. 이야기에서 특정 단어가 언급될 때는 해당 악기만 짧게 연주해야 한다고 안내한다. "크리스마스 이브였어요……."라고 이야기를 시작하며 〈징글벨〉을 연주하자 그룹 전체가 연주한다. "눈이 살며시 내리고 있었습니다."(메탈로폰 연주), "그리고 아이들은 미트파이를 꿈꾸고 있어요."(탬버린 연주), "크리스마스를 손꼽아 기다렸답니다."(모두 〈징글벨〉 합주) 이 이야기는 아이들이 선택한 모든 단어를 포함하며, 마지막에는 모두 함께 〈징글벨〉을 연주하고 마무리한다.

관찰

- 음악치료사는 이야기를 창작하고 피아노 연주를 하는 동안 아동들을 잘 지켜보도록 한다. 이를 통해 아동들에게 맞는 연주를 할 수 있으며, 아동들이 산만해지거나 다시 이야기에 집중하도록 유도할 필요가 있는지를 파악할 수 있다.
- 일부 아동은 다른 사람의 말에 귀를 기울이고 자기 차례가 아닌 경우에는 연주하지 않도록 도움이 필요할 수 있다.

변형

- 공휴일, 쇼핑, 운동 경기 등 다른 주제로 이야기를 만들 수 있다.
- 어떤 아동은 그룹이 청취하고 연주할 수 있도록 자신만의 이야기를 만들 수 있다.

기타 그룹과 솔로 연주

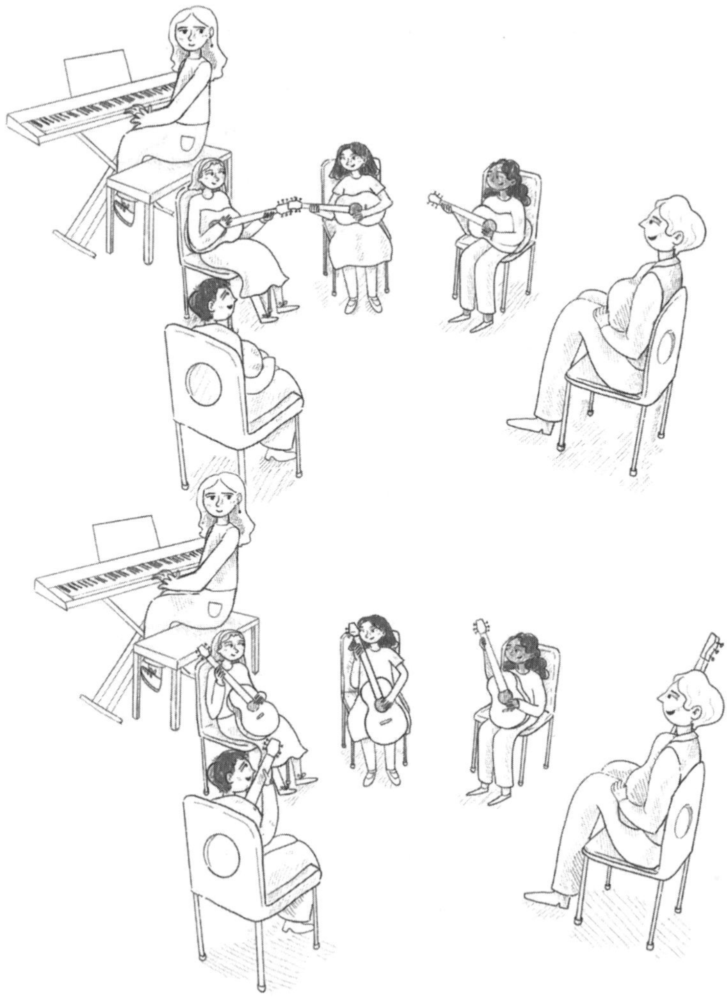

그룹 소아 가족 정신과 병동의 음악치료 그룹

세션 내 순서 세션 중반부

목표

- 상호적 그룹 음악 만들기에 참여하기
- 경청하고 기다리는 능력 키우기
- 자신감 키우기

도구

- 아동과 성인이 앉을 수 있는 작은 의자
- 각 아동을 위한 작은 사이즈의 조율이 된 기타
- 피아노 또는 좋은 음질의 키보드

설명

- 모든 아동이 기타를 들고 연주할 수 있을 만한 공간을 확보한 후에 원형으로 모여 앉는다. 음악치료사는 다 같이 연주하자고 제안하고, 피아노로 활기찬 즉흥연주를 한다. 기타의 개방현음에 맞도록 미(E), 솔(G), 라(A), 시(B), 레(D)의 펜타토닉 음계와 미, 시(E, B)와 레, 라(D, A)의 5도 음정 화음을 사용한다. 함께 연주하는 동안에 음악치료사는 기타를 연주하는 아동들을 관찰하면서 각 아동의 연주 특징을 찾아낸다. 그리고 명확하게 음악을 마친다.
- 이번에는 존의 스타일로 다 같이 연주하면 좋겠다고 그룹에게 말한다. 존에게 위에서 아래로 기타줄을 튕기는 그의 규칙적인

스트로크를 시연해 줄 것을 요청하면 모두가 따라 하도록 한다. 음악치료사는 피아노 반주를 하고 이후에 음악을 분명하게 마친다.

- 다시 처음에 음악치료사가 연주했던 음악적 주제로 돌아가서 모두가 자유롭게 연주한다. 그다음에 기타를 한 줄씩 튕기는 것, 첼로처럼 다리 사이에 세우고 연주하는 것, 글리산도로 음향 효과를 내는 것, 더 난이도 높은 스트로크 패턴 등 치료사가 관찰한 아동의 연주 스타일을 반영하며 활동이 계속된다. 각각의 연주 스타일 사이사이에 원래의 음악적 주제를 자유롭게 연주하는 시간을 가진다. 마지막 그룹 연주 후에는 치료사가 음악을 마무리한다.

관찰

- 아동들은 종종 기타를 연주하고 싶어 하는데, 자신이 좋아하는 가수가 연주하는 멋진 악기라고 생각하기 때문이다.
- 아동들에게 기타를 조심스럽게 다룰 것을 상기시키고, 조율된 상태를 유지하도록 줄감개를 돌리지 못하게 해야 할 것이다.

변형

- 어떤 아동은 다른 사람들의 기타, 피아노와 합주하는 것보다 혼자서 연주하는 것을 더 선호할 수 있다.
- 이전에 기타를 배운 적이 있는 아동은 다른 아동에게 짧고 간단한 연주 패턴을 알려 주도록 독려할 수 있다.

이쪽저쪽

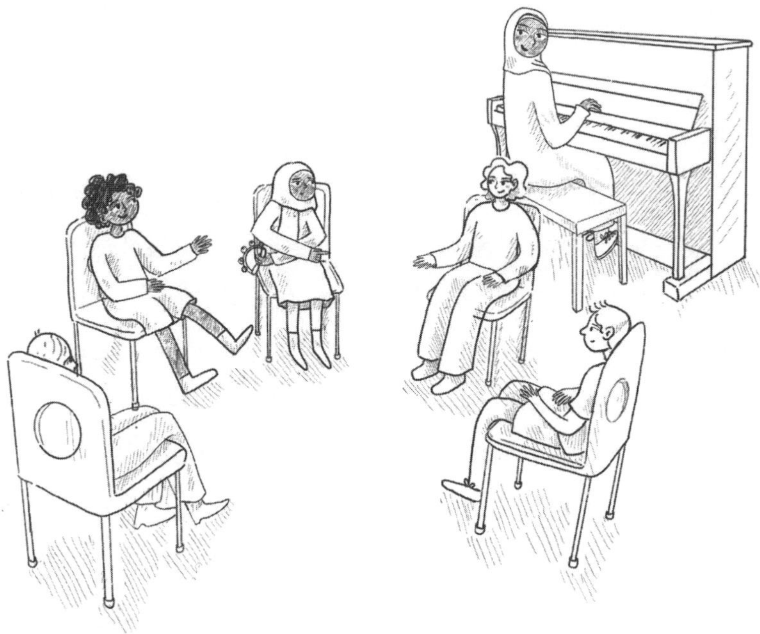

그룹 소아 가족 정신과 병동의 음악치료 그룹

세션 내 순서 전체 연주 후 집중적인 그룹 상호작용

목표

- 경청기술과 집중력 키우기
- 비언어적 음악교류 즐기기
- 자신감 키우기

도구

- 아동과 성인이 앉을 수 있는 작은 의자
- 원을 따라 전달할 수 있는 몇 개의 종
- 피아노 또는 좋은 음질의 키보드

설명

- 그룹은 원형으로 모여 앉고, 음악치료사는 원 밖의 피아노 앞에 앉는다. 그룹이 원을 따라 옆사람에게 종을 전달하는 동안에 음악치료사는 피아노를 연주할 것이라고 설명한다.
- 종을 전달하는 도중에 음악치료사가 고음부에서 단3도의 하강 음정인 도(C)와 라(A)를 피아노로 연주하면 그룹은 종을 반대 방향으로 전달하도록 한다. 저음부에서 큰 소리로 두 개의 반복적인 화음이 들리면 모두가 양 손을 위로 올려야 한다.
- 치료사는 연주를 멈추고 1~2초 정도 기다렸다가 도(C)와 라(A)를 연주하여 수행하기 쉽게 만들 수 있다. 또는 연주를 멈추지 않고 지속하면서 선율 안에 도(C)와 라(A)를 삽입하여 어렵게 만들 수 있다. 왼손으로 반복적인 화음을 많이 연주함으로써 혼란스럽게 만들 수도 있다.

관찰

- 음악치료사는 피아노를 연주하면서 아동들이 원을 따라 종을 전달하는 모습을 지켜본다. 종을 가진 아동의 기능에 따라 음악적 신호의 난이도를 조정할 수 있다.
- 음악치료사는 쉬운 음악적 신호부터 시작하여 활동이 진행됨에 따라 점진적으로 난이도를 높일 수 있다.

변형

- 이 그룹에서 사용한 것 외에도 다른 음정이나 리듬적 신호를 사용할 수 있다. 대안적으로 음악치료사가 심벌즈를 쳐서 방향 전환을 지시하고 드럼 소리로 양손을 올리도록 유도할 수 있다.
- 발을 구르거나 머리를 흔들도록 하는 신호 등 더 많은 동작을 추가할 수 있다.
- 한 명의 아동이 한두 가지 악기를 사용하여 종의 전달 방향과 동작의 변화를 위한 신호를 제공할 수 있다. 이때 음악치료사는 계속 피아노를 연주할 수 있다.

몇 개의 음?

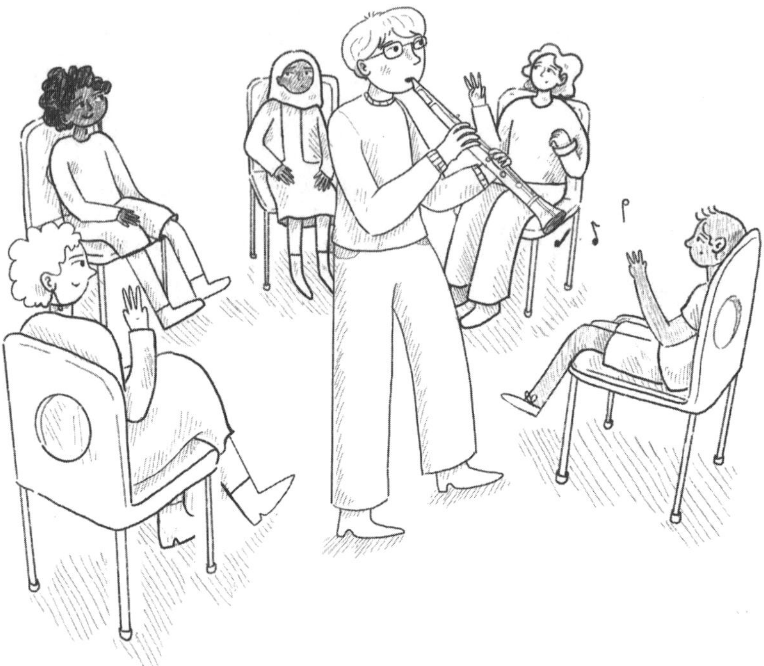

그룹 소아 가족 정신과 병동의 음악치료 그룹

세션 내 순서 전체 연주 후 집중적인 그룹 상호작용

목표

- 경청기술과 집중력 키우기
- 자신감 키우기
- 리더십 기술과 공감 능력 개발하기

도구

- 아동과 성인이 앉을 수 있는 작은 의자
- 음악치료사를 위한 클라리넷 또는 다른 단선율 악기
- 큰 자일러폰과 말렛

설명

- 그룹은 원형으로 모여 앉고, 음악치료사는 클라리넷을 들고 있다. 음악치료사는 클라리넷으로 1~5개까지의 음으로 구성된 악구를 연주할 것이고, 아동들은 악구에 포함된 음의 개수를 표시하기 위해 한 손을 들고 있어야 한다고 설명한다. 먼저 3개의 음으로 이루어진 악구를 연주하고, 그다음에 2개와 5개의 음으로 이루어진 악구를 차례로 연주한다. 그런 다음에 악구들 사이에 공백을 두고 연주할 것이고, 아동들이 맞힐 때까지 악구들을 돌아가며 반복할 것이라고 설명한다. 아동들이 쉽게 수행하는 경우에는 최대 10개의 음으로 구성된 긴 악구를 연주하고, 아동들은 숫자 표시를 위해 양손을 사용한다.
- 음악치료사는 클라리넷을 치우고 이번에는 한 아동에게 자일러폰으로 최대 5개까지의 음을 연주하도록 독려한다. 가장 먼저 숫자를 맞히는 아동이 연주할 차례를 가지게 되며, 이런 방식으로 활동이 계속된다. 아동들이 쉽게 여기는 경우에는 최대 10개 음까지 연주할 수 있다.

관찰

- 음악치료사는 음의 개수를 세는 방법을 시연하기 위해 천천히 노래하면서 손가락으로 숫자를 셀수 있다.

- 자일러폰으로 연주한 음의 개수를 세는 것이 너무 어렵다면 아동들이 악구를 쉽고 짧게 연주하도록 독려할 필요가 있다.

변형

- 음악치료사는 규칙적인 박을 천천히 연주하여 활동을 더 쉽게 만들 수 있고, 불규칙하고 빠른 리듬으로 더 어렵게 만들 수도 있다.

손가락 심벌즈

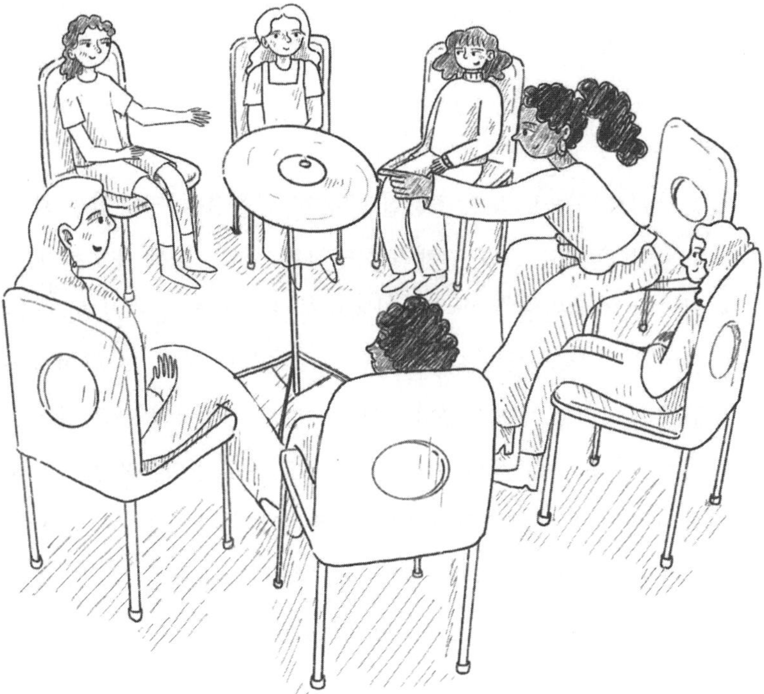

그룹 소아 가족 정신과 병동의 음악치료 그룹

세션 내 순서 전체 연주 후 집중적인 그룹 상호작용

목표

- 경청기술과 집중력 키우기
- 사회적 교류 독려하기
- 교대기술 향상시키기

도구

- 아동과 성인이 앉을 수 있는 작은 의자
- 그룹 전체가 둘러 앉아 손이 닿을 수 있는 위치에 놓인 큰 스탠드형 심벌즈

설명

- 음악치료사는 느리고 조용한 즉흥적 선율을 허밍하면서 좌우로 몸을 흔든다. 그룹 전체가 허밍하며 참여하도록 유도한다.
- 허밍이 지속되는 동안에 음악치료사는 오른손 검지로 한 어른 참여자 앞쪽의 심벌즈를 가볍게 두드린다. 이때 그 참여자를 분명히 바라보며 지목한다. 그다음에 그 참여자가 같은 방식으로 한 아동 앞의 심벌즈를 손가락으로 두드린다. 활동은 이렇게 진행되며, 때로는 점점 속도를 빠르게 할 수 있다. 허밍은 차분한 분위기를 조성하고, 교류하는 속도를 늦춰서 심벌즈 소리와 허밍을 즐길 수 있는 기회를 제공한다.

관찰

- 아동들이 손 전체가 아닌 한 손가락만 사용하도록 독려해야 할 수 있다.
- 어떤 아동은 지목 받기 전까지 심벌즈를 연주하지 않고 차례를 기다리도록 도와야 할 수 있다.

변형

- 다른 사람을 가리키는 대신에 아동들이 차례대로 자기 앞의 심벌즈를 한 번씩 연주할 수 있다. 원을 따라 차례대로 연주하는

속도를 다양하게 조절할 수 있으며, 심벌즈를 두 번 또는 세 번씩 두드릴 수도 있다.

- 자기 앞의 심벌즈를 두 번 두드린 후 다음에 연주할 사람을 지목할 때는 한 번만 두드릴 수 있다. 이때 '다음 차례'라는 말과 함께 두드릴 수 있다.

손가락 지휘

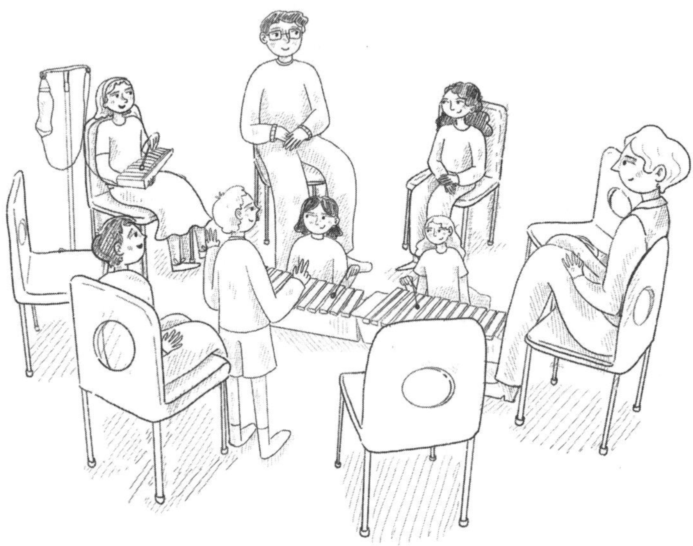

그룹 소아 가족 정신과 병동의 음악치료 그룹

세션 내 순서 전체 연주 후 집중적인 그룹 상호작용

목표

- 집중력과 관찰력 키우기
- 눈 맞춤 향상시키기
- 리더십 기술 개발하기
- 자신감 키우기

도구

- 아동과 성인이 앉을 수 있는 작은 의자

- 중간 크기의 자일러폰 두 개와 말렛 두개

설명

- 그룹이 원형으로 모여 앉아 있고 두 명의 아동은 원 가운데 바닥에 앉아 각각 자일러폰을 바라보며 말렛을 들고 있다. 두 아동의 맞은편에는 지휘자 역할을 할 아동 한 명이 서 있다.
- 지휘자는 오른손으로 1~5개까지의 손가락을 보여 줌으로써 오른쪽 자일러폰에 앉은 아동이 연주할 음의 개수를 지시한다. 그런 다음에 지휘자는 왼손을 사용하여 왼쪽 아동에게 같은 방식으로 지시한다. 지휘자는 양쪽의 아동에게 번갈아 가며 지시하거나 양손을 동시에 사용하여 두 아동이 함께 연주하게 한다. 또한 지시의 속도를 조절할 수 있으며, 음량 또는 역동에 관한 비언어적인 지시를 할 수도 있다.
- 몇 분 후에 음악치료사는 지휘자에게 연주를 마치도록 유도하고 청중은 박수를 친다. 이후 다른 세 명의 아동이 차례로 이 활동을 해 볼 수 있고, 일부는 역할을 바꾸어서 하고 싶어 할 수도 있다.

관찰

- 연주를 청취하는 아동들이 기다리지 못하고 산만해진다면 음악치료사는 자일러폰에 맞춰 무릎을 두드리며 연주함으로써 청취하는 아동들의 참여를 유도할 수 있다.

변형

- 메탈로폰이나 글로켄슈필로 다양한 조합을 만들 수 있다. 충분한 공간이 있다면 한 개의 대형 자일러폰 또는 메탈로폰을 두 명의 아동이 공유하면서 함께 연주할 수 있다.

그룹 멜로디

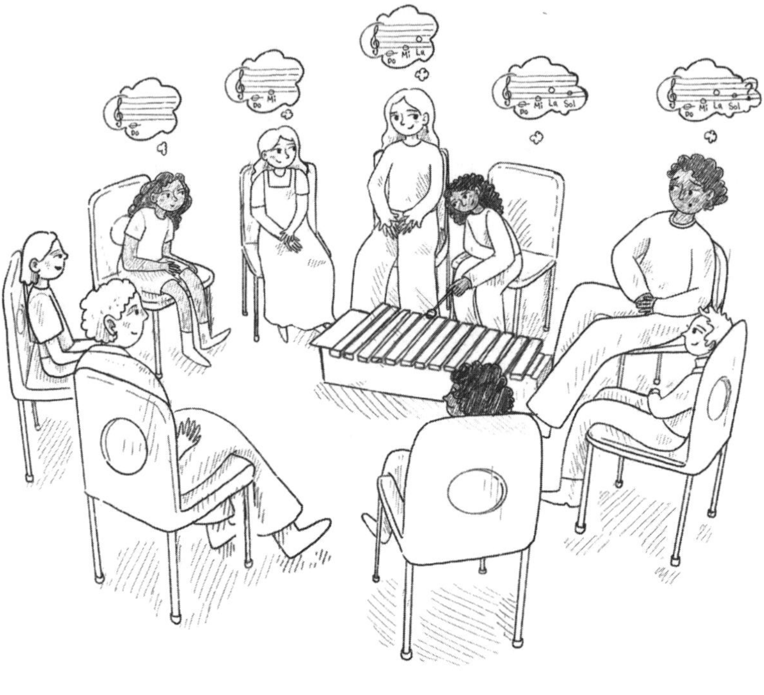

그룹 소아 가족 정신과 병동의 음악치료 그룹

세션 내 순서 전체 연주 후 집중적인 그룹 상호작용

목표

- 차례 준수와 경청기술 향상시키기
- 공동 작업과 공동 창작에 참여하기
- 그룹 구성원을 존중하고 배려하기

도구

- 아동과 성인이 앉을 수 있는 작은 의자
- 대형 자일러폰 한 개와 말렛 한 개

설명

- 그룹은 대형 자일러폰을 중심으로 동그랗게 모여 앉는다. 음악치료사는 말렛 한 개를 가져와서 각 사람이 원하는 음을 한 개만 연주한 후에 옆 사람에게 말렛을 넘겨주어야 한다고 설명한다. 말렛이 다시 음악치료사에게 돌아오면 이번에는 음을 두 개씩 연주하도록 한다. 그다음 회차에서는 세 개씩 연주하고, 마지막에는 다섯 음까지 연주한다. 이 게임을 하는 동안에 그룹은 말을 하지 않도록 한다. 마지막 회차의 다섯 음 연주까지 완료하면 음악치료사는 그룹에게 박수를 보낸다.
- 다음으로 음악치료사가 한 음을 연주하면 옆 사람이 그 음을 따라서 연주한 뒤에 새로운 음 하나를 추가한다. 다음 사람이 앞선 두 음을 연주하고 새로운 음을 더하는 방식으로 진행된다. 마지막 사람은 모든 음을 기억해서 연주하고 자신의 음을 추가한다. 시작하는 사람을 바꿔 가며 활동을 반복할 수 있다.
- 한 사람이 두 개의 음을 연주하고 말렛을 다른 사람에게 건네면 그 사람이 이 두 음을 똑같이 연주해야 한다. 말렛을 받은 사람은 새로운 두 개의 음을 연주하고 리듬을 모방할 또다른 사람에게 말렛을 전달한다. 모든 사람이 한 번씩 자기 차례를 가지면 음악치료사는 활동을 마무리한다.

관찰

- 이 게임의 첫 번째 부분은 간단해 보일 수 있지만 실수나 방해 또는 대화 없이 다섯 개의 음을 연주하는 마지막 회차까지 가는 것이 상당히 어려울 수 있다.
- 그룹 전체가 함께 선율을 만드는 두 번째 부분의 경우에는 음의 순서를 기억할 수 있도록 아동과 어른이 서로 도와줄 수 있다.
- 세 번째 부분에서 다른 사람이 모방할 두 음을 연주할 때 매우 천천히 연주하거나 대조적인 높은 음과 낮은 음을 연주하여 난이도를 낮출 수 있다. 중간 음역의 두 음을 매우 빠르게 연주하여 어렵게 만들 수도 있다.

변형

- 첫 사람이 한 음을 연주하고, 두 번째 사람은 앞의 음을 모방하지 않고 새로운 두 음을 연주하고, 세 번째 사람은 새로운 세 음을 연주하는 방식으로 첫 번째 사람에게 돌아올 때까지 진행한다.
- 그룹이 창작한 선율을 쉽게 기억하는 경우 한 바퀴 더 돌아서 긴 선율로 만들 수 있다.

눈으로 지휘하기

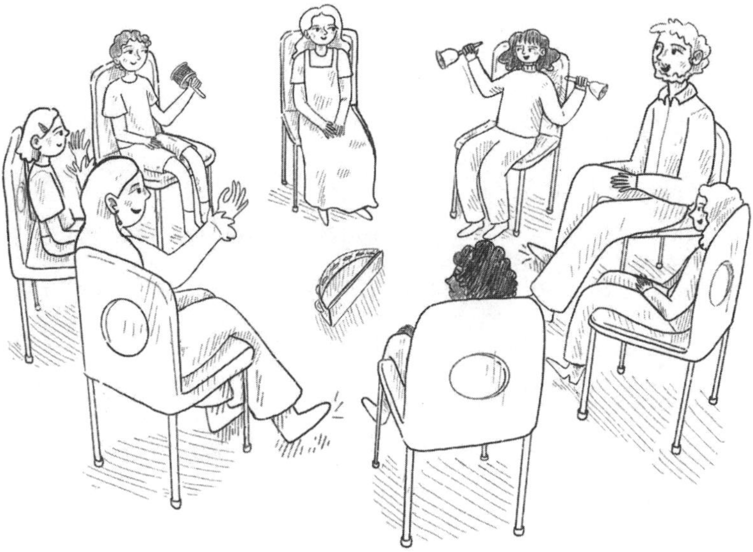

그룹 소아 가족 정신과 병동의 음악치료 그룹

세션 내 순서 세션 후반부의 동작 포함 활동

목표

- 눈 맞춤 향상시키기
- 리더십 기술 개발하기
- 표현적 동작 탐색하기
- 경청기술 및 관찰기술 개발하기

도구

- 아동과 성인이 앉을 수 있는 작은 의자
- 종, 카바사, 탬버린 등 매우 다른 세 개의 작은 리듬악기

설명

- 아동들과 어른들이 둥글게 모여 앉아 있고, 원 안에 약 1.5m 간격으로 세 개의 악기가 바닥에 놓여 있다. 그룹에게 음악치료사의 시선을 잘 지켜보도록 지시한다. 음악치료사는 똑바로 앉았다가 몸을 앞으로 숙이면서 어른 참여자 한 명을 응시한다. 그런 다음 바닥에 놓인 세 악기 중 하나를 유심히 바라본 후 머리와 상체를 움직여서 그 참여자가 해당 악기를 자기 자리로 가져가도록 신호를 보낸다. 음악치료사는 잠시 멈추었다가 몸을 크게 흔들면서 그 참여자가 악기를 연주하도록 지시한다. 다시 한번 움직임을 멈추고 그 참여자의 연주가 멈추기를 기다린다.
- 바닥에 놓인 나머지 두 개의 악기에 대해서도 두 명의 아동에게 같은 방식으로 지시한다. 악기와 연주자에 따라서 음악치료사는 다른 방식으로 몸을 움직인다. 또한 동작을 멈추고 움직이기를 반복하면서 연주자가 지시를 잘 따르고 있는지 확인한다. 때로는 여러 명의 연주자가 동시에 연주하게 하거나 연주자가 다른 사람에게 악기를 넘겨 주도록 신호를 보낸다. 마지막에는 연주자들이 악기를 다시 원 안에 가져다 놓도록 명확하게 신호를 보낸다.
- 이후 몇몇 아동이 눈으로 지휘하는 기회를 가진다.

관찰

- 음악치료사는 비언어적인 지시를 할 때 진지하게 집중해야 한다. 치료사의 움직임이 다양하고 자유로울수록 연주자에게 더 많은 영감을 줄 수 있다.
- 아동이 지휘자 역할을 할 때 말을 해서는 안 되며, 표정과 신체 움직임에 의존해야 한다는 점을 상기시킨다.

변형

- 어떤 지휘자는 손뼉, 무릎치기 또는 발구르기 등을 통해 연주자에게 원하는 리듬을 지시할 수 있다.

비밀의 파트너

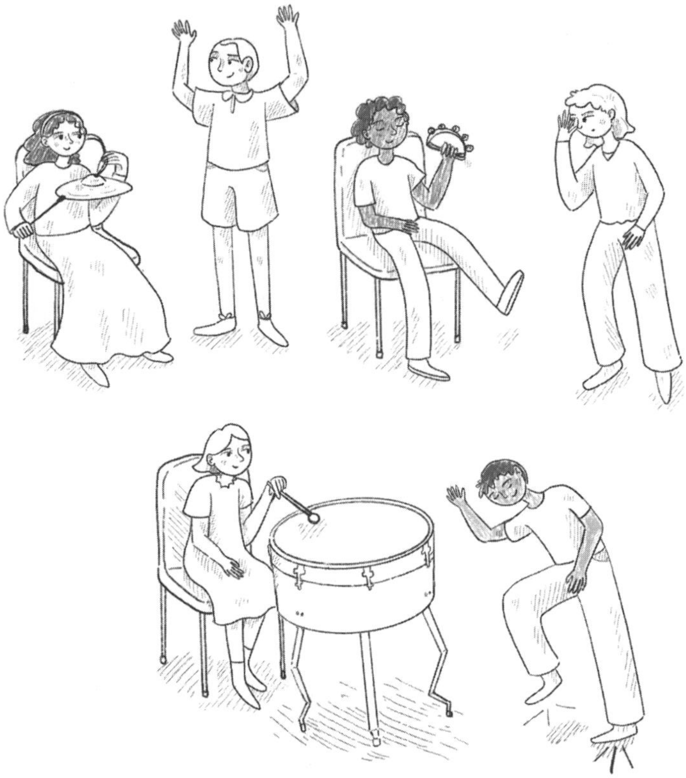

그룹 소아 가족 정신과 병동의 음악치료 그룹

세션 내 순서 세션 후반부의 동작 포함 활동

목표

- 협력기술 개발하기

- 표현적 동작 탐색하기
- 경청기술 및 관찰기술 개발하기

도구

- 아동과 성인이 앉을 수 있는 작은 의자
- 아동이 선택할 수 있는 다양한 리듬악기와 그 외 악기

설명

- 음악치료사와 한 어른 참여자가 시범을 보일 수 있도록 원 안에서 마주보고 앉는다. 음악치료사는 음악가가 되고, 어른 참여자는 무용수가 된다고 설명한다. 그룹은 음악가와 무용수 사이의 비밀 신호가 무엇인지를 맞혀야 한다. 연주를 시작하기 전에 음악가와 무용수는 그룹의 다른 사람들이 들리지 않게 다음과 같은 내용을 미리 합의한다.
- 연주 전이나 연주 도중에 음악가가 빨간색 사물을 바라보면 무용수가 특정한 패턴 없이 자유롭게 춤을 춘다. 빨간색을 보는 대신 종을 연주하면 무용수가 고개를 흔들고, 심벌즈를 연주하면 팔을 올리며, 드럼을 연주하면 발을 구른다 .
- 아동들이 이러한 신호를 알아맞히면 이번에는 짝을 지어 자신들만의 비밀 신호를 만들고 다른 사람들이 추측하도록 제안한다. 아동들이 차례로 음악가와 무용수의 역할을 하면서 그룹에서 교류한다.

관찰

- 비밀 신호을 추측하기 위해 아동들은 도움이나 단서가 필요할

수 있다. 초반에 시연할 때는 아동의 기능에 맞게 신호의 난이도를 조정할 수 있다.

- 아동들을 짝지을 때는 서로 얼마나 잘 협력하는지, 어른과 짝을 이루는 것이 더 적합한 아동이 있는지 등을 고려한다.
- 어른들은 아동들이 교류를 준비하는 동안에 각 팀을 돌면서 따라 하기 쉬운 간단한 신호들을 제안할 수 있다.

변형

- 짝지은 두 명의 아동이 춤동작 없이 악기 연주만으로 교류할 수 있다. 또는 악기 연주 없이 춤동작으로만 교류할 수도 있다.
- 짝지은 두 명의 아동 모두가 춤동작과 악기 연주를 사용하는 교류로 발전시킬 수 있다.

딱 붙어 있는 무용수

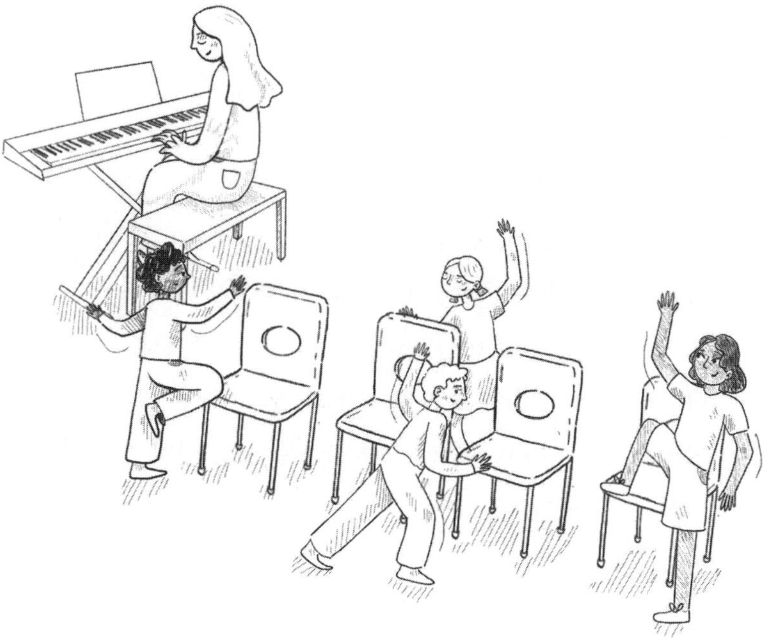

그룹 소아 가족 정신과 병동의 음악치료 그룹

세션 내 순서 세션 후반부의 동작 포함 활동

목표

- 음악에 맞춰 움직임 즐기기
- 표현적 동작 탐색하기

도구

- 아동과 성인이 앉을 수 있는 작은 의자
- 피아노 또는 좋은 음질의 키보드

설명

- 의자를 교실 가장자리로 치우고 움직일 수 있는 공간을 최대한 확보한다. 음악치료사는 손에 특별한 풀을 갖고 있는데, 다른 사람에게 바를 것이라고 말한다. 아동들이 어디에 풀이 묻어 있는지를 기억하는 것이 중요하다.
- 음악치료사는 천천히 원을 돌면서 왼쪽 손에서 풀을 찾는 척한다. 그리고 오른손으로 한 아동의 발과 다른 아동들의 무릎, 팔꿈치, 손 등에 바르는 척을 한다. 그리고 "이제 조심히 일어나서 풀이 묻어 있는 부분을 의자에 딱 붙여 주세요."라고 말한다. 그리고 피아노로 이동해서 "여러분은 의자에 붙어 있지만 몸의 나머지 부분은 춤을 출 수 있어요. 이제 음악이 들립니다."라며 움직임에 적합한 느린 춤곡을 즉흥연주한다.
- 다음으로 음악치료사는 새로운 인간 풀을 가지고 있다면서 두 명의 아동을 서로 붙여 주고 춤을 추도록 한다. 두 아동의 손에 풀을 바르는 척한 후에 그들이 춤출 수 있게 음악을 연주한다. 아동들의 움직임을 관찰하면서 움직임에 맞게 음악을 조절한다. 다른 짝들도 차례대로 춤을 출 수 있도록 한다.

관찰

- 음악치료사는 각 아동이 수행할 수 있는 정도에 따라 가상의 풀을 붙일 위치를 선택한다.

• 아동들이 자원해서 짝을 정할 수도 있지만 어른들이 서로 잘 맞는 아동들을 짝지어 주고 함께 춤을 즐길 수 있도록 신중하게 가상의 풀을 붙인다.

변형

• 아동이 벽이나 바닥에 붙어 있도록 할 수 있다.
• 어떤 그룹에서는 서너 명의 무용수를 함께 붙여 줄 수 있다. 이와 같은 큰 그룹의 경우에는 천천히 춤을 추도록 한다.

클라리넷 팀과 바이올린 팀

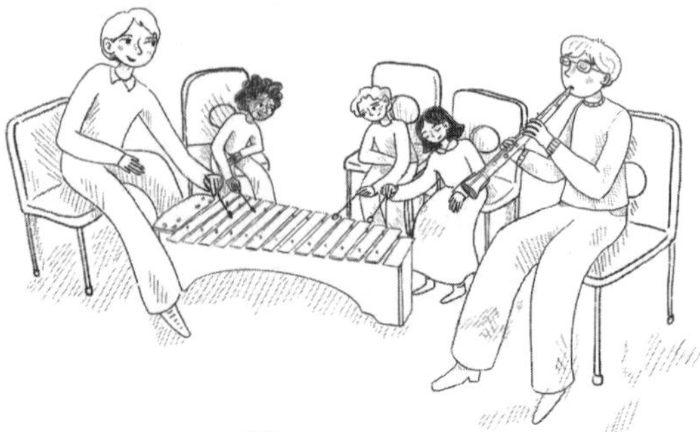

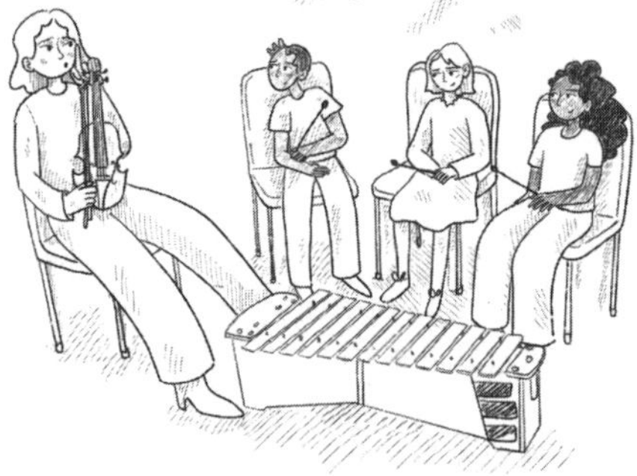

그룹 소아 가족 정신과 병동의 음악치료 그룹

세션 내 순서 세션 후반부의 그룹 연주

목표

- 경청기술 개발하기
- 다른 사람과 연주하고 협력하기

도구

- 아동과 어른이 앉을 수 있는 작은 의자
- 대형 자일러폰과 메탈로폰, 각 아동을 위한 말렛

- 클라리넷, 바이올린과 같이 대조적인 두 개의 선율 악기

설명

- 아동들은 자일러폰 팀과 메탈로폰 팀으로 나누어서 각각 악기 주변에 앉는다. 클라리넷 연주자(음악치료사)는 자일러폰 팀에 앉고, 바이올린 연주자(음악치료 학생)는 메탈로폰 팀에 위치한다. 각 아동은 말렛을 하나씩 갖고 있다. 클라리넷 연주자가 연주하면 자일러폰 팀이 연주하고, 바이올린 연주자가 연주하면 메탈로폰 팀이 연주할 것이라고 설명한다.
- 클라리넷 연주자는 자일러폰과 메탈로폰의 음계에 맞는 다장조와 가단조로 즉흥적인 선율을 연주한다. 약 30초간의 연주를 지속한 후 클라리넷 연주를 명확하게 마친다. 그다음 바이올린 연주자가 클라리넷 연주와 비슷한 음악적 스타일로 약 30초간 연주하고 분명하게 마친다.
- 클라리넷과 바이올린 연주는 계속되지만 상대방의 연주에 끼어들면서 각각의 연주가 점차 짧아지고 아동들이 따라 하기에 더 어려워진다. 마지막에는 두 연주자가 함께 연주하여 그룹 전체가 연주하도록 하고 협력하여 음악을 마친다.

관찰

- 다른 팀이 연주를 시작할 때 연주하고 있던 아동들이 멈출 수 있도록 도움이 필요할 수 있다.

변형

- 클라리넷과 바이올린 연주자는 그룹을 관찰하고 경청하면서 아동들의 연주 특성을 즉흥연주에 일부 반영할 수 있다.

졸린 탬버린, 냄새 나는 탬버린

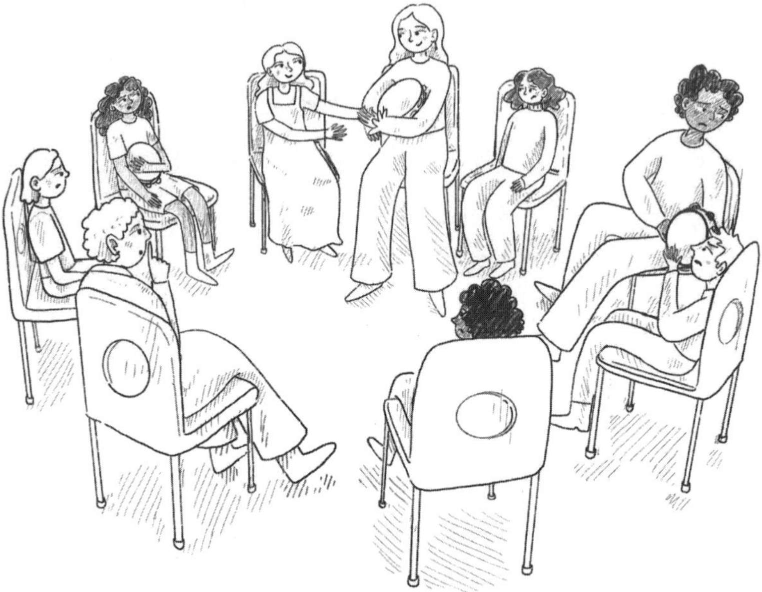

그룹 소아 가족 정신과 병동의 음악치료 그룹

세션 내 순서 세션 후반부의 집중적인 그룹 상호작용

목표

- 연기와 동작으로 그룹 구성원과 교류하기
- 유머러스하게 그룹과의 상호작용 즐기기
- 그룹에서 자신감 키우기

도구

- 아동과 성인이 앉을 수 있는 작은 의자
- 작은 탬버린

설명

- 아동들과 어른들이 원형으로 모여 앉는다. 음악치료사는 탬버린을 다정하게 바라본 후 부드럽게 두드리고, 한쪽 팔로 안은 채 몸을 앞뒤로 흔든다. 그리고 오른쪽 사람에게 조용히 탬버린을 건네면서 조심스레 다루어야 한다고 안내한다. 이런 방식으로 졸린 탬버린은 원을 한 바퀴 돌며 전달된다.
- 탬버린이 다시 음악치료사에게 돌아오면 "이제 탬버린은 졸린 것이 아니라 아주 끈적끈적해요."라고 말하며 자신의 스웨터에 달라붙은 척한다. 그리고 탬버린을 손에서 떼어내려고 애를 쓰다가 옆 사람에게 전달한다.
- 한 바퀴를 더 돌고 나면 음악치료사는 이번에는 탬버린이 어땠으면 좋겠는지를 아동들에게 묻는다. 아동들은 '냄새 나는 탬버린' '뜨거운 탬버린' '무거운 탬버린' 등의 아이디어를 낸다. 그룹은 각각의 상황을 시도해 본다.

관찰

- 종종 아동들은 이 활동을 재미있어하고 쉽게 연기에 몰입할 수 있다. 어려워하는 아동의 경우에는 약간의 시간이 필요할 수 있으므로, 일반적인 방식으로 탬버린을 전달할 수도 있다.
- 일부 아동은 너무 장난스럽지 않고 진지함을 유지하는 데 도움이 필요할 수 있다. 일반적으로 그들의 긍정적인 아이디어에

대해 칭찬하고 집중함으로써 가능할 것이다.

변형

- 탬버린을 원을 따라 전달하지 않고 원을 가로질러 특정 사람에게 전달할 수 있다.
- 가상의 악기를 전달하면서 아동들이 목소리로 악기 소리를 낼 수 있다.

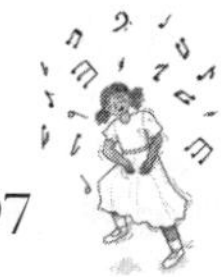

굿바이 랩

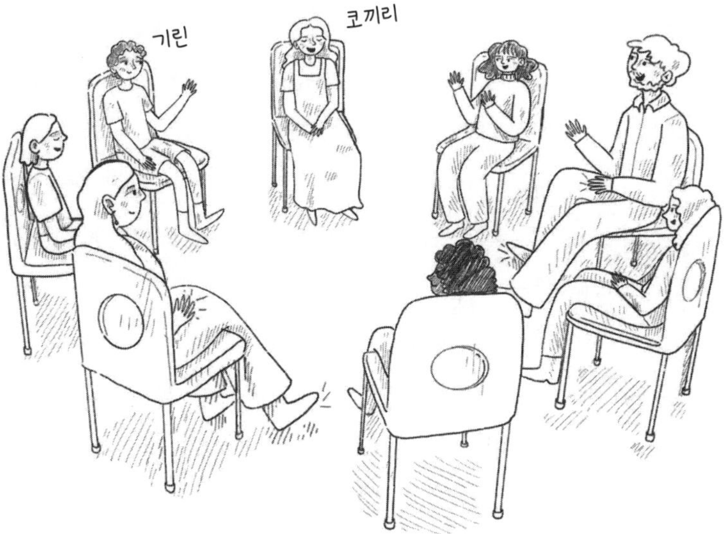

그룹 소아 가족 정신과 병동의 음악치료 그룹

세션 내 순서 세션 활동 종료

목표

- 긍정적으로 분명하게 세션 마치기
- 자신감 키우기
- 차례 지키기와 경청기술 개발하기

도구

- 아동과 성인이 앉을 수 있는 작은 의자

- 아동들과 어른들이 원형으로 앉는다. 음악치료사는 양쪽 무릎을 번갈아 두드리며 규칙적인 박을 형성한다(♩=112). 음악치료사가 박을 계속 연주하면서 "이제 세션을 마칠 시간, 우리가 랩을 할 시간…… 오늘은 무슨 랩을 할까?"라고 랩을 한다. 한 아동이 동물이라고 외치자 치료사는 "동물, 동물, 정말 좋은 생각이야…… 나는 코끼리가 좋아, 코끼리가 좋아, 너는 뭐가 좋아?"라고 한다. 한 아동이 원숭이라고 말하자 치료사는 "원숭이, 원숭이, 원숭이와 코끼리, 또 뭐가 좋아? 또 뭐가 좋아?"라고 묻는다.
- 모든 그룹 구성원이 랩에 넣을 동물을 제안하는 동안 가사에 부합하면서도 규칙적인 박이 있는 리듬반주가 계속된다. 끝으로 음악치료사는 "정말 많은 동물, 정말 좋은 아이디어, 고마워! 고마워! 이제는 마칠 시간, 스톱!" 하며 랩을 마친다.

관찰

- 일부 아동은 어른의 도움이 필요할 수 있다. 어른이 몇 개의 동물 이름을 속삭여서 아동에게 아이디어를 줄 수 있다.

변형

- 랩을 위한 주제로 음식, 색깔, 날씨, 옷 등 다양한 아이디어를 제안할 수 있다.

되돌아보며

매주 오랜 기간 정신과 병동에서 진행했던 이 그룹을 돌이켜보면 세션을 시작하기 전에 약간의 긴장감도 있었지만 설레는 동시에 좋은 자극이 되었고, 아이들에게 놀랄 마음의 준비를 했던 것으로 기억된다. 때로는 아이들이 어느 정도의 시간만 음악치료실에 머물러도 큰 성과라고 생각했다. 아이들이 한 공간에 같이 있을 수 없는 상황이 생길 때는 두 개의 그룹으로 나누어서 각각 서너 명과 함께 두 차례의 짧은 세션을 해야 한 적도 있었다. 우리는 종종 기대치를 낮추어야 했고, 사전에 준비한 활동만으로 그저 안심할 수는 없었다.

또한 세션 중에 음악을 연주하고 활동을 만들어 가며 아이들의 필요와 강점, 문제를 빨리 알아차리고자 했다. 매 순간 최적의 반응을 하기 위해 음악 만들기와 즉흥음악의 흐름, 그룹교류에 있어서 끊임없이 맞추고 변화를 만들어 갔다. 때로는 머리가 터질 듯이 힘들었지만 세션은 언제나 쏜살같이 빠르게 지나가는 것 같았다. 아이들은 종종 놀랍도록 잘 반응했고, 예상치 못한 창조성과 열정을 보여 주었으며, 나는 그룹이 끝날 때마다 감사함과 뿌듯함을 느꼈고, 음악 만들기의 위력에 감탄했다.

병동에서 근무하는 동안 나는 음악치료 그룹에 매우 열정적인 두 명의 간호팀원과 주로 세션을 진행했다. 그들은 수년간 둘이 번갈아 가며 나와 정기적으로 협력해 왔다. 세션이 어떻게 진행되는지를 잘 알고 있고, 그룹 경험을 좋아하며, 함께 즉흥연주를 하고, 책임을 나눌 수 있는 사람과 세션을 진행할 수 있다는 것은 분명히 큰 도움이 된다. 우리는 함께 세션을 계획하고, 검토했고, 두 사람은 아이들이 음악 그룹에서 보여 준 특별한 순간에 대해 그들의 동료들과 자연스레 나누면서 음악치료와 간호팀 간의 중요한 연결고리 역할을 했다. 두 사람 모두 음악치료 그룹이 아이들에게 주는 가치에 대해 큰 확신을 갖고 있었다. 특히 아이들의 저항이나 세션에 방해가 되는 문제행동을 다루어야 할 때 그들의 지원과 열정은 나에게 정말 큰 힘이 되었다.

두 사람은 아이들이 그룹 음악치료에서 평소와 다른 모습을 보여 준다고 믿었다. 병동의 다른 활동에 있을 때보다 적극적이면서 의욕적으로 참여하고, 다른 곳에서는 나타나지 않는 비언어적 의사소통 기술을 보여 준다는 것이었다.

상시로 운영되는 개방 그룹이었기 때문에 일부 아이는 이미 활동에 익숙하고 자신 있게 참여할 수 있었고, 새로 합류한 아이들이 자신감을 갖도록 영감과 도움을 줄 수 있었다. 나는 긍정적이고 즐거운 분위기를 만들고자 노력했고, 아이들이 세션을 즐기면서 함께 음악을 만들도록 최선을 다했다. 익숙한 방식의 세션 시작과 종료, 그리고 아이들이 그룹에 새로 오거나 그룹을 떠날 때 했던 예측 가능한 의식들은 힘겨울 수 있는 변화의 시기를 아이들이 잘 대비할 수 있도록 도와주었다.

아이들이 자리에 앉기를 싫어하고 음악 청취나 차례 지키기를 거부할 때 또는 다른 아이의 연주나 음악 만들기를 방해하거나 무시할 때처럼 그룹이 어렵게 느껴지는 순간들도 물론 있었다. 간혹 다른 사람을 다치게 하거나 고의로 악기를 망가뜨리려고 해서 음악치료실 밖으로 데리고 나가야 했던 적도 있었다. 그러나 언제나 그룹에는 긍정적인 순간들이 있었고, 적어도 몇몇 아이는 너무나도 음악 만들기를 하고 싶어 했다. 이러한 긍정적인 경험이 있었기에 창조적인 음악적 교류를 위한 분위기 조성이 가능했다.

문제 상황이 발생했을 때는 그룹을 운영하는 어른 참여자들뿐만 아니라 병동의 다학제 치료팀과 함께 논의하는 것이 특히 중요하다. 이를 통해서 치료팀들이 서로 지원할 수 있었고, 문제행동 관리를 위한 합의적인 전략을 공유할 수가 있었다.

나는 정신과 병동에서 근무하는 대부분의 기간 동안에 음악치료 임상 실습생들을 정기적으로 받았다. 이 그룹은 음악치료 실습생들이 경험과 자신감을 쌓아 가면서 그룹에서 점차 중요한 역할을 맡고, 현장 업무에 적극적으로 참여할 수 있는 좋은 기회가 되었다. 특히 피아노와 단선율 악기를 추가적으로 연주할 수 있는 어른이 세션에 있다는 것이 큰 도움이 되었다. 아이들은 전에 들어 본 적이 없는 새로운 악기에 항상 관심을 보이고 동기부여를 받는다. 나와 함께 연주하고, 즉흥적으로 표현할 수 있으며, 새로운 활동과 연주 방식의 가능성을 열어 주는 음악가가 그룹에 있다는 것은 내게 기쁨이자 영감이었다. 그룹세션에 참여한 실습생들을 위한 임상 슈퍼비전은 그룹에서 발생한 일들을 복기하고 각 아이의 상호작용에 대해 더 깊이 고려하고 통찰할 수 있는 좋은 기회가 되었다.

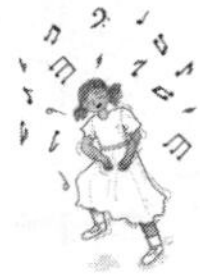

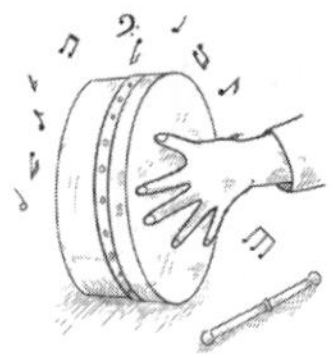

제6장

아동 음악치료 그룹 운영에 관한 마치는 글

나는 이 책의 제3, 4, 5장에서 매우 다른 세 아동 그룹에 대해 설명했다. 각 장에서 음악치료 그룹의 사례를 상세하게 기술했고, 그 아동들에게 적용할 수 있는 활동들을 대략적으로 소개했다. 하지만 이러한 활동들은 정해진 매뉴얼이 아니므로 유연하게 창의적으로 사용해야 할 것이다. 제4장과 제5장에 소개한 음악치료 그룹세션을 진행할 때, 때로는 각 장에서 설명한 활동 중 일부만 사용하기도 했고, 다른 활동 아이디어와 결합해 응용하기도 했다. 예를 들어, 제5장에서 소개한 음악치료 그룹의 경우에는 '미스터리 악기와 조용한 악기'와 '이 노래를 맞혀 봐'의 요소들을 그 세션의 중심 활동인 '자리 바꾸기와 악기 바꾸기'에 통합하여 진행한 바 있다.

각 장마다 특정 아동 그룹을 염두에 두고 음악활동안을 작성했지만 여러 장에서 중복되거나 유사한 부분들이 있다. 예를 들어, 제3장의 '멈춰 그리고 시작'과 제5장의 '미스터리 악기와 조용한 악기'는 비슷한 점이 있다. 제3장의 '높이 올라서서'와 제5장의 '손가락 지휘', 그리고 '눈으로 지휘하기'는 모두 지휘활동이다. 또한 제3장의 '피리 부는 사람'과 제4장의 '숨어 있는 클라리넷 연주자'는 공통된 요소를 가지고 있다. 일부 활동은 한 개의 장에서만 설명되었지만 다른 그룹에서도 쉽게 응용할 수 있다. 예를 들어, 나는 가끔씩 제3장의 '자라나는 클라리넷'을 제4장과 제5장에 소개한 그룹에서도 사용한 바 있다.

이 책에서 집중적으로 다룬 세 그룹은 다양한 아동군을 대표하며, 그룹 특성과 치료 환경 측면에서 매우 다르다. 그러나 이 책에서 소개한 활동들을 그대로 사용하거나 아동들의 장애와 임상 환경에 따라 응용할 수 있는 그 밖의 다른 아동 그룹이 많이 있다. 부모와 자녀 간의 유대감 강화에 초점을 두는 엄마와 영유아 그룹(Abad & Williams, 2007)에서 작업할 때는 제3장에서의 활동들이 유용할 것이다. 그러나 어떤 경우에는 그룹 전체보다 각 부모-자녀 관계의 상호작용에 초점을 맞추기 위해 변형할 필요가 있다. 만약 신생아 중환자실에서 그룹을 진행한다면(Ettenberger, 2017) 부모가 직접 부르는 노래에 중점을 두고 녹음 음악을 라이브 피아노 음악으로 대체해야 할 수도 있다. 개별 가족(Loth, 2017)과 함께하는 경우에는 제3장과 제5장의 활동들을 사용할 수 있지만 가족 내 아동의 연령과 능력에 맞게 조정해야 한다. 소아과 병동이나 소아 호스피스(Lorenzato, 2005)에서는 다양한 참여자가 그룹에 섞여 있을 수 있다. 중증장애나 심각한 질병을 가진 아동들과 별다른 문제가 없는 형제자매, 그리고 다른 가족 구성원이 포함될 수 있으므로 이 책의 주요한 세 개의 장으로부터의 아이디어를 토대로 활동을 변형해야 할 수 있다. 일반 초등학교에서 장애학생의 수용과 통합을 촉진하기 위해 음악치료 그룹을 제공할 때(Cajola, Esperson Pecoraro, & Rizzo, 2008) 제3장과 제5장의 활동이 유용할 수 있는데, 고학년 아동을 위해 난이도를 높이는 것이 더 적합할 것이다.

코로나19가 지나고 얼마 되지 않아 그룹 운영에 관한 책을 출간

하는 것이 어떤 면에서는 적절해 보이지 않을 수 있다. 그 기간 동안 다수가 모이는 그룹에 대한 많은 제재와 규칙이 있었고, 가창과 취주악기 연주에 대한 추가적인 제한도 있었다. 하지만 이제 어린이집, 방과후 프로그램, 소아 가족 정신과 병동 등이 다시 운영되고 있으며, 코로나19와 같은 상황이 계속되더라도 이러한 서비스는 사회에서 꼭 필요한 부분으로서 유지될 것이다. 지난 몇 해 동안에 그룹세션이 줄어들긴 했지만 그룹 음악 만들기는 여전히 아동들과 어른들이 창의적이고 유익한 방식으로 상호작용할 수 있게 돕는 훌륭한 수단이다.

코로나19로 인한 봉쇄 기간 동안에 장애아동을 자녀로 둔 많은 가정이 특히 어려움을 겪었다. 어린이집과 특수학교의 교사들뿐 아니라 다수의 국립병원 직원은 지난 2년간의 특별 규제와 변화 이래로 인력 부족은 말할 것도 없고, 환자들을 돌보는 일과 지속되는 감염 위협에 지쳐 있었다. 따라서 아동과 부모, 관련 인력을 위한 긍정적이면서도 매력적인 그룹 음악치료 세션을 제공하는 것이 그 어느 때보다 대단히 중요하다. 또한 그들에게 영감과 지원이 되고, 과중한 부담을 덜어 주는 역할을 할 것이다.

그룹 활동에 대해 기술할 때 마스크 착용이나 리듬악기 소독과 같이 코로나19 기간에 필요한 예방 조치에 대해서는 언급하지 않았다. 물론 중요한 고려사항이지만 그룹이 진행되는 임상 환경에서의 규정에 따라 필요한 예방책이 다를 것이며, 정부의 변화하는 권고사항에 따라서도 매월 달라질 수 있다. 음악치료사는 고위험군 아동과 함께 일하거나 감염의 위험요소가 많은 경우 각각의 업무 상황에 맞게 활동을 조정해야 할 것이다.

온라인 Zoom 그룹 음악치료 세션은 대부분의 음악치료사가 코로나19 이전에는 상상하지 못한 놀라운 변화이다. 봉쇄 기간 동안에 일부 가족에게는 다른 가족과 소통하고 음악 만들기를 접할 수 있는 정말 유익한 통로였다. 집이나 병동에서 나갈 수 없는 중증 아동 환자들도 다른 아동들과의 음악 만들기에 참여할 수가 있었다. 하지만 이러한 세션이 모든 아동에게 적합하지는 않은데, 과도한 에너지나 과잉행동으로 화면 앞에 앉아 있기 어려운 아동의 경우가 그렇다. 또한 적합한 테크놀로지와 그 외의 도구, 관련 지식이 있어야 하며, 아동의 참여를 도와줄 헌신적인 부모나 다른 어른이 필요하다. 온라인 세션을 진행하는 음악치료사는 여러 가지 방식으로 그룹을 변형해야 하는데, 특히 두 명 이상이 동시에 연주하는 경우 즉흥적인 음악적 교류가 어려울 수 있다는 점에도 유의해야 한다.

음악치료사들이 이 책을 통해 아동들과 다양한 형태의 그룹 작업을 할 때 도움을 받을 수 있고 새로운 아이디어와 영감을 얻기를 바란다. 나는 아동 음악치료 그룹을 시작하기 전에 전체적인 세션 구조와 적용 가능한 활동 아이디어를 미리 생각해 두는 편이다. 하지만 막상 그룹에 들어가면 각 아동과의 경험과 관련 정보를 고려하는 동시에 아동 그 자체, 그들이 겪는 어려움, 그 순간에 필요하다고 느끼는 것들로부터 영감을 받는다. 이전의 경험과 진행했던 수많은 그룹 활동은 마치 언제든지 필요할 때 꺼내 쓸 수 있는 기억 은행과도 같다. 하지만 세션 전에 계획했던 그룹 음악활동이 애초의 의도대로 되지 않더라도 나는 실망하지 않으려고 한다.

음악치료 그룹은 음악치료사에게 어렵고 수고로운 작업일 수 있지만 흥미롭고 보람 있는 일이다. 대부분의 아동은 음악 연주에 의욕적이며, 비언어적인 그룹 음악 만들기는 그들에게 새로운 창조성과 소통의 가능성을 열어 준다. 궁극적으로 아동들의 새로운 사회적 가능성을 창조할 수 있는 음악 세상이 음악치료사의 손끝에 달려 있다는 것은 정말 행운이라고 나는 생각한다.

참고문헌

Abad, V., & Williams, K. (2007). Early intervention music therapy: Reporting on a 3-year project to address needs with at-risk families. *Music Therapy Perspectives, 25*(1), 52-58.

Ahonen-Eerikainen, H. (2007). *Group Analytic Music Therapy*. Barcelona Publishers.

Alvin, J. (1966). *Music Therapy*. John Clare Books.

Barwick, N. (2015). Core Concepts in Group Analysis. In A. Davies, E. Richards & N. Barwick (Eds.), *Group Music Therapy: A Group Analytic Approach*. Routledge.

Bean, J., & Oldfield, A. (1991). *Pied Piper: Musical Activities to Develop Basic Skills*. Cambridge University Press (Re-printed by Jessica Kingsley Publishers in 2001).

Bruscia, K. (1989). *Defining Music Therapy* (2nd ed.). Barcelona Publishers.

Cajola, L. C., Esperson Pecoraro, P., & Rizzo, A. L. (2008). *Music Therapy for Integration, Didactic Strategies and Assessment Tools*. FrancoAngeli.

Carter, C., & Oldfield, A. (2002). A Music Therapy Group to Assist Clinical Diagnoses in Child and Family Psychiatry. In A. Davies & E. Richards (Eds.), *Group Work in Music Therapy* (pp. 149-163). Jessica Kingsley Publishers.

Clark, C., & Chadwick, D. (1980). *Clinically Adapted Instruments for the Multiply Handicapped: A Sourcebook*. Magnamusic-Baton.

Davies, A., & Richards, E. (Eds.). (2002). *Group Work in Music Therapy*. Jessica Kingsley Publishers.

Davies, A., Richards, E., & Barwick, N. (2015). *Group Music Therapy: A Group Analytic Approach*. Routledge.

Edwards, J. (2011). Music Therapy and Parent Infant Bonding. In J. Edwards (Ed.), *Music Therapy and Parent-Infant Bonding* (pp. 5-21). Oxford University Press.

Ettenberger, M. (2017). Music therapy in the neonatal intensive care unit: Putting the families at the centre of care. *British Journal of Music Therapy, 31*(1), 17.

Holmes, J., Oldfield, A., & Polichroniadis, M. (2011). *Creating Change for Complex Children and their Families: A Multi-Disciplinary Approach to Multi-Family Work*. Jessica Kingsley Publishers.

Lorenzato, K. I. (2005). *Filling a Need While Making Some Noise*. Jessica Kingsley Publishers.

Loth, H. (2017). Cacophonies of discord, moments of harmony: Managing multiple needs in short-term music therapy with triplets and their mother. *British Journal of Music Therapy, 31*(1), 26-31.

Nordoff, P., & Robbins, C. (1992). *Therapy in Music for Handicapped Children*. John Day Company Publishers.

Oldfield, A. (1995). Communicating through Music: The Balance between Following and Initiating. In T. Wigram, R. West & B. Saperston (Eds.), *The Art and Science of Music Therapy: A Handbook* (pp. 226-237). Harwood Academic Publishers.

Oldfield, A. (2006a). *Interactive Music Therapy: A Positive Approach-Music Therapy at a Child Development Centre*. Jessica Kingsley

Publishers.

Oldfield, A. (2006b). *Interactive Music Therapy in Child and Family Psychiatry: Clinical Practice, Research and Teaching*. Jessica Kingsley Publishers.

Oldfield, A. (2011). Parents' Perceptions of Being in Music Therapy with their Children. In J. Edwards (Ed.), *Music in Parent-Infant Programmes* (pp. 58-72). Oxford University Press.

Oldfield, A. (2016). Family Approaches in Music Therapy with Young Children. In J. Edwards (Ed.), *The Oxford Handbook of Music Therapy* (pp. 158-175). Oxford University Press.

Oldfield, A. (2017). Music Therapy with Families in a Psychiatric Children's Unit. In S. Lindahl Jacobsen & G. Thompson (Eds.), *Models of Music Therapy with Families* (pp. 72-91). Jessica Kingsley Publishers.

Oldfield, A. (2018). Music Therapy and Prevention of Depression in Primary Aged Children: Reflections on Case Work and Assessment in a Residential Child and Family Psychiatric Unit. In A. Zubala & V. Karkou (Eds.), *Arts Therapies in the Treatment of Depression* (pp. 13-29). Routledge.

Oldfield, A., & Cramp, R. (1992). *Music therapy at the child development centre, Cambridge*. [Training video]. Anglia Ruskin University. www.youtube.com/watch?v=LzyYWSwyvSY.

Oldfield, A., & Flower, C. (Eds.). (2008). *Music Therapy with Children and their Families*. Jessica Kingsley Publishers.

Oldfield, A., & Nudds, J. (2002). *Joshua and Barry: Music therapy with a partially sighted little boy with cerebral palsy*. [Training video]. Anglia Ruskin University. www.youtube.com/

watch?v=DUIzmpsbwzM.

Oldfield, A., & Thompson, M. (2017). *Operation Syncopation: Long term follow-up study on previously successful music therapy interventions.* [Documentary film]. www.youtube.com/watch?v=gaVtUHOk_RM.

Oldfield, A., Nudds, J., & Macdonald, R. (1999). *Music therapy for children on the autistic spectrum.* [Training video]. Anglia Ruskin University. www.youtube.com/watch?v=9P14eZZEG64.

Oldfield, A., Tomlinson, J., & Loombe, D. (2015). *Flute, Accordion or Clarinet?: Using the Characteristic of Our Instruments in Music Therapy.* Jessica Kingsley Publishers.

Pavlicevic, M. (2003). *Groups in Music, Strategies from Music Therapy.* Jessica Kingsley Publishers.

Ramey, M. (2011). *Group Music Activities for Adults with Intellectual and Developmental Disabilities.* Jessica Kingsley Publishers.

Rogers, C. (1951). *Client-Centered Therapy: Its Current Practice, Implications, and Theory.* Houghton Mifflin.

Rogers, C. (1980). *A Way of Being.* Houghton Mifflin.

Rook, J., West, R., Wolfe, J., Ho, P., Dennis, A., Nakai-Hosoe, Y., & Peyton, K. (2014). *Music Therapy Social Skills Assessment and Documentation Manual (MTSSA): Clinical Guidelines for Group Work with Children and Adolescents.* Jessica Kingsley Publishers.

Stern, D. (1985). *The Interpersonal World of the Infant.* Basic Books.

Stern, D. (1995). *The Motherhood Constellation: A Unified View of Parent-Infant Psychotherapy.* Basic Books.

Stewart, D. (2002). Sound Company: Psychodynamic Group Music Therapy as Facilitating Environment, Transformations Object and Therapeutic Playground. In A. Davies & E. Richards (Eds.), *Music Therapy and Group Work* (pp. 27-42). Jessica Kingsley Publishers.

Stige, B., & Aaro, L. E. (2012). *Invitation to Community Music Therapy*. Routledge.

Streeter, E. (1993). *Making Music with the Young Child with Special Needs: A Guide for Parents*. Jessica Kingsley Publishers.

Werner, K. (2012). *A master class in playing jazz with pianist Kenny Werner*. [video]. https://youtu.be/-T4plqoEEwM

Wigram, T., Nygaard Pederson, I., & Ole Bonde, L. (2002). *A Comprehensive Guide to Music Therapy, Theory, Clinical Practice and Training*. Jessica Kingsley Publishers.

Winnicott, D. (1960). *Playing and Reality*. Pelican Publications.

Winnicott, D. (1972). *Holding and Interpretation*. Grove Press.

찾아보기

인명

내용

저자 소개

Amelia Oldfield

아멜리아 올드필드는 음악치료 분야에서 잘 알려진 치료사로 약 40년의 오랜 임상경험을 가지고 있다. 영국 크로프트 병원(Croft Unit)의 정신건강의학 소아 · 가족 병동과 애든브룩 병원(Addenbrooke's Hospital)의 아동발달센터에서 음악치료사로 근무했다. 앵글리아러스킨대학교(Anglia Ruskin University)의 음악치료 석사 교육과정을 개설하는 데 기여했으며, 현재는 동 대학교에서 음악치료 명예 교수로 재직 중이다.

삽화가 소개

Lily Fossett

릴리 포셋은 영국의 배스(Bath)를 거점으로 활동하는 일러스트레이터로 최근에 팔머스대학교(Falmouth University)를 졸업했다. 그녀는 캐릭터 중심의 어린이 삽화를 그리는 데 열정을 갖고 있으며, 작품 제작을 위해 디지털 미디어와 텍스처를 사용한다. 언제나 스토리텔링을 중심으로 작업하고, 그림을 통해 감정을 포착하며, 보는 이로 하여금 풍부한 감정경험을 하게 한다. 자연 또한 중요한 영감의 원천으로, 그녀의 그림에 자주 등장하는 소재이기도 하다.

역자 소개

배미현(MiHyun Bae)

한세대학교에서 음악치료 전공 학생들을 지도하고 있으며 Atlantis Institute for Consciousness and Music 소속 트레이너로서 GIM(Guided Imagery and Music therapy; 심상음악치료) 심상음악치료사를 양성하고 있다. 아동부터 성인에 이르는 내담자들에게 GIM과 AMT(Analytical Music Therapy; 분석적 음악치료) 중심의 임상 서비스를 제공하고 있다. 숙명여자대학교 음악치료센터와 명지병원 예술치유센터 등에서 아동 음악치료 임상경험이 있다.

아동 그룹 음악치료

–장애 유아동 그룹을 위한 활동들–

Music Therapy Groups with Children: Activities for Groups with Particular Needs

2025년 8월 20일 1판 1쇄 인쇄
2025년 8월 25일 1판 1쇄 발행

지은이 • Amelia Oldfield
옮긴이 • 배미현
펴낸이 • 김진환
펴낸곳 • (주) 학지사
04031 서울특별시 마포구 양화로 15길 20 마인드월드빌딩
대표전화 • 02)330-5114 팩스 • 02)324-2345
등록번호 • 제313-2006-000265호

홈페이지 • http://www.hakjisa.co.kr
인스타그램 • https://www.instagram.com/hakjisabook

ISBN 978-89-997-3473-1 93180

정가 18,000원

역자와의 협약으로 인지는 생략합니다.
파본은 구입처에서 교환해 드립니다.